翟桂荣每日指导

0~1岁宝宝喂养护理

翟桂荣 编著
北京妇产医院主任医师
任仪荪 编著
北京儿童医院主任医师

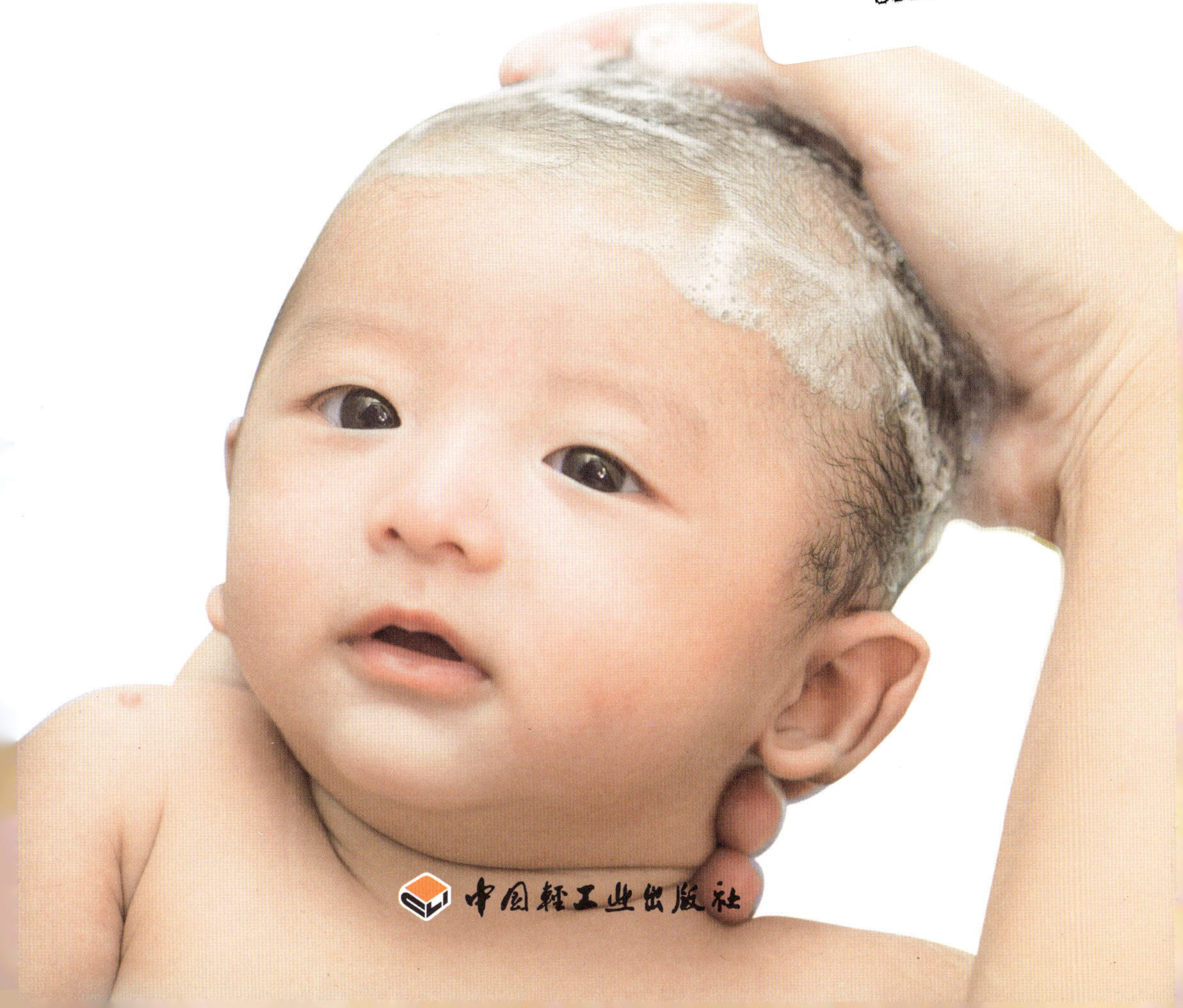

中国轻工业出版社

图书在版编目（CIP）数据

翟桂荣每日指导·0～1岁宝宝喂养护理／翟桂荣，任仪荪编著. — 北京：中国轻工业出版社，2016.5
ISBN 978-7-5019-8053-6

Ⅰ. ①翟… Ⅱ. ①翟… ②任… Ⅲ. ①婴幼儿－哺育 ②婴幼儿－护理 Ⅳ. ①TS976.31；R174

中国版本图书馆CIP数据核字（2016）第025100号

责任编辑：付　佳　王芙洁　　责任终审：劳国强　　封面设计：水长流
策划编辑：付　佳　王芙洁　　责任监印：马金路　　版式设计：水长流

出版发行：中国轻工业出版社（北京东长安街6号，邮编：100740）
印　　刷：北京博海升彩色印刷有限公司
经　　销：各地新华书店
版　　次：2016年5月第1版第1次印刷
开　　本：720×1000　1/16　印张：15
字　　数：280千字
书　　号：ISBN 978-7-5019-8053-6　　定价：39.80元
邮购电话：010-65241695　传真：65128352
发行电话：010-85119835　85119793　传真：85113293
网　　址：http://www.chlip.com.cn
Email: club@chlip.com.cn
如发现图书残缺请直接与我社邮购联系调换
150252S7X101ZBW

preface 前言

宝宝的第一声啼哭，点亮了妈妈疲惫的微笑。当妈妈抱着自己刚出生的宝宝开开心心从医院回家时，一定会暗下决心，要把自己爱情的结晶——最亲爱的宝宝养育成最健康优秀的宝宝。

从此，一个小家庭便开始围绕着宝宝运转。随着小宝宝的成长，每天都会有新的问题，家中每一个人都会有不同的想法，到底应当听谁的意见呢？哪一种做法最合理，对宝宝的成长最有利呢？

初为父母，你需要最专业的指导、最实用的建议以及科学的护理方法。本书将帮你轻松度过宝宝人生伊始的365天，让你和宝宝一起充分享受0～1岁这个阶段的成长快乐。

书中的内容从第一块尿布、第一口母乳、第一次抚触开始，教你如何喂养护理宝宝，让宝宝快快长大。让你在宝宝出现不适或疾病时，不至于手足无措。本书将育儿护理知识和实用的护理方法有机地结合在一起，让你轻轻松松做一个好妈妈、好爸爸。

365天很漫长，因为日日夜夜都要不停操劳。365天又很快，因为宝宝不停地健康成长，很快会坐、会爬、会走，和爸爸妈妈一起游戏。作为父母，你会觉得所有付出都是值得的。

我们与爸爸妈妈怀着共同的心愿，所有的努力都是为了宝宝的健康快乐，茁壮成长。再次祝愿，所有宝宝幸福安康！所有生命阳光灿烂！

contents 目录

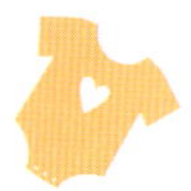

CHAPTER 1

新生儿，从头到脚都是新的

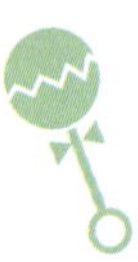

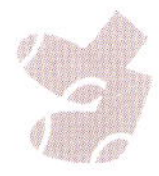

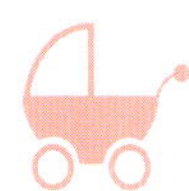

CHAPTER 2

2～3 个月，醒着的时间更多了

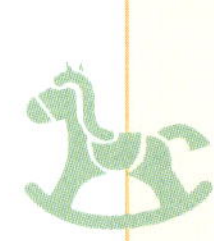

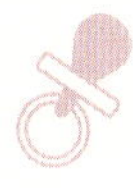

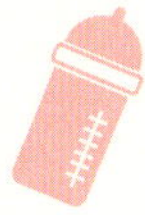

CHAPTER 3

4～6个月，喜欢肌肤相亲的拥抱

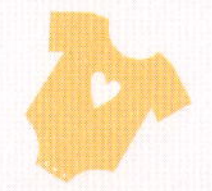

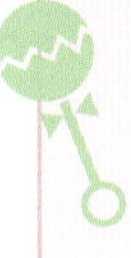

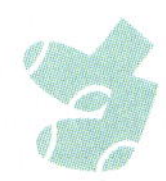

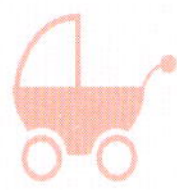

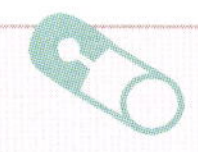

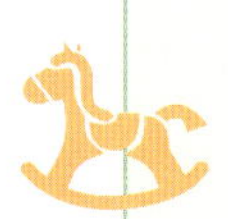

CHAPTER 4

7 ~ 9个月，探索新领域

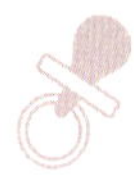

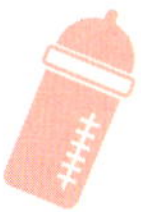

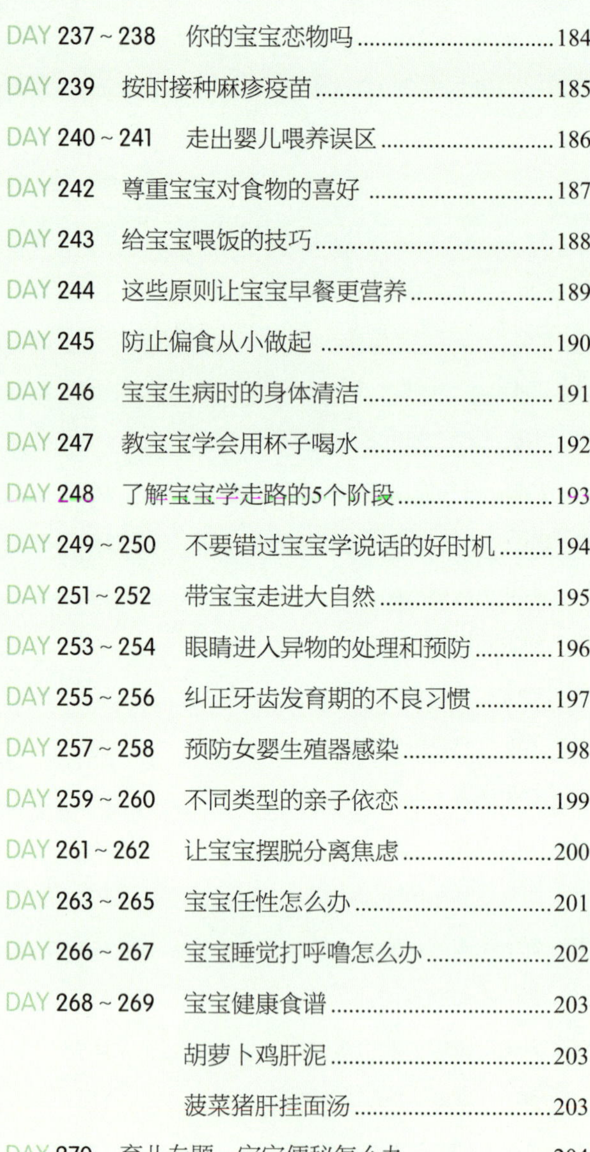
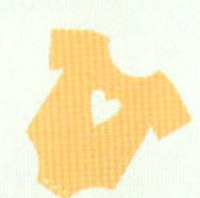

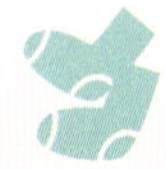

CHAPTER 5

10～12个月，我是“小大人儿”

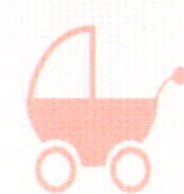

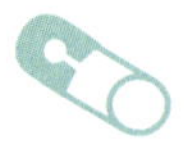

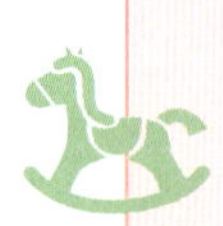

CHAPTER 1

新生儿，从头到脚都是新的

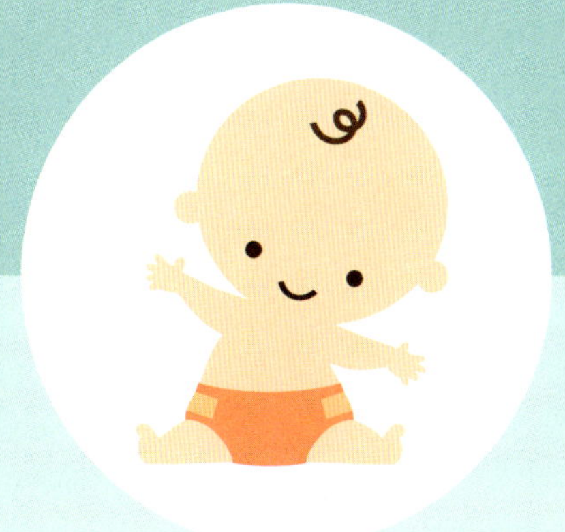

随着一声清脆的啼哭，小天使从天而降。

宝宝的每一次哭声，都牵动着父母的心。

宝宝饿了，要喂奶；宝宝哭了，要抱抱；

最不让父母省心的是，一天要给他换十几次尿布。

忙碌中，体验着幸福。

幸福中，更要记得科学育儿。

新生宝宝成长记

新生宝宝的身体变化

体重：2.5～4.0千克。
身长：45.4～53.9厘米。
头围：33.0～34.0厘米。
胸围：约32.0厘米。
坐高：头顶至臀长约33.0厘米。
呼吸：每分钟40～60次。
心率：每分钟140次左右。

新生儿的听觉发育

新生儿喜欢听母亲的声音和心跳声，这会使他感到亲切和安全，不喜欢听过响的声音和噪声。如果用持续、温和的声音在离婴儿耳朵10～15厘米处进行刺激，婴儿会转动眼睛甚至转过头来。如换到另一侧呼唤，也会产生相同的结果。

新生儿的触觉发育

还是胎儿期的宝宝就有了触觉。习惯于被包裹在子宫内的婴儿，出生后很喜欢紧贴着身体的温暖环境。当你抱起新生儿时，他们喜欢紧贴着你的身体，依偎着你。当宝宝哭时，父母抱起他，并且轻轻地拍拍他，这一过程充分体现了新生儿通过触觉寻求安慰的需求。

新生儿的视觉发育

新生儿一出生就有视觉能力，34周早产儿与足月儿有相同的视力，父母与宝宝相对视，是表达爱的重要方式。新生儿一天的大多数时间都在睡觉，一般每2～3小时会醒来一会儿，当孩子睁开眼时，可以试着让宝宝看着你的脸。由于孩子的视焦距调节能力差，物体放置过远过近他都看不清楚，**20厘米左右相对合适**。可以在20厘米处挂一红色圆形玩具，以引起孩子的注意。

爱心讲堂

触觉，认识世界的开始

新生儿对不同的温度、湿度、物体的质地和疼痛都有触觉感受能力，就是说他们有冷热和疼痛的感觉，喜欢接触质地柔软的物体。嘴唇和手是触觉最灵敏的部位。触觉是婴儿安慰自己、认识世界和外界交流的主要方式。

母乳，天赐的好营养

母乳是大自然赐予婴儿的最佳食物，母乳中含有丰富而独特的营养素及活性物质，其复杂而合理的养分搭配完全适合婴儿的需求。

6个月以内提倡纯母乳喂养

2012年4月20日，原卫生部办公厅印发《儿童喂养与营养指导技术规范》。规范指出：婴儿6月龄内应纯母乳喂养，无须给婴儿添加水、果汁等液体和固体食物，以免减少婴儿的母乳摄入，进而影响母亲乳汁分泌。

母乳喂养对宝宝的好处

- **营养丰富、均衡。**母乳中含有400多种营养物质，是任何配方奶粉所无法企及的。而且，母乳成分会随着婴儿月龄与生长需要的变化而改变，与之需要相适合。
- **容易消化、吸收。**母乳中的脂肪球分子小，且含有多种消化酶，婴儿在吸吮过程中也会分泌一种酯酶，有利于对脂肪的消化。乳清蛋白是母乳的主要蛋白质，易消化吸收。
- **增强免疫力。**母乳中有丰富的活性免疫因子，为婴儿提供抗体，可尽量帮助半岁内的孩子免受疾病侵扰。
- **极少发生贫血。**虽然母乳中铁的含量比较少，但它是活性铁，吸收率极高，可达75%。母乳中含有更多的乳糖和维生素C，有助于铁的吸收。
- **促进母子感情。**母亲哺喂婴儿时对婴儿的照顾、抚摸、拥抱、对视、逗引，以及母亲胸脯、乳房、手臂等身体的接触，都是对婴儿的良好刺激，有利于婴儿身心健康，对婴儿的成长大有好处。
- **益智作用明显。**母乳中富含益智脂肪DHA、胆固醇以及乳糖，这些都是宝宝大脑发育不可缺少的原料，是脑细胞生长的关键滋养物。

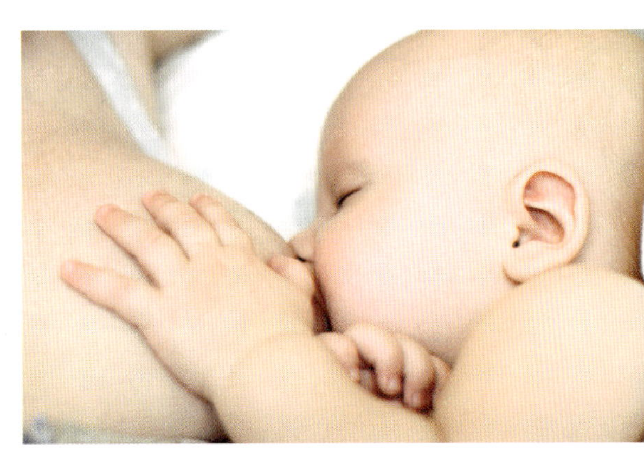

正确开奶，获得珍贵免疫力

母亲第一次给宝宝喂奶叫“开奶”。过去，很多母亲都在宝宝出生后6～12小时才开始喂奶。其实，早开奶有利于母婴健康。

正确认识初乳

初乳是指产后5天内所分泌的乳汁。成熟乳是产后14天后分泌的乳汁，实际上要到30天左右才趋稳定。初乳和成熟乳之间的母乳叫过渡乳。初乳的营养价值逐渐被人们重视。

- 初乳中含有丰富的乳清蛋白、脂溶性维生素、钠、钙和锌，还含有人体所需要的各种酶类。此外，初乳中免疫球蛋白含量很高。
- 早产初乳中乳糖较少，乳铁蛋白较多，适合早产儿生长发育的需要。

科学的开奶方法

现在医学主张，产妇生完孩子后应尽早开奶。产后应尽早让宝宝吮吸母亲乳头，新生儿强有力的吸吮是对乳房最好的刺激，喂奶越早越勤，开奶就会越早，乳汁分泌越多。新生儿出生后1小时是敏感期，而且出生后20～30分钟内宝宝的吸吮反射最强，因此应该在产后1小时内即开奶，最晚也不要超过6小时。

顺产的母亲抱着婴儿靠近乳房的时候，应该帮助和鼓励婴儿寻找乳头。用双手怀抱婴儿，并在靠近乳房处轻轻抚摸他的脸颊，这样做会诱发婴儿的觅食反射。婴儿会立刻转向乳头，张开口准备觅食。此时如用乳头刺激婴儿嘴角，婴儿便会用双唇含住乳头并安静地吸吮。许多婴儿都先用嘴唇舔乳头，然后再把乳头含入口中。有时，这种舔乳头的动作是一种刺激，往往有助于挤出一些初乳。

过几天，婴儿就无须人工刺激了，只要靠近母亲身体，他就会高兴地转向乳头并将其含在口里。

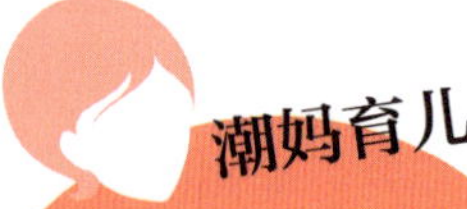

初乳是人生的第一次免疫，妈妈一定要抓住给孩子初乳喂养的机会。此外，初乳还有促脂类排泄作用，可以减少黄疸的发生。

姿势舒适，轻松哺乳

生产后的第1个月，新妈妈的身体正处于恢复阶段，如果伤口还没有愈合，没有正确抱持婴儿喂奶，很有可能给新妈妈带来身体上的痛苦，甚至会影响以后的母乳喂养。因此，母乳喂养时采用正确的姿势是非常重要的，妈妈也可以选择适合自己的姿势哺喂宝宝，只要轻松舒服就好。

摇篮式喂哺法

这种哺喂姿势比较适合顺产的妈妈。妈妈坐卧在床上或椅子上，再让宝宝的头靠在妈妈一侧的肘窝内，用手搂住宝宝的腰臀或大腿上部，使宝宝的身体夹在妈妈臂下（大约和腰部相平），让宝宝的肚子紧靠妈妈的胸部，这样就可以使宝宝轻松地吸到妈妈的奶水了。

橄榄球式喂哺法

此喂养姿势比较适合较小的宝宝，或剖宫产妈妈或妈妈乳房较大、乳头扁平。妈妈一只手托住宝宝的头部，就像夹着橄榄球一样把宝宝夹在与哺乳乳房同一侧的胳膊下面；另一手托住宝宝的颈部和背部，使宝宝的鼻子达到妈妈的乳头高度，双脚伸在妈妈的背后。妈妈用手托住乳房呈一个“C”形，引导宝宝找到乳头。

侧躺式喂哺法

这种姿势适合夜间哺乳，身体侧卧，用枕头垫在头下。宝宝侧身和妈妈正面相对，腹部贴在一起。为了保证宝宝和妈妈紧密相贴，最好用一个小枕头垫在宝宝的背后。

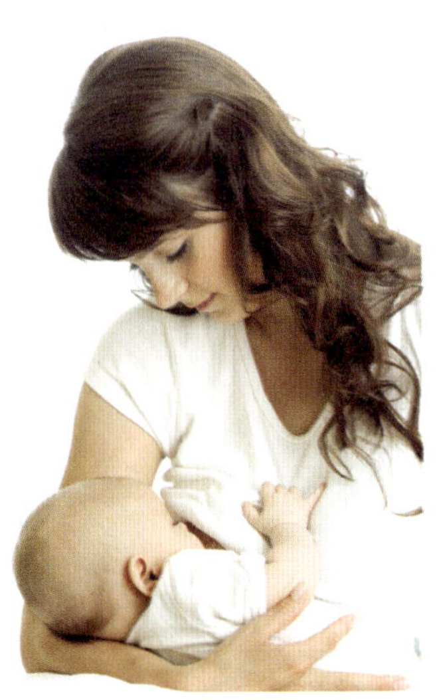

爱心讲堂

正确含衔乳头

需要注意的是，无论妈妈使用哪种抱法哺乳，都应力图将乳头全部放入宝宝的口内，并让其含住部分乳晕。这样，宝宝才能以吸和嘬两种活动方式从乳晕周围形成一个密封环，乳汁才能顺利地流出来。

005 DAY

新妈妈应努力提高母乳质量

新妈妈乳汁分泌的多少及质量的优劣与新妈妈自身的营养状况、精神状况以及生活起居有着密切的关系。对于新妈妈来说，母乳的质量好坏关乎着宝宝的健康，因此保证和提高母乳的质量至关重要，那么如何才能提高母乳质量呢？

生活要有规律

睡眠充足、注意休息，会使泌乳量增加；过于操劳会使乳汁分泌减少。因此新妈妈的工作、学习、休息、家务要安排适当、劳逸结合。

多饮汤水

乳汁中大部分是水，饮水量不足是乳汁分泌不足的原因之一，所以新妈妈要多饮汤水，多喝一些营养丰富、容易下奶的汤粥，如猪蹄汤、排骨汤、鲫鱼汤、青菜豆腐汤、红枣小米粥、猪肝粥等。

营养丰富

新妈妈膳食的营养要求应是品种齐全、数量充足。只有这样，乳汁的质量才能满足宝宝的需要。新妈妈要注意吃高蛋白质的食物，如牛奶、鸡蛋、瘦肉、鱼、动物内脏、豆制品等；多吃富含矿物质、维生素的食物，如各种蔬菜、瓜果等。

少吃油腻食物

新妈妈还要注意少吃过于油腻的食物，饮食中脂肪过多，则乳汁量少且浓，容易引起宝宝消化不良。

爱心讲堂

保持良好的心态

新妈妈心情舒畅、精神愉快，可使乳汁分泌充足。新妈妈如果经常处于紧张、忧虑、焦急、烦躁、气恼的状态下，会使泌乳量减少甚至回奶。因此，家庭和睦、家庭成员体贴关心，会使新妈妈情绪稳定，保证乳汁的分泌。

不宜母乳喂养的情况

与母乳喂养相比，人工喂养有很多弊端，但一些妈妈有特殊情况，却又不得不采取这样的方式进行喂养。那么，什么情况下不宜母乳喂养呢？

婴儿患有半乳糖血症

这种有先天性半乳糖血症缺陷的婴儿，在进食含有乳糖的母乳、牛乳后，可引起半乳糖代谢异常，引起婴儿神经系统疾病和智力低下，并伴有白内障、肝肾功能损害等。所以在新生儿期凡是喂奶后出现严重呕吐、腹泻、黄疸、精神萎靡、肝大、脾大等症状时，应高度怀疑患本病的可能，经检查后明确诊断者，应立即停止母乳及奶制品喂养，给予特殊不含乳糖的代乳品喂养。

妈妈患慢性病需长期用药

如癫痫需用药物控制者，甲状腺功能亢进尚在用药物治疗者，正在抗癌治疗期间的肿瘤患者，这些药物均可进入乳汁中，对婴儿不利，只能采取人工喂养。

妈妈处于细菌或病毒急性感染期

妈妈乳汁内含致病的细菌或病毒，可通过乳汁传给婴儿。而急性感染期常需应用药物，因大多数药物都可从乳汁中排出，如红霉素、链霉素等，均对婴儿有不良后果，故应暂时中断哺乳，以配方奶代替，同时，应定时用吸奶器吸出母乳以防回奶，待妈妈病愈停药后方可继续哺乳。

学会给宝宝冲调奶粉

由于各种原因造成不能进行母乳喂养时，需要对宝宝进行人工喂养，相对母乳喂养来说，人工喂养会略显复杂，但只要细心，同样会收到较满意的喂养效果。

奶粉冲调的步骤

1. 冲奶之前先用清水及肥皂洗手，然后拿一个已经消毒的奶瓶。
2. 往奶瓶中倒入适量温水，40～50℃最为适宜，不要用沸水冲泡奶粉，否则易凝结成块，还会破坏奶中的营养成分，可能造成宝宝消化不良或营养不均。
3. 加入正确数量的奶粉（用专门的奶粉匙量取奶粉），对准奶瓶将奶粉倒入。奶粉应是自然状态下的一平匙，不可紧压。奶粉与水的比例应严格按照说明书配比。
4. 盖上奶嘴，轻轻摇匀即可。

奶瓶喂奶的正确方法

- 判断奶温：可滴一滴奶于手臂内侧，感觉稍有点儿热最为合适。千万不能由大人先吮几口再去喂宝宝，大人口腔里常常有一些细菌，宝宝抵抗力差，吃进去容易生病。
- 喂奶时，不要将奶嘴直接放入宝宝口中，而是放在嘴边，让宝宝自己找寻，主动含入嘴里；奶瓶不要倾斜过度，奶嘴内应全部充满奶液以防吸入空气而引起溢乳。
- 宝宝一下子不容易接受奶瓶、奶嘴的味道，可能拒绝吃奶，喂奶前不妨抱抱、摇摇、亲亲宝宝，会使宝宝很愉悦；还可以用妈妈的衣服裹着宝宝，让宝宝闻到妈妈的气味，减少对奶瓶的陌生感。

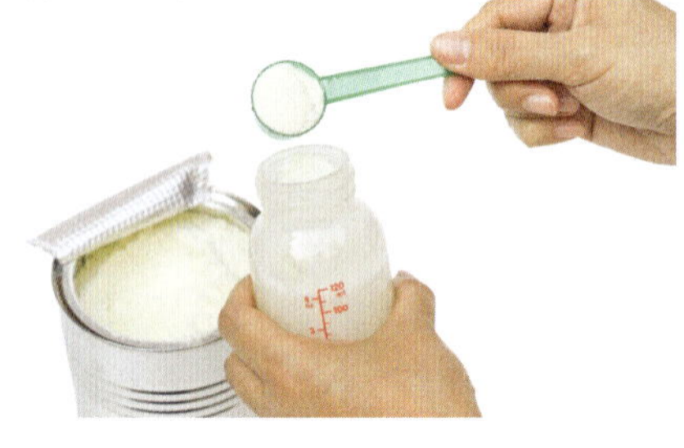

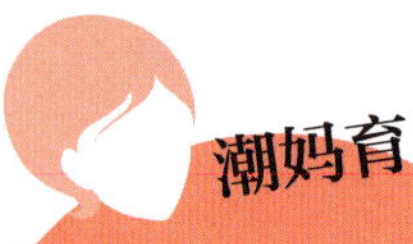

潮妈育儿

冲完奶粉后，要将小匙正确放置，并且每次用前都要消毒，以免沾染细菌或灰尘而污染奶粉，导致宝宝腹泻或食物中毒。

爸爸妈妈，我尿了

宝宝的皮肤非常娇嫩，对于尿液非常敏感，“屁股虽小，但问题不少”，掌握换尿布的技巧可使宝宝的小屁屁始终保持清洁、干爽。

换尿布的要点

- 事先做好准备，更换要迅速。天气较冷时先把尿布放在暖气上焐热或用手搓暖。
- 不要包得太紧，以容得下两三根手指的宽度为宜，以方便宝宝大腿活动。
- 不要用爽身粉涂抹宝宝的屁股，以免因尿湿而阻塞汗腺，产生湿疹。

换尿布的方法

新生儿大小便次数多，尿布容易湿和脏，因此，要勤换尿布，以免宝宝发生尿布疹。换尿布有两个意义，一是处理婴儿排泄物，二是建立母子依恋关系。妈妈要边换尿布边和宝宝说话，通过对宝宝的抚触增进母子间情感的交流。换尿布的具体方法如下：

- 先在宝宝下身铺一块隔尿垫，防止在换尿布期间宝宝突然撒尿或拉屎，把床单弄脏。
- 一手将宝宝屁股轻轻托起，一手撤出尿湿的尿布。将干净尿布后方放到宝宝的腰部，前方位于肚脐下两三厘米处，注意不要盖住肚脐。如果是男孩，则要把尿布多叠几层放在会阴前面；如果是女孩，则可以在屁股下面多叠几层尿布，以增加特殊部位的吸湿性。
- 认真检查大腿根部尿布是否露出，松紧是否合适，进行一下合理的调整。

适当使用纸尿裤

纸尿裤的透气性不好，所以不建议长时间给宝宝使用纸尿裤。不过，由于纸尿裤少了更换的麻烦，可以在宝宝外出时使用。回家后应及时清洗小屁屁，并换上尿布。纸尿裤使用方便，可按产品说明使用。

爱心讲堂

让尿布不松脱的方法

为使宝宝的尿布固定不松脱，可在宝宝的下腹部放一条较宽的松紧带，把尿布放在松紧带下，松紧带要随着宝宝的生长发育常换。

009 DAY

人工喂养需适量补充水分

对于单纯母乳喂养的宝宝，是不需要喂水的。如果过早、过多喂水，可抑制新生儿的吸吮能力，使他们从母亲乳房吸取的乳汁量减少，反而不利于新生儿的生长发育。但是人工喂养的宝宝需要适量补充水分。

人工喂养的宝宝为什么要额外补水

- 牛奶中的蛋白质80%以上是酪蛋白，分子量大，不易消化；牛奶中的乳糖含量较人乳少，这些都是容易导致便秘的原因，给宝宝补充水分有利于缓解便秘。另外，牛奶中含钙、磷等矿物盐较多，大约是人乳的2倍，过多的矿物盐和蛋白质的代谢产物从肾脏排出体外，需要水。
- 新生儿期是宝宝身体生长最迅速的时期，组织细胞增长也要蓄积水分。新生儿期体内新陈代谢旺盛，排出废物较多，而肾脏的浓缩能力差，所以尿量和排泄次数都多，需要的水分也多。宝宝因为肾脏功能还没有发育完全，如果体内水分不够，尿液较浓，就可能无法排出。所以，为了把废物排出，就需要更多的水分补充。

喂多少水合适

宝宝对水的需求，要根据宝宝的年龄、气候及饮食等情况而定。需要注意的是，宝宝之间存在个体差异，喝水量多少每个宝宝不一样，他们知道自己喝多少，不喜欢喝水或喝得少都不要强迫。

宝宝生病时，应及时就医。宝宝出现高热、大汗、呕吐、腹泻等情况时，需要在医生的指导下适当补充水分，以防脱水或发生电解质紊乱。

掌握喂水时间

喂水时间在两次喂奶之间较合适，否则会影响奶量。喂水次数也要根据宝宝的需要来定，一次或数次不等。夜间最好不要喂水，以免影响宝宝的睡眠。宝宝喝白开水为宜，尽量不要加糖。

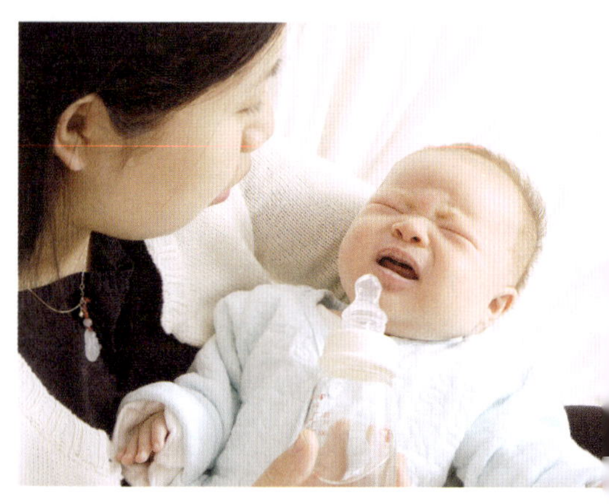

混合喂养，以备母乳不足之需

对于宝宝来说，原则上应母乳喂养，混合喂养只限于母乳确实不足，或妈妈因工作或其他原因实在无法哺乳的情况。

混合喂养的2种方式

- **方式1：补授法。**比较适用于母乳不足而有哺乳时间的妈妈，也适合6个月内的宝宝。每次哺乳时，先喂5分钟或10分钟母乳，紧接着再用配方奶来补充不足部分。即先母乳，再奶粉。
- **方式2：代授法。**比较适用于无哺乳时间的妈妈，也适合6个月后的宝宝。根据乳汁的分泌情况，每天用母乳喂3次，其余用配方奶来喂。即一次纯母乳，一次纯奶粉。

混合喂养时，如果想长期用母乳来喂养，最好采取第一种方式。因为每天用母乳喂，不足部分用配方奶补充，可相对保证母乳的长期分泌。如果妈妈因为母乳不足，就减少喂母乳的次数，会使母乳量越来越少。

混合喂养的具体方法

根据宝宝体重增长情况分析母乳是否充足，是否需要补充配方奶。如果一周体重增长低于200克，可能是母乳量不足，可考虑混合喂养。

- 先添加1次配方奶，一般在下午4～5点喂1次配方奶，加多少可根据宝宝的需要，妈妈可以先准备100毫升配方奶粉。
- 如果宝宝一次都喝光，好像还不饱，下次可冲120毫升。如果宝宝不再半夜哭闹，体重每天增长30克或一周增加200克以上，就表明配方奶粉的添加量合适；如果宝宝仍然哭闹不止，夜里醒来的次数增加，体重增长不理想，可以适当增加喂配方奶的量或次数。但不要过量，过量添加奶粉，会影响母乳摄入，也会使宝宝消化不良。

爱心讲堂

母乳保存的方法

母亲外出或母乳过多时，可将母乳挤出存放至干净的容器中，存入冰箱。一般情况中下，冰箱冷藏室（4℃）可保存48小时左右；冰箱冷冻室（-20℃）可保存6个月左右。给宝宝食用前，用温水加热至40℃左右即可喂哺。

重视特殊宝宝的喂养

一些特殊宝宝由于各种不同的原因，不能像正常宝宝那样进行常规的喂养，这就需要父母更加细心地呵护与喂养。

吃奶困难宝宝的喂养

一般说来，刚生下来的宝宝可能会有不会吃奶或吸吮有困难的现象，但在几天内都会适应。若确有吸吮困难者，可以先将母乳挤出后用小匙慢慢喂。如果宝宝因病暂时不能吃奶，这时可先将每天的奶挤出保存，以保持母乳的正常分泌。待病好后再吸母乳，若吸不出，空吸一段时间也会有乳汁分泌。

唇腭裂宝宝的喂养

唇腭裂的新生儿因吸吮时口腔内负压不够，吸吮力不强，有时乳汁会误入气道或鼻腔，容易引起呛咳，甚至发生窒息。所以，喂养这种宝宝时应让其垂直坐在妈妈的大腿上，妈妈可用手挤压乳房促进喷乳反射。由于唇腭裂患儿吸吮力低下，每次吃进的乳汁可能相对较少，故在每次哺乳后应用手挤空乳房中的乳汁，然后再用小匙或滴管喂给宝宝吃，使其能健康成长。

双胞胎宝宝的喂养

双胞胎宝宝应争取母乳喂养，因此，妈妈要有足够的营养，并保证充分的休息。大多数妈妈都有足够的母乳喂哺双胞胎，两个宝宝的吸吮，会促使乳汁分泌得更多。如果乳汁不足，应采用混合喂养，并先保证体质较弱的那个宝宝能得到母乳喂养。如果没有乳汁，只能采用人工喂养。人工喂养时要掌握好奶液浓度，不可太浓，1～3个月的宝宝要按需喂哺。

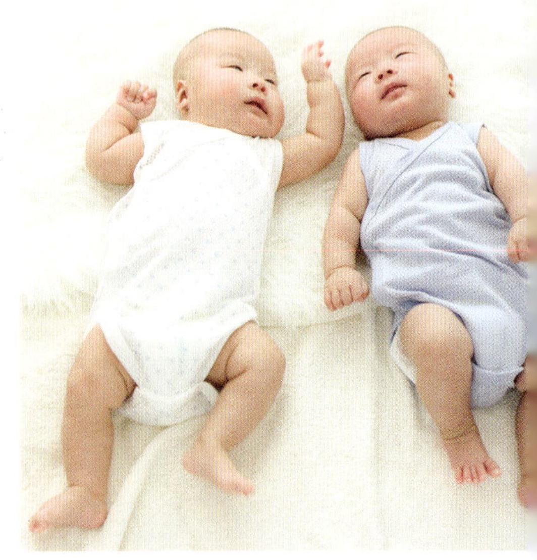

早产儿的喂养方案

早产儿是指胎龄未满37周，体重小于2.5千克，身长少于46厘米的新生宝宝。这种新生儿中枢神经系统发育不完全，以致吸吮、吞咽等动作不能顺利进行。宝宝胃容量小，胃肠发育差，胃壁薄弱，贲门括约肌发育差，常常容易溢奶和呕吐。

母乳喂养最佳

早产儿生理功能发育不完善，要尽一切可能采用母乳喂养，特别是利用好初乳喂养。母乳含乳清蛋白较多，且富含免疫球蛋白，这些物质更有利于促进宝宝生长，对早产儿尤为可贵。用母乳喂养的早产儿，发生消化不良性腹泻和其他感染的机会较少，宝宝体重会逐渐增加。在万不得已的情况下才考虑用代乳品喂养早产儿。

喂养量及喂养次数

由于早产儿口舌肌肉力量弱、消化能力差、胃容量小，而每日所需热量又比较多，因此可**采用少量多餐的喂养方法**。如果采用人工喂养，一般体重1.5～2.0千克的早产儿一天喂哺12次，每2小时喂一次；体重2.0～2.5千克的宝宝一天喂8次，每3小时喂一次。每日的喂奶量因宝宝的个体差异而差别较大，新生儿期每次可喂奶10～60毫升不等。

合理喂养须知

早产儿的吸吮能力和胃容量均有限，摄入量的足够与否，不像足月新生儿表现得那么明显，因此必须根据宝宝的体重情况给予适当的喂养量。母乳喂养的早产宝宝应该经常称体重，观察早产儿体重的增加情况，这是判断喂养是否合理的重要指标。

需要注意的是，一般新生儿在最初几日内由于喂哺不足或大小便排泄的原因，体重略有减轻，这是正常现象。

潮妈育儿

如果早产儿没有自行吸吮能力，可用滴管喂养法。另外，如宝宝生长情况良好，则夜间可适当延长喂奶间隔时间，以降低喂奶对睡眠的影响。

怎样减少宝宝溢奶

宝宝出生后，妈妈奶水充足时，他都会大口大口地吸吮。但让妈妈烦恼的是，每次吃完奶不一会儿，经常有少量奶水顺着宝宝的嘴边溢出来，怎么办呢？

新生儿溢奶的原因

对于新生儿来说，吃奶后发生溢奶往往是生理原因引起的。因为宝宝的食道括约肌还没完全发育好，阻碍胃中食物向食道反流的功能比较差；加上宝宝的胃呈水平位置，胃容量小，这些因素都容易引发宝宝溢奶。尤其是早产的宝宝，还没建立起完善的吸吮和吞咽反射，更容易发生这种现象。

减少新生儿溢奶的方法

- 不要在宝宝啼哭时喂奶，避免宝宝在吃奶时吞入过多空气。如果宝宝的胃里进入很多空气，就容易发生溢奶。
- 喂奶后注意帮宝宝排出吞入胃里的空气。由于生理性的原因，宝宝容易在吃奶时吞进空气，所以妈妈应该在每次喂完奶后，都要竖抱宝宝，帮助宝宝把吞入胃里的空气通过打嗝排出。
- 拍嗝后采取适宜的体位。帮宝宝拍嗝排气以后，妈妈要轻轻地把宝宝放在床上，让宝宝采取右侧卧位，头部稍微抬高些。

适量喂奶很重要

需要提醒的是，宝宝吃得过饱，也是出现溢奶的重要原因之一。

宝宝吸吮在最初5分钟内是最强烈的，此时，他已吸食了泌乳量的80%。一般来说，哺乳时间通常不应超过30分钟。当宝宝开始边吃边玩的时候，应把他轻轻地从乳头移开，以免吃得过饱或长时间空吸而出现溢奶。

如果宝宝溢奶问题严重，应及时就医。

爱心讲堂

宝宝平躺时溢奶的处理

若宝宝平躺时发生溢奶，应垫高宝宝上半身（大约30度），采取右侧卧位，使溢出的奶水从口腔流出，以免溢奶流入咽喉及气管而呛咳。

怎样处理宝宝打嗝

看到宝宝一直打嗝，爸爸妈妈可能会很心疼，不知所措。先不要着急，学习一些小技巧来应对宝宝打嗝吧！

宝宝打嗝的处理办法

- 拍背喂水止嗝法。如果宝宝是受凉引起的打嗝，可先抱起宝宝，轻轻地拍拍他的后背，然后再喂一点温水，并注意胸腹部的保暖。
- 将不停打嗝的宝宝抱起来，把食指尖放在宝宝的嘴边，待宝宝发出哭声后，打嗝的现象就会自然消失，因为嘴部的神经比较敏感，触碰挠痒即可放松神经，打嗝也会消失。
- 在宝宝耳边轻轻地挠痒，并和宝宝说说话，这样也有助于止住打嗝。
- **转移注意力**可使宝宝停止打嗝，可试试给宝宝听音乐，或在宝宝打嗝时不住地逗引他。
- 如果宝宝是因吃奶过急、过多或奶水凉而引起的打嗝，可适当刺激宝宝的脚底，**促使宝宝啼哭**，这样可以使宝宝的膈肌收缩突然停止，从而止住打嗝。

防止宝宝打嗝的技巧

- 不要在宝宝过度饥饿或哭得很凶时喂奶。
- 天气寒冷时注意给宝宝保暖，避免身体着凉。
- 不要让宝宝吃得过快或过急。

虽然，宝宝一直打嗝会让妈妈担心，但有时妈妈应该让宝宝打嗝，比如宝宝吃奶后，妈妈要给宝宝拍嗝。喂完奶后，妈妈不要急于放下宝宝，让宝宝趴在肩头，再用两手轻拍宝宝的背部，让他打嗝排出胃内的空气，这对宝宝健康有益。

另外，宝宝打嗝也可能是正常的生理现象，是宝宝膈肌发育的一种表现。

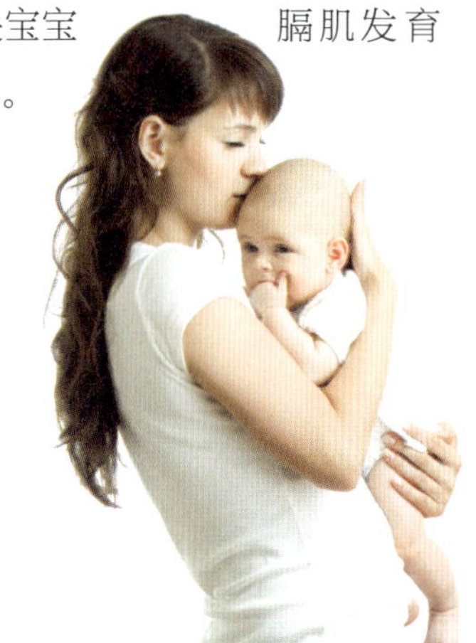

奶量增减都正常

这个阶段，宝宝口腔的唾液逐渐增多，唾液淀粉酶含量增加，肠道黏膜和肌肉发育逐渐成熟，对乳类的消化吸收达到了较好的状态。因此，宝宝的吃奶量会大大增多。但有的宝宝也会出现吃奶量减少的情况。

奶量变化是怎么回事

正常情况下，随着宝宝的长大，其吃奶量会有增加。但有的宝宝会出现吃奶量减少或时多时少等变化无常的现象。如果奶量很大的宝宝会忽然一下子减少很多，但精神饱满、情绪正常，则不必担心，这可能是由于前一阵子奶量太多，导致一时的食欲缺乏。经过一段时间的休整后，宝宝就会恢复。但如果奶量减少的同时，还出现精神萎靡、嗜睡等现象，应立即带他去医院检查。

不要强行给宝宝喂奶

如果宝宝不想吃奶，首先要分析原因。如果是无原因突发性的，不要强迫他吃够以前的量，可以顺其自然，宝宝不想吃那么多，就给他少吃点儿，然后到下次喂奶时间再喂，没到喂奶时间，就不要喂。

如果情况没有好转，可以停止1次喂奶，让宝宝体味一下饥饿的滋味。如果宝宝精神状态很好，其他发育也正常，那就让宝宝少吃。因为这种情况说明宝宝发育所需的营养是足够的，根本不用担心。错误的做法是采取强制举动，这样会使宝宝惧奶。时间长了，不但会影响宝宝的生长发育，还会影响其心理发育。

因此，宝宝不太想吃的时候，千万不要硬塞硬喂，少吃一点儿，甚至饿一顿都没有关系。

爱心讲堂

宝宝拒哺的原因

有时候，妈妈哺喂宝宝时，宝宝却会转开头、不愿意吃奶，出现拒哺。造成宝宝拒哺的原因很多，比如宝宝患有消化道疾病，上呼吸道感染及其他原因造成鼻塞，均会不同程度地出现拒哺。

开始给宝宝添加鱼肝油

新生宝宝很少接触阳光，加上母乳中没有足够的维生素D，因此，要靠口服或注射维生素D来补充。添加鱼肝油等富含维生素D的食品或制剂就是一种很好的方法。

开始添加鱼肝油的时间

从出生的第3周起，无论是母乳喂养还是人工喂养，最好都能给宝宝添加一定量的鱼肝油，因为母乳、牛奶和一些配方奶粉（维生素A、维生素D强化的除外）中维生素A和维生素D的含量比较少，很难满足宝宝生长发育的需要，添加鱼肝油可以为宝宝补充维生素A和维生素D。

添加鱼肝油的方法

维生素A、维生素D含量比例为3：1的婴儿鱼肝油是目前使用最普遍的制剂，市场上为宝宝特制的维生素A、维生素D制剂类型很多，这种浓度比例既能为宝宝补充足够的维生素D，又不会出现维生素A过量的问题，是专家们一致推荐的剂型。

为宝宝添加鱼肝油一定不能过量，应仔细查看说明书，并在医生的指导下给宝宝服用。如果妈妈经常带宝宝到户外晒太阳，宝宝可以自身合成维生素D，鱼肝油的添加量可相应减少。

宝宝服用鱼肝油应适量。有的宝宝服用后会现大便变稀，但不能因此而拒绝给宝宝喂鱼肝油，可以停用几天看看，等其大便正常后再添加。

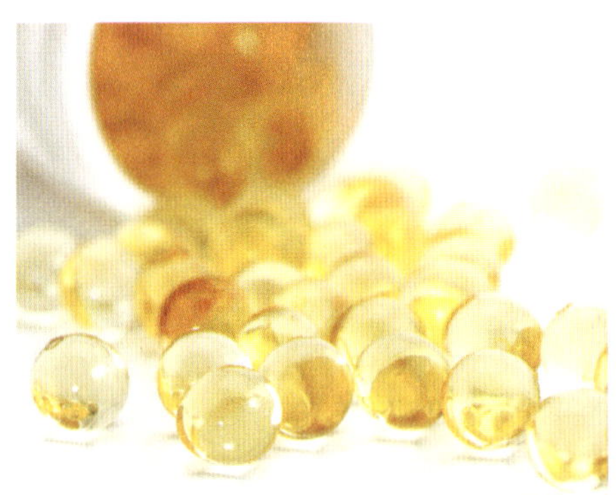

细心护理宝宝的肚脐

脐带的护理是一项特殊的护理内容，脐带脱落前避免感染是重点，脐带脱落后也要细心护理宝宝的小肚脐。

脐带脱落前的护理

脐带被切断后便形成了创面，这是细菌侵入新生儿体内的一个重要门户，可导致脐炎或其他严重后果。所以，脐带的消毒护理十分重要。护理前应洗净双手，让宝宝仰卧，为避免宝宝乱动而牵拉到脐带，可轻轻按住宝宝，用75％的酒精蘸湿棉签，从脐带根部开始消毒，由**内往外进行轻轻擦拭**。一支棉签用完，再用另一支。切忌用同一支棉签从外向内重复擦拭。

脐带脱落后的护理

新生儿脐带脱落后，根部有痂皮，应让它自行剥离。脐带脱落后数日，也要注意对脐窝的护理。消毒时，用棉签蘸取75％的酒精，由内向外顺时针擦拭。脐带脱落初期，洗澡时要避开脐部，若脐部已湿，用棉签拭干即可。

新生儿脐炎是指脐带脱落后，残端被细菌污染而引起的急性蜂窝织炎。由于消毒不严，被粪便等污染所致。宝宝出现脐炎，应立即去医院诊治。

减少对肚脐的摩擦

- 脐带未脱或刚脱落时，要避免衣服和纸尿裤对宝宝脐部的刺激。可以将纸尿裤或尿布前面的上端往下翻一些，以减少其对脐带残端的摩擦。
- 脐带干瘪而未脱落时，很可能会让幼嫩的宝宝有磨痛感，在给宝宝穿衣、喂奶时要格外注意，尽量避免触碰，否则宝宝会因摩擦疼痛而突然大哭。

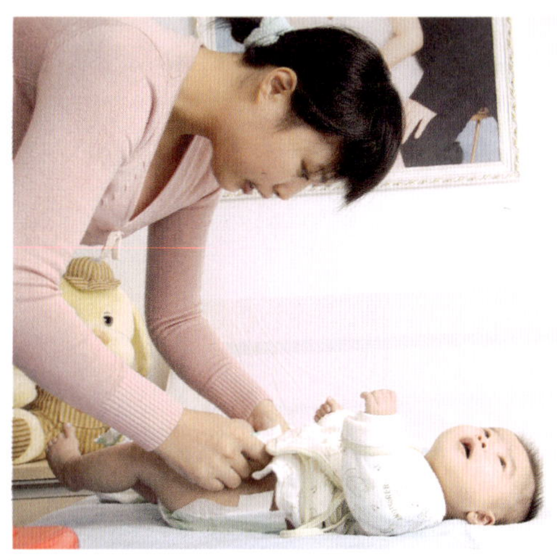

宝宝头部的护理

宝宝来到世间，从头到脚都是新的，处处惹人爱。护理宝宝的头部，妈妈更要认真仔细，马虎不得。

头皮乳痂

头皮脂腺分泌物堆积会在宝宝头部形成一层黄褐色的乳痂。如果经常给宝宝洗头，就不会产生乳痂了。

要清除头皮乳痂，可用植物油来清洗：

- 将植物油加热后放凉以备使用，这样做的目的是对植物油进行消毒。
- 将冷却的植物油涂在乳痂处，"闷"一天后用小梳子慢慢地、轻轻地梳一梳，头皮乳痂就会掉下来，然后再用婴儿皂和温水洗净。
- 头皮乳痂结痂比较厚的宝宝，需要用油多"闷"几天，多洗几次，才能除掉。

清洗头皮乳痂要注意动作轻柔，不要用梳子硬刮，更不要用指甲硬抠，这样容易弄破头皮引起感染。宝宝囟门处是可以洗的，但要动作轻柔。

头发护理

- **第一次洗发：**多数宝宝出生后，都长着一头浓密的胎毛，需要勤洗发才能保持头部清洁卫生。让宝宝仰卧在妈妈的一只手上，把他的两腿夹在胳膊下，用手掌扶住他的头部置于温水盆上，另一只手帮他轻轻按摩头皮，千万不要用力搓揉头发，以免头发缠在一起。然后用清水冲洗干净，最后用干毛巾轻轻将头发吸干。
- **第一次梳发：**第一次给宝宝梳头时不要用硬齿梳，否则会损伤头皮。要用橡胶梳，既有弹性又柔软。梳头时应从上向下顺其自然地轻轻梳顺。
- **第一次剪发：**第一次剪发时，要避免宝宝乱动而碰伤头皮。千万不要用剃刀刮光，最好用剪刀稍稍剪短。

爱心讲堂

新生宝宝头部呈扁长状

新出生的宝宝头部呈扁长状，这是在出生过程中受到产道挤压造成的，爸爸妈妈不必为此担心。

宝宝眼睛的护理

出生时宝宝经过妈妈的产道，眼睛很容易受到病原体感染，引起结膜炎。因此，爸爸妈妈在新生儿期一定要注意护理好宝宝的眼睛。

注意保护新生儿的眼睛

每天早晨宝宝醒来后，可用蘸温水的小毛巾轻轻地擦洗眼部，把眼部的分泌物擦净。另外，给宝宝洗澡时注意防止水流进眼睛，以免引起刺激。

宝宝要有自己的专用脸盆和毛巾，并定期消毒。不可以用成人的手帕或直接用手去擦宝宝的眼睛。给宝宝清洗眼部的时候，先把几个棉球在温水里润湿，再挤干水分，每一只眼睛都要换一个新的棉球，从内眼角向外眼角擦。

若发现宝宝的眼结膜充血，分泌物多，应及时就医。

眼部分泌物过多的护理

新生宝宝如眼部分泌物较多，可用干净的小毛巾或棉签蘸温水，从眼内角向外轻轻擦拭。记住，一定要由内向外擦拭，否则脏物就有可能进到眼睛里，造成眼部感染。

宝宝持续出现眼屎的时候，可按摩内眼角，疏通鼻泪管。当有一只眼睛常出眼屎的时候，妈妈需要用手指轻轻地按住宝宝的眼角进行按摩。如果没有改善，应马上到医院就诊。

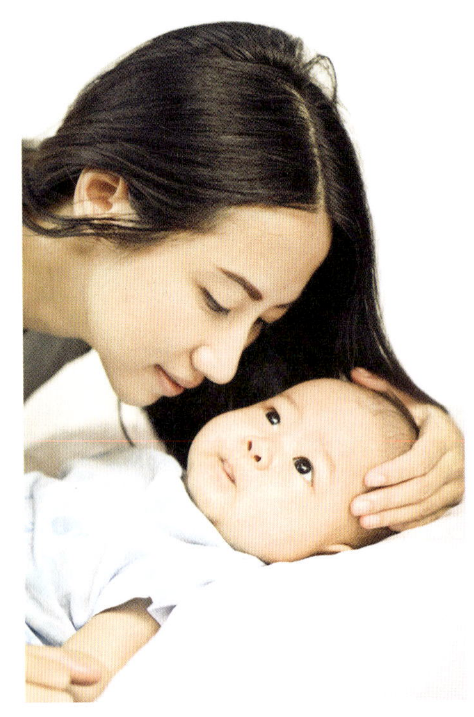

防胜于治，败血症防护

宝宝的皮肤、黏膜薄嫩，容易破损，未愈合的脐部是细菌入侵的门户。更主要的是，新生宝宝免疫力低下，感染容易扩散，极易导致败血症。

如何判断新生儿败血症

新生儿败血症的早期症状并不明显，所以很容易被忽略。一般表现为精神萎靡、反应低下，吃奶量少、哭声减弱、体温不正常、体重不增或降低，随着病情的进展和加重，很快会出现**“三不”（不哭、不吃、不动），嗜睡**，黄疸加重或退后又出现，严重时有皮肤出血点、面色发灰甚至昏迷和抽搐。

宝宝体内的感染发展很快，也许在短短几个小时内，原本活泼健康的宝宝，就立即陷入休克状的败血症中，甚至影响宝宝智力发育。因此，一旦发现疑似败血症症状，应及时就医诊治。

如何预防新生儿败血症

- 应注意宝宝的脐部护理，保护宝宝皮肤黏膜不受损伤，防止感染，一旦发现有皮肤黏膜发炎现象，应迅速治疗。
- 严禁感染者与宝宝接触，母亲发热时也须与宝宝隔离。
- 宝宝的衣服、被褥、尿布要保持干燥清洁，最好能曝晒或烫洗消毒。
- 注意室内空气新鲜、流通，经常打开门窗通风换气，或用食醋每日熏蒸2次。
- 不要给太小的宝宝剃光头，这样容易导致细菌感染。宝宝头皮稚嫩，在剃头时容易损伤头皮及毛囊组织，即使是技术熟练的理发师，剃发后也没有出血，但是头皮上也可能留下肉眼看不见的创伤，剃刀及皮肤上的各种细菌可乘机入侵，引发感染，严重者会引起败血症。因此，不能给小宝宝剃光头。

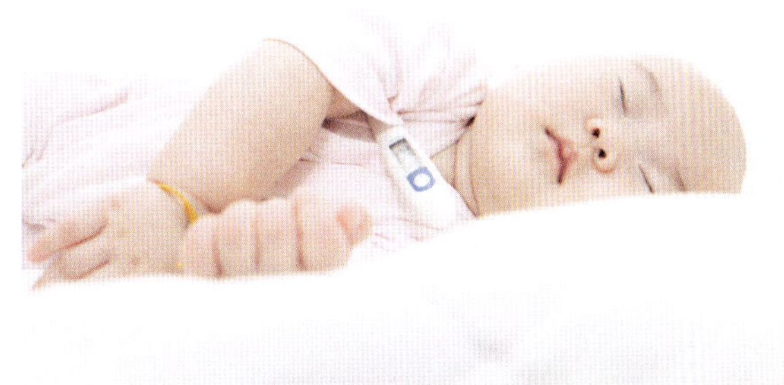

掌握抱宝宝的正确姿势

这个时期宝宝的身体很柔软，父母万一抱错了姿势或用错了力量，都可能伤害到宝宝。因此，父母应掌握抱宝宝的正确姿势。

1~2个月，以平抱为主

婴儿生长发育的特点是头大、头重、骨骼的胶质多，肌肉还不发达，肌肉力量较弱。因此，1个月的婴儿只能稍稍抬头片刻。

1~2个月的婴儿，主要是平抱，也可采用角度较小的斜抱。平抱时让婴儿平躺在成人的怀里，斜抱时让婴儿斜躺在成人的怀里，不论是平抱或斜抱，成人的一只前臂均要托住婴儿的头部。另一只手臂则托住婴儿的臀部和腰部。对于易吐奶的婴儿则应采取斜抱，这样可防止吐奶或减轻吐奶的程度。

3个月以后，可斜抱或直立抱

3个月的婴儿可采取斜抱或直立抱。斜抱时，婴儿向上倾斜的角度可稍大些。采取直立抱时，有两种姿势可供选择：一种是婴儿背朝成人坐在成人的一只前臂上，成人的另一只手拦住婴儿的胸部，让婴儿的头和背贴靠在成人的前胸；另一种是让婴儿面朝成人坐在成人的一只前臂上，成人的另一只手托住婴儿的头颈、背部，让婴儿的胸部紧贴在成人的前胸和肩部。抱宝宝时，关键是要托住其头部。

抱宝宝，有原则

父母在抱宝宝时，最好能以“经常抱，抱不长”为原则。也就是说，经常抱抱宝宝，每次抱3~5分钟即可。否则，会给今后的养育过程中增添不少困扰。

此外，宝宝哭闹、睡觉或醒来的时候，父母都会习惯性地抱着宝宝摇摇，以为这样是宝宝最想要的。然而父母很难掌握摇晃的力度，如果力度过大，很可能给宝宝头部、眼球等部位带来伤害，而且父母自己也会感到手臂特别的酸疼。

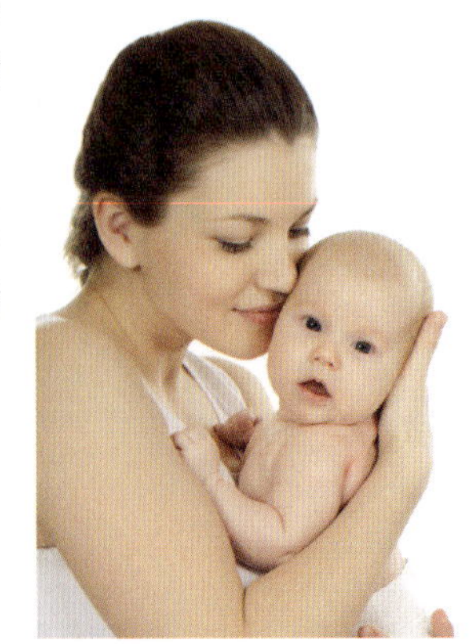

给宝宝温暖舒服的包裹

在宝宝清醒的时候，给他宽松的空间，去掉所有的束缚，方便宝宝自由活动；而在宝宝困倦入睡的时候，不妨给他包裹一个安全的襁褓，让宝宝睡得更香甜。

正确包裹宝宝

为了保暖，常常会给宝宝进行包裹，即打襁褓。襁褓有助于制造一个类似子宫内羊水紧紧包裹宝宝的环境，给宝宝以安全感，让宝宝睡得更安稳。包裹宝宝应**以保暖、舒适、不松包为原则**。

研究发现，襁褓中的宝宝不仅睡的时间较长，而且睡得比较实。这是因为宝宝出生后神经系统发育不完善，尤其神经髓鞘尚未形成，受到外来声音、摇动等刺激很容易发生全身反应，易受到惊吓，而一个稍微裹紧的襁褓正好可以给宝宝安全的保护，让宝宝重新体味包裹在母腹中的安全感。

包裹方法：用包被从宝宝腋下松松地裹住下半身，左右对折，下方多余的包被轻轻折上来塞入宝宝胸前的抱被边缘处。包裹宝宝不能太紧，否则会束缚宝宝，应以成人的手指能自由伸入为宜。同时，也要保证宝宝的双腿呈自然屈曲状态，能自由活动。

包裹宝宝需要了解的事情

- 包裹宝宝的包被要柔软、轻、暖，最好选用纯棉质浅色包巾。冬天可穿上棉质内衣后再用包巾包裹，以达到较好的保暖效果。
- 包被包裹要松紧适度，太松或太紧都会令宝宝感到不舒服。襁褓外不要用布带紧束捆绑，以免影响宝宝四肢的自由活动。

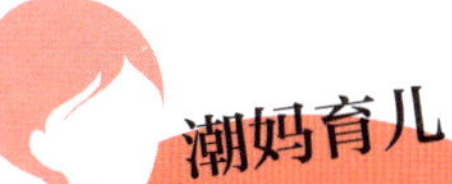

用婴儿睡袋来替代包裹，也是一个很好的办法，可以避免对宝宝造成束缚，影响宝宝生长发育。婴儿睡袋不仅款式漂亮、多样，而且保暖，使用更方便。睡袋上方有开口，方便妈妈喂奶、喂水；睡袋下方有拉链，方便换尿布或纸尿裤。

给小宝宝穿衣服，不简单

宝宝的身体很柔软，四肢大多是屈曲状，所以给宝宝穿衣服时可能会遇到困难，如果能掌握一些要点，给宝宝穿衣服其实并不难。

新生儿的衣着式样

专家认为，婴儿尽早穿上小衣裤，让四肢处于自然放松的体位，以便其手脚能够自由活动。

新生儿服装样式要简单、宽松，且要易穿易脱。上衣最好是无领小和服，掩襟略宽过中线，大襟在腹前处系布带，以做好腹部保暖。后襟较前襟要短1/3，以免尿便污染和浸湿。这种上衣适合0~3个月的婴儿。

新生儿下身可穿连腿套裤，用松紧搭扣与上衣相连。一方面可防止松紧腰带对胸腹部的束缚，便于更换尿布，对下肢也有较好的保暖作用，可避免换尿布时下肢受凉。

给宝宝穿上衣

帮宝宝换好尿布后，帮他穿上内衣。用你的大拇指撑开衣领，然后套进他的头。接着将手从一只袖子的袖口伸入，拉住他的手，然后轻轻将它拉出来。两手都穿好后，调整衣身。

给宝宝穿裤子

帮宝宝穿裤子时，首先将手伸入裤脚开口，然后抓住他的一只脚，将脚穿过裤管，然后重复同样的动作穿好另一只脚，两脚都穿过裤管时，可将裤子拉高到他的腰部。

给宝宝穿连体衣

穿前面开口的连体衣，要先将衣服铺在床上，然后将宝宝放在上面。将宝宝的手臂滑入袖子并调整好，然后将宝宝的脚滑入裤管。每个部分都穿妥了，快速扣上扣子或将拉链拉上。

爱心讲堂

不要给宝宝穿太多

俗话说：“欲要小儿安，三分饥与寒。”妈妈不要担心宝宝受凉而给他穿太多。宝宝和妈妈穿一样多或比妈妈厚一点儿就可以了。

给黄疸宝宝特别的关爱

多数宝宝会出现新生儿黄疸现象，这属于生理性黄疸，不必过于担心。若是病理性黄疸，则需要多加注意，小心护理。

仔细观察宝宝的日常变化

- 黄疸是从面部开始黄，由上而下到胸部，最后到四肢。黄疸退时，从脚开始，而眼睛是最早黄、最晚退的，所以可以先从眼睛观察起。
- 注意观察小便的颜色。给宝宝使用浅色的尿布，如果宝宝尿色黄，浅色的尿布更容易发现。
- 看宝宝的体重是否持续下降。新生儿体重会有生理性的下降，这是正常现象，一般7～10天后会恢复到出生时的体重，继而持续增长。若发现宝宝体重不增反降，且持续下降、黄疸加重时，一定要及时就诊。

家里光线不要太暗

白天窗帘不要拉得太严实，多让宝宝接近窗户旁边的自然光，但不要让宝宝被太阳直射，以免晒伤。晚上可以开一盏柔和的电灯，不要太暗。适宜的光线不仅利于宝宝的健康，更有利于观察黄疸。

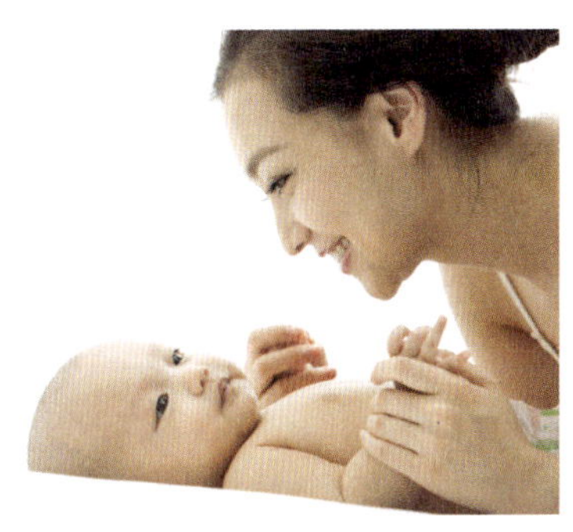

让宝宝吃够母乳

有的宝宝出现黄疸是由于母乳摄入不足而引起，若经医生诊断属于这种情况，就要勤哺乳，而且母乳具有很好的免疫力，千万不要因为怕奶水不够宝宝吃或宝宝持续黄疸，而用水或糖水代替母乳喂养。

爱心讲堂

新生儿病理性黄疸

黄疸在新生儿较其他任何年龄都常见。如黄疸已经消退或减轻后又重新出现和加重，多属病理性黄疸。病理性黄疸常见原因有新生儿溶血病、新生儿感染、胆道畸形、新生儿肝炎等。

卡介苗与乙肝疫苗的接种

宝宝出生后必须适时地进行预防接种，以增强防病能力，维护健康，第1个月里的宝宝需要注射的疫苗有卡介苗和乙肝疫苗两种。

接种卡介苗

接种时间：出生后要及时接种，若出生时没有接种，可在2个月内到当地结核病防治所卡介苗门诊或计划免疫门诊补种。

作用：增强宝宝对结核病的抵抗力，预防严重结核病和结核性脑膜炎的发生。

不宜接种的情况：新生儿患有高热、严重急性症状、免疫不全、出生时伴有严重先天性疾病、低体重、严重湿疹以及可疑的结核病时。

注意事项：接种后在接种部位有红色结节，伴有痛痒感，结节会变成脓疱或溃烂。此类现象属疫苗的正常反应，一般2～3个月自行愈合。

接种乙肝疫苗

接种时间：必须接种3次才可保证有效。一般接种时间为：出生24小时内第1次，满月时第2次，6个足月时第3次。

作用：预防乙型肝炎。

不宜接种的情况：肝炎、发热、慢性严重疾病、过敏体质的宝宝禁用，早产儿要在出生一个月后方可注射。

注意事项：接种后宝宝一般反应轻微，少数会有不超过38℃的低热，伴有恶心及全身不适。约10％的接种者在注射部位有局部发红、肿胀和硬结。一般不用处理，1～2天可自行消失。

爱心讲堂

办好《儿童预防接种证》

接种前要准备好《儿童预防接种证》，这是宝宝接种疫苗的身份证明，以后宝宝入托、入学时都需要查验这个证明。

妈妈健康食谱

促进乳汁分泌

牛奶鲫鱼豆腐汤

原料 牛奶200克，鲫鱼1条，豆腐100克。

调料 葱花、姜片、盐各适量。

做法

1. 鲫鱼收拾干净，下油锅煎至两面微黄；豆腐洗净，切块。
2. 砂锅内倒入适量温水置火上，放入鲫鱼、姜片，大火烧开后转小火煮40分钟。
3. 下入豆腐略煮，加盐调味，倒入牛奶，撒上葱花即可。

营养功效

本品对于产后康复及乳汁分泌有很好的促进作用。

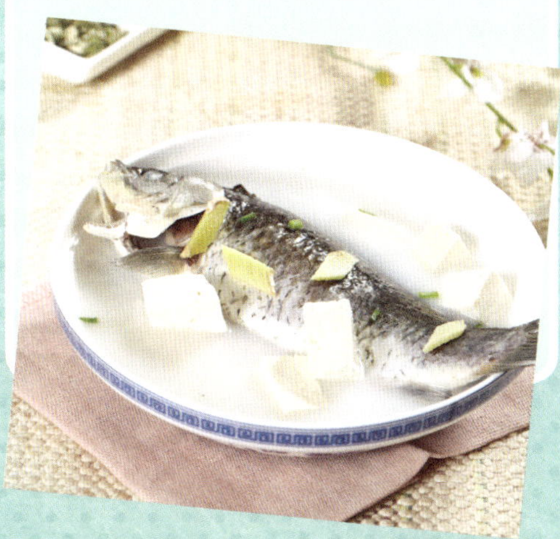

养血安神

红枣山药桂圆汤

原料 红枣10枚，山药100克，桂圆肉20克。

调料 白糖少许。

做法

1. 红枣洗净，去核；山药去皮，洗净，切块。
2. 汤锅置火上，放入红枣、山药、桂圆肉，加适量清水大火烧开，转小火煮20分钟，加白糖调味即可。

营养功效

本品具有养血安神、补中益气的功效。

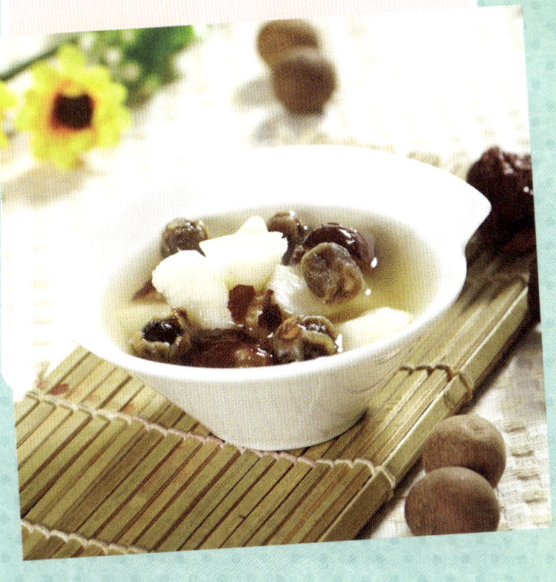

育·儿·专·题

开开心心来洗澡

经常给宝宝洗澡不仅能保持新生儿皮肤清洁，还能促进血液循环，增进食欲，有益睡眠，有利于新生儿的生长发育。同时，洗澡还是增强母子、父子情感的好机会。

洗澡前要知道的事情

- 在给宝宝洗澡前，应先准备好毛巾、婴儿香皂、润肤露等洗澡用品（小宝宝可直接用清水清洗，不用香皂等），以及宝宝换洗的衣物、尿布、浴巾等，放在顺手可取的地方。
- 洗澡时室内温度在24℃左右即可，早产宝宝或出生7天内的宝宝要求室温为24～28℃。
- 水温在38～40℃。可以用手腕内侧试一下水温，只要稍高于体温即可。
- 为新生儿洗澡，手法要轻柔敏捷；洗澡的时间不宜过长，一般3～5分钟，时间过长易使宝宝着凉。
- 使用香皂或浴液，一定要冲净，以免刺激宝宝皮肤。

洗澡的方法

- **先洗脸和头发。**先把宝宝的上身衣服脱光，清洗他的脸和脖子；然后用毛巾把他裹好，夹在你的胳膊下；再托着宝宝的头悬在澡盆上面，轻轻地撩水清洗宝宝的头发，随后用毛巾把头发擦干。
- **洗身体正面和手脚。**把宝宝的下半身泡入水中，先给他清洗身体正面，尤其是脖子、腋下、腹股沟等容易藏污纳垢的地方。另外，手和脚活动频繁，也很容易脏，一定要清洗干净。指缝处尤其应注意观察、清洗。
- **翻身清洗背部。**轻柔地将宝宝翻身，清洗背部，同时别忘记脖子和腹股沟处。
- **擦干身体，换上干净衣服。**全身用清水冲净后将宝宝抱起，放到铺好浴巾的台面上，给宝宝擦干身体，适当给宝宝抹上乳液和润肤油，之后换上干净衣服就行了。

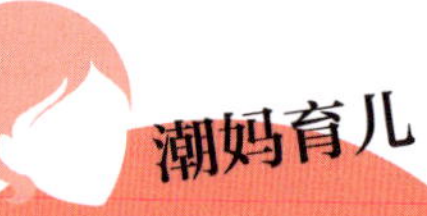

妈妈给宝宝洗澡时，最好请家人协助，由一人抱着宝宝，另一人帮忙洗澡。当然，洗澡时可以给宝宝放点轻音乐，让宝宝快乐自在，享受洗浴时光。

CHAPTER 2

2～3个月，醒着的时间更多了

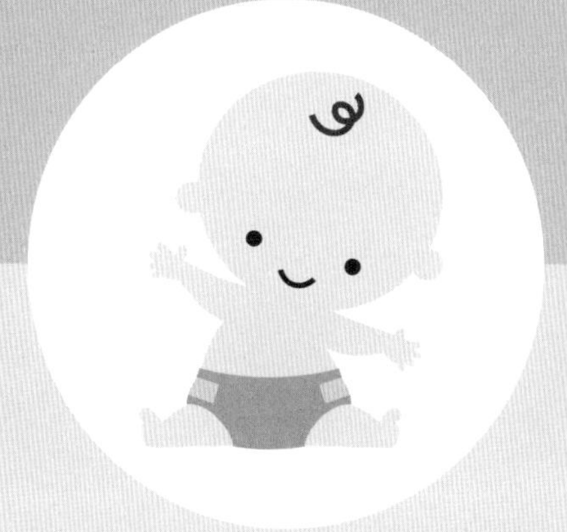

出了满月的宝宝，醒着的时间更多了。
妈妈要抓住宝宝醒着的时间，多和宝宝进行亲子互动。
这个时期，多数宝宝开始有了第一次微笑。
专家认为，越早学会逗笑的孩子，将来就越聪明。
而宝宝是否能早日学会笑，
与他的个性有关，更与父母对他的态度有关，
请对宝宝多笑笑。

2~3个月宝宝成长记

2个月宝宝的发育情况

体重：男婴3.5~6.8千克，女婴3.3~6.1千克。

身长：男婴52.9~63.2厘米，女婴52.0~63.2厘米。

头围：男婴约38.4厘米，女婴约37.6厘米。

胸围：男婴约37.9厘米，女婴约37.0厘米。

3个月宝宝的发育情况

体重：男婴4.1~7.7千克，女婴3.9~7.0千克。

身长：男婴55.8~66.4厘米，女婴54.6~64.5厘米。

头围：男婴约41.2厘米，女婴约39.9厘米。

胸围：男婴约41.7厘米，女婴约40.0厘米。

宝宝的感觉发育

- 婴儿视觉有了发展，开始对颜色有了分辨能力，对黄色最为敏感，其次是红色，见到这两种颜色的玩具很快能产生反应，对其他颜色的反应要慢一些。
- 听觉发展也较快，已具有一定的辨别方向的能力，听到声音后，头能顺着响声转动180度。

宝宝的心理发育

这个阶段的婴儿喜欢从不同的角度玩自己的小手，喜欢用手触摸玩具，并且喜欢把玩具放在口里试探。能短暂地集中注意一个新鲜事物，如看到彩色的图像，能安静下来注视片刻，短暂的记忆保持时间很短。

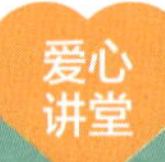

宝宝需要陪伴

这个时期的婴儿最需要人来陪伴，当他睡醒后，最喜欢有人在他身边照料他、逗引他、爱抚他，与他交谈玩耍，他才会感到安全、舒适和愉快。

科学护理，让早产儿追上来

虽然小宝宝着急地先出来了几天，后天通过合理的照顾，还是完全可以“追上”足月儿的。有什么办法可以让早产儿尽快“追上”足月儿呢？

提供适宜的生长环境

室温在25℃左右，湿度在55%～65%，是最适合宝宝的环境，平时注意通风换气。

衣被要求软、暖、轻，刚出生时在小包被外两侧放热水袋，保温对早产儿至关重要。每4～6小时测体温1次，保持体温恒定在36～37℃。

尽量坚持母乳喂养

由于早产儿生长快，又储备不足，因此最好坚持母乳喂养。初乳中各种人体必需的元素，蛋白质、脂肪酸、抗体的含量都高，正好适合快速生长的早产儿所需。如母乳不足，则采用早产儿专用乳粉。

预防感染

早产儿室避免闲杂人员入内。接触早产儿前，任何人（包括妈妈和医护人员）需洗净手。接触孩子时，大人的手应是暖和的，不要随意亲吻、触摸宝宝。早产儿的用品要消毒、洗干净，桌面床面保持整洁。妈妈或其他看护者感冒要戴口罩，如腹泻则务必勤洗手，或调换人员进行护理。

定期检查

父母在早产儿1岁以内，最好能每个月到医院儿科保健门诊去检查1次，2岁以后可以2～3个月去检查1次，以得到儿科医生的指导。

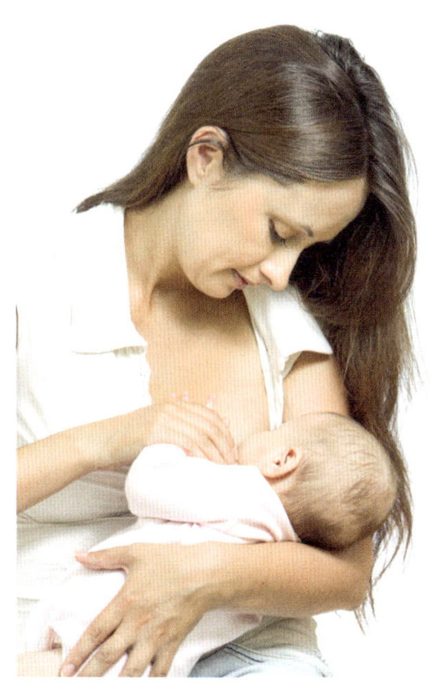

033 DAY
034

喂养过度不利健康

2～3个月的宝宝，食欲大增。通常纯母乳喂养应以按需喂养为原则，人工喂养或混合喂养的宝宝需注意其喂养特点，不可让宝宝吃得太多，造成喂养过度。

易导致宝宝肥胖

喂养过度持续一段时间就会造成肥胖，脂肪的堆积会增加心、肝、肾等器官的负担。研究表明，婴儿期的肥胖会影响其一生的健康。

掌握宝宝每天的奶需求量

纯母乳喂养的宝宝建议满3个月前坚持按需喂养。而人工喂养的婴儿，2～3个月时一般喂奶标准在120～150毫升，最好不要超过150毫升。婴儿期平均每千克体重每天需要418～460焦热量，如果每千克体重每天摄取热量超过500焦以上就会导致肥胖。母亲可以根据自己孩子的体重来计算宝宝每天所需要牛奶的量（一般100毫升含糖牛奶产生418焦热量）。

一般来说，较长时间过量喂牛奶或奶粉，必然造成宝宝肝肾不堪重负，最终导致宝宝厌奶。因此，当宝宝吃饱或不想再吃时，应尊重宝宝的意愿，切勿强迫宝宝进食。

判断宝宝吃饱的依据

妈妈只要发现有以下表现中的任何一条，就表明宝宝已经吃饱了，妈妈无须担心。

- **吃奶声。**喂奶时可听见吞咽乳汁声（连续几次到十几次）。
- **大小便次数。**排尿一天达到达到6次（如果用尿布，尿布数为6～8块；如果穿纸尿裤，换下沉甸的纸尿裤4～6个）。宝宝每天排便2～4次，大便软，呈金黄色、糊状。
- **宝宝状态。**在两次喂奶之间，宝宝很满足、安静，不会无缘无故哭闹。
- **体重增长。**宝宝体重平均每天增长30克左右，或每周增长200克。
- **妈妈的自身感受。**哺乳的妈妈喂奶前乳房胀满，喂奶后会感动乳房已排空，乳房松软。

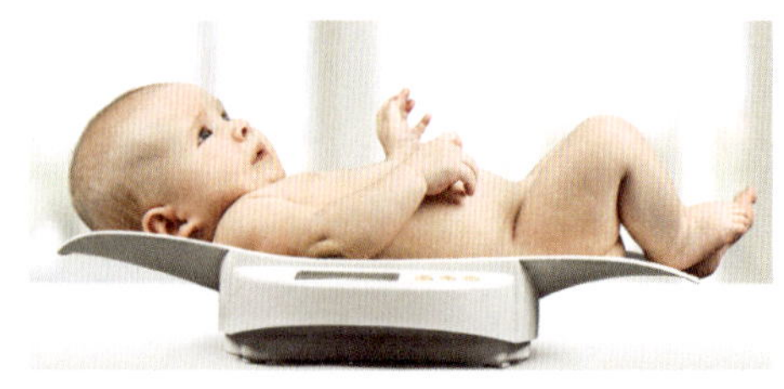

宝宝牛奶过敏怎么办

有些婴儿天生对牛奶过敏，这会影响宝宝对营养的摄取，也会给妈妈的喂养带来困难。那么，在宝宝发生牛奶过敏时，妈妈该如何应对呢？

宝宝牛奶过敏的症状

有的宝宝在吃牛奶或奶制品后表现为大声哭闹，且面色潮红或苍白，两手握拳，双腿屈曲于腹部，同时有腹泻、大便带血丝。严重者还会出现荨麻疹、肛周糜烂、哮喘等症状。

宝宝牛奶过敏的原因

- **牛奶蛋白过敏：**宝宝对牛奶中的蛋白质产生过敏反应，每当接触到牛奶后（尤其是胃肠道最多），身体就会出现不适症状。
- **乳糖不耐受：**宝宝的肠道中缺乏乳糖酶，对牛奶中的乳糖无法吸收，所以消化不良。

研究表明，牛奶过敏的发生率为2%～5%，母乳中的食物抗原也会使婴儿致敏。母乳中可能含有某些蛋白质，宝宝对它很敏感，进入肠道黏膜屏障时会因为不耐受而出现过敏症状，到1～2岁时，过敏症状可能会消失或减轻。

停喂牛奶症状可自行消失

出现牛奶过敏症的宝宝，可停喂牛奶及其制品一段时间，采用代乳品，症状会缓解或自行消失。待宝宝肠黏膜发育完善后再行喂奶，这种症状可能就不会出现了。

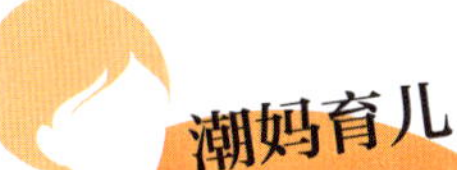

宝宝成长过程中避免不了出现各种各样的问题，妈妈不要把问题看得过于严重，以致忧心忡忡；也不能过于粗心大意，忽视宝宝的健康问题。妈妈要以平常心客观面对问题。

奶具消毒，认真仔细

无论是母乳喂养还是人工喂养，奶瓶都是需要用的器具。无论选择了什么样的奶具，在使用前都需要进行严格消毒，不可马虎。

奶具消毒前需要先清洗干净

奶具消毒前必须洗净，最好是喂完奶或水、果汁等后立即清洗，不要等到消毒前全部一起清洗，否则奶垢等已经沉淀，不易清除。刷洗时应将奶瓶、奶嘴、瓶盖上残留的奶渍分别洗净，奶瓶螺纹处要特别注意，奶嘴里面不好清除的奶渍可用盐水擦拭，还可先用热水涮去油脂，再用清水冲刷干净。

家庭常用消毒方法

- **煮沸消毒法。**这个方法是家庭中最简易、使用最多的消毒方法，将奶具放入不锈钢煮锅中，用清水（深度以完全没过奶具为好）沸煮10分钟，冷却后用夹子或筷子取出，然后将奶嘴、瓶盖套好，记住不要用手拿，尤其是没有除菌的手。要注意的是，奶瓶、瓶盖等容器中一定要装满水，这样煮的时候才不会浮起来；玻璃奶瓶与冷水一起煮沸，否则突然受热容易引起意外；奶嘴、塑料奶瓶、瓶盖可以等水沸5分钟后再放入，但不能煮太久，5分钟后即可关火。
- **蒸汽消毒机消毒法。**蒸汽消毒机是一种电动设备，只需加入水就可产生足够的蒸汽为奶瓶消毒，大约需要10分钟，使用起来很方便，但要按照产品说明书要求操作。
- **消毒剂消毒法。**方法是将奶具放入一个大容器中，加足够的清水，让奶具完全浸入其中，再放入专用消毒剂浸泡30分钟。这是一种化学消毒方法，消毒剂的选择一定要为婴儿专用的类型。

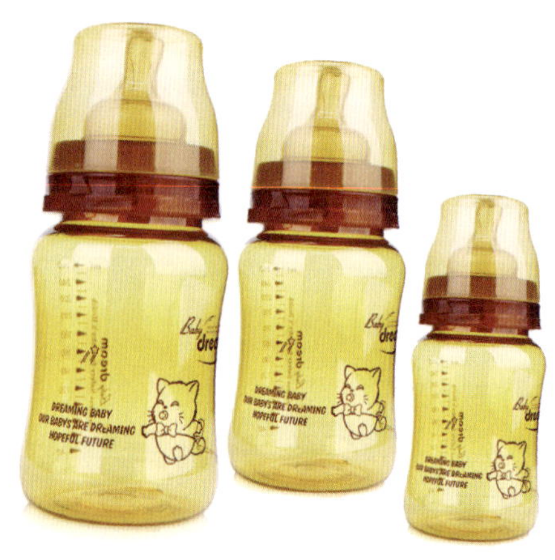

规律喂养，宝宝更健康

虽然对于3个月内的宝宝要求按需喂养，但宝宝吃奶的时间开始变得慢慢有规律，如果宝宝醒来后常规的哺喂时间还未到，可以先逗他一会儿，只要宝宝状态良好、不哭不闹，到时间再哺喂。渐渐的，宝宝就会形成自己的喂食模式，逐渐过渡为按时吃奶了。

把握喂食规律

父母应把握正确的喂食规律，但这并不是指每隔3～4小时就必须喂一次食，而是需要根据每个宝宝的实际情况培养良好的喂食规律。

- 首先喂食间隔时间不可太长或太短，因为宝宝体力消耗过大后，吃东西时可能会感觉累。而喂食间隔过短，又不利于形成宝宝的饥饱感，会影响其后的规律喂养。
- 其次，喂食的时候父母应将全部注意力集中在宝宝身上，营造良好的进食氛围，避免意外发生。

哺乳时间不宜过长

一般认为一侧哺乳时间只需10分钟，吃奶最初的2分钟，宝宝可吃到总奶量的50％，4分钟就可吃到总奶量的80％～90％，再后来的5分钟几乎吃不到多少奶了。由此可见，吃奶时间越长，并非吃进的奶越多。

哺乳初期乳汁排出不畅，可将每侧哺乳时间延长至15分钟，但总哺乳时间不要超过30分钟。

母乳不足的对策

如果宝宝每周体重的增加低于120克，同时晚上醒来的次数增多，而且要求吃奶的间隔缩短了，表现出不满的样子，这表明母乳不足，就要为宝宝添加适量的配方奶了。母乳不足的情况很常见，可根据自己的实际情况采用人工喂养或混合喂养的方法。

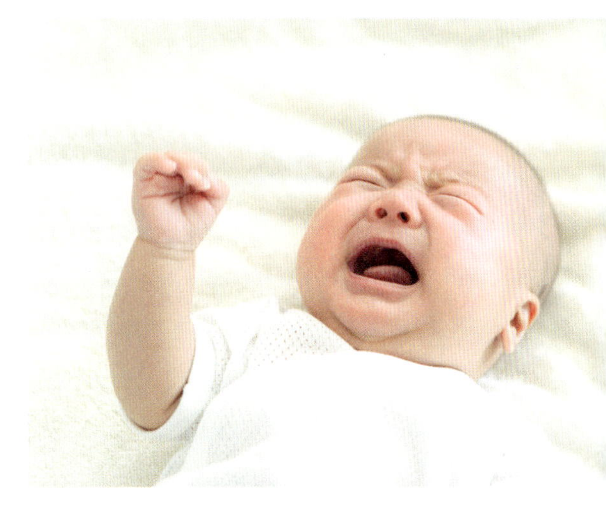

娇嫩的肌肤需要妈妈细心护理

皮肤是人体的第一道保护屏障，它能使机体免受生物和毒物的侵害、防止紫外线照射和机械损伤等。但由于这个月龄的宝宝皮肤极其娇嫩，很容易受到伤害，因此，小宝宝的肌肤尤其需要妈妈细心的照料。

婴儿的皮肤特点

- 婴儿皮脂腺分泌较为活跃，吃的乳制品多，油脂分泌过多，给病菌繁殖提供了有利条件。
- 婴儿的免疫系统尚未完全发育成熟，抗感染的能力较差，皮肤易受到各种病菌的感染。
- 婴儿的皮肤角质层较薄，渗透性要比成人强，一些成人护肤品及外用药，特别是激素类制剂和偏酸或偏碱性的化学类物质很容易被婴儿皮肤吸收，产生不良反应，并使皮肤失去天然屏障作用。

婴儿皮肤的护理方法

- **选择适宜的衣物。**一般来讲，婴儿的衣物都应以棉质、宽松、浅色为宜，避免给婴儿穿紧身的衣物。被子也应使用棉布或棉毛巾被，避免使用化纤材质。婴儿内衣和尿布最好不用化纤织品。
- **预防摩擦红斑。**小宝宝的皮肤娇嫩，极其容易发生摩擦红斑，尤其是长得较胖的宝宝更常见。预防宝宝摩擦红斑，主要是保持宝宝的皮肤褶皱处的清洁和干燥。
- **勤换尿布预防尿布疹。**对付尿布疹的关键在预防，勤换尿布是很重要的，尿布尿湿了一定要及时更换。如果给宝宝穿的是连衣裤，应选择较宽松且有前开口的，便于随时更换尿布。

爱心讲堂

换尿布时不要马上垫上干尿布

妈妈每次为宝宝换下尿湿的尿布时，不要迅速垫上干尿布，应让宝宝臀部的肌肤在空气中曝露一会儿，宝宝更舒服。

适当补充矿物质

不同的矿物质对人体有不同作用，不足时可能引起相应的症状，因此，父母要了解微量元素的相关知识，给宝宝及时适当地补充所缺乏的微量元素。

诊断宝宝体内是否缺乏矿物质元素，医生会结合症状、体征、相应检查等综合分析判断。因此，给宝宝补充微量元素应在医生的指导下进行。

慎重补钙

根据宝宝个体情况，可以在医生指导下补充一定量的钙剂和鱼肝油。6个月内的宝宝每天需要200～250毫克的钙，正常情况下，不需要额外补充钙剂。通常说的“缺钙”，其实是维生素D摄入不足，只要按需求合理补充维生素D即可。因为维生素D可促进钙的吸收和利用。

如果是补钙，必须遵医嘱，钙过量会导致便秘、结石，影响铁、锌的吸收。

巧妙补铁

随着宝宝的成长，对铁的需要量增加。而此时宝宝还不能自己摄入食物，所以妈妈需要添加一些含铁丰富的食物，还要多吃富含维生素C的蔬菜水果。此外，不要随意给宝宝服用铁剂，只有少数患缺铁性贫血的宝宝才需要在医生的指导下服用铁剂。

科学补锌

锌是促成宝宝生长发育、免疫功能完善、视觉系统及性发育的重要元素，因此一旦确诊宝宝缺锌，就应在医生的指导下适当补充锌剂，如葡萄糖酸锌等。

当宝宝出现厌食、生长发育迟缓、嗜睡等缺锌表现时，应及时到医院做检查。补锌须遵医嘱，千万不能擅自给宝宝服用任何补锌剂。补充锌剂，一般2个月为一个疗程，2个月后再次检查，医生会根据检查结果调整下一个疗程的用药。

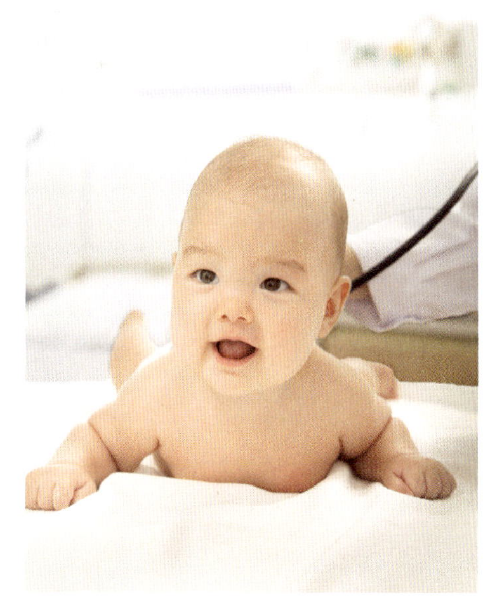

多带宝宝出去晒太阳

宝宝满月以后，最好每天都能带他到户外走走，接触新鲜空气和阳光，以提高宝宝对外界环境的适应能力，促进体内钙的沉积和骨骼的发育。

到户外呼吸新鲜空气

宝宝过了满月后，就应当适时接触外面的环境，最好每天都能带他到户外活动，让宝宝接受空气浴和阳光浴。这样做不仅使宝宝的皮肤得到锻炼，而且能增强其免疫力，减少和防止呼吸系统疾病的发生。常晒太阳还有利于维生素D的合成，对骨骼和牙齿的发育也非常有利。

带宝宝外出注意事项

- 宝宝患病时，抵抗力下降，应暂停户外活动。
- 夏季太阳光强烈，不要让太阳直射身体。
- 不要抱宝宝到人多嘈杂、污染严重的地方（如大型超市、商场、马路边），以免婴儿被感染上病菌而致病。
- 外出注意带水，以便及时给宝宝补充水分。
- 外出带上外衣，天冷或起风的时候随时给宝宝穿上。
- 外出散步不要超过1小时。带宝宝外出活动不仅有助于其身心成长，对于一直关在家中的妈妈也是一种放松。但出去散步的时间最多不要超过1小时，以免宝宝疲惫或厌烦。

爱心讲堂

带宝宝外出益处多

虽然宝宝还小，不会像大孩子一样要求和爸爸妈妈一起玩，但也需要更多爱的陪伴。因此，爸爸妈妈如果有空，最好一起带宝宝外出。这样，爸爸妈妈也可以一起照顾宝宝，享受快乐的亲子时光。

健康检查必须做

最初的6周，对宝宝来讲，适应外界环境是一件很辛苦、很不容易的事。因此，在出生后的第42天左右，应带宝宝去医院做一次全面的体检。通过健康检查，医生可以基本确定宝宝的体格发育是否正常。

以下是一份宝宝42天成长测评表，家长可以通过此表了解一下宝宝本次的体检内容。

婴儿42天生长测评表

姓名：＿＿＿＿＿＿ 病历号：＿＿＿＿＿＿

日龄（天）	心率（次/分）	呼吸（次/分）	身高（厘米）	体重（千克）	头围（厘米）	胸围（厘米）	囟门（厘米）	后囟	经皮测氧（%）

一般情况

喂养情况　母乳□　人工□　混合□　听力筛查□　正常□　未检测□　异常□＿＿＿＿

大小便情况　大便＿＿次／天　性状：黄色 糊状便＿＿＿＿　小便性状：清浅黄

睡眠情况　每天平均睡眠时间＿＿＿＿小时；　易哭　无□　有□；　易惊　无□有□

运动情况　户外运动　经常□　偶有□　无□

俯卧抬头　有□无□；被动操　有□无□；抚触　有□无□；游泳　有□无□

体格检查

皮肤及淋巴结　皮肤光滑　是□否□＿＿＿＿　皮疹　无□有□＿＿＿＿

皮肤黄染　无□有□＿＿＿＿　淋巴结肿大　无□有□＿＿＿＿　其他＿＿＿＿

头颅及五官　头颅形状　正常□异常□＿＿＿＿　颅骨软化　无□有□　枕秃　无□有□

前囟平软　是□否□　头发润泽、茂密　是□否□　面色红润　是□否□

口唇红润　是□否□　舌系带　正常□异常□　鼻腔通畅　是□否□

外耳道液体分泌物　无□有□　其他＿＿＿＿

颈部　外侧对称　是□否□　触及包块　无□有□　气管居中　是□否□

颈部抵抗　无□有□

胸部　胸廓畸形　无□有□　双肺呼吸音　正常□异常□　喉喘鸣音　无□有□

心律齐　是□否□　心音有力　是□否□　心脏杂音　无□有□

腹部　腹部平软　是□否□　脐疝　无□有□

肠形蠕动波无□有□　肝＿＿＿＿　脾＿＿＿＿　肠鸣音　正常□亢进□减弱□

肛门　正常□异常□＿＿＿＿　生殖器外观　男婴　正常□异常□　女婴　正常□异常□

四肢　四肢活动　正常□　异常□＿＿＿＿　肌张力正常□异常□＿＿＿＿

髋关节　正常□　可疑□　异常□

神经心理发育检查

大运动：　拦腕坐起头竖直片刻　有□　无□　俯卧时头抬离桌面　有□无□

伸臂　有□　无□　蹬腿　有□无□

精细运动：　触碰手掌紧握拳　有□　无□　拨浪鼓留握片刻　有□无□

适应能力：　眼跟红球过中线　有□　无□　听摇铃声音有反应　有□无□

语主发育：　自发细小喉音　有□　无□　发a、o、e等音　有□无□

社交行为：　喜欢注视、追视人脸　有□　无□　眼跟踪走动的人　有□无□

逗引时有反应　有□　无□

宝宝的哭声大有内涵

哭，是婴儿的特殊语言，也是宝宝与成人交流的方式。小宝宝为什么总是哭呢？只有准确破译宝宝哭的密码，才能听懂宝宝到底在说什么……

宝宝到底在说些什么

- **饿了。**这时哭声洪亮、音调高，而且有规律，往往是由小变大，很有节奏，不急不缓，同时头部左右转动。此时，可试探性地用乳头碰触宝宝的嘴唇，如果宝宝立刻含住乳头吸吮起来，则给予喂奶，吃饱后就不会再哭了。
- **困了。**如果宝宝累了，却又不容易入睡，会出现哭闹，哭声响亮，同时双手揉搓面部，尤其是鼻子和眼睛。这是宝宝在闹觉。此时，轻拍宝宝，注意拍打的节律，并随着宝宝哭声的时有时无越来越轻，拍打的节律也越来越慢，直到宝宝安然入睡。
- **尿湿了。**轻声哼哭，无泪，大多发生在睡醒时或吃奶后，哭的同时两腿蹬被。
- **要大便。**哭声常突然出现，有时很急，两腿乱蹬，有时有面色涨红用力状。
- **冷了。**哭声低、乏力，皮肤出现发绀，严重时苍白干燥，全身蜷曲，动作减少。此时，可将宝宝抱在自己怀中或加盖小被子。
- **热了。**哭声响亮、有力，皮肤潮红，额面部可以看到轻度出汗，四肢活动，严重者可出现轻度发热。此时，需要将小被子松解或移开，出汗多者需擦汗换衣。
- **害怕。**对突然出现的声音或体位变化或其他外界刺激的反应，先出现受惊吓的表现，如双臂举起，拥抱状或哆嗦一下等，哭声随后立即出现，哭声急，面部涨红。此时如给予轻声安慰拍哄，哭闹可较快消失。

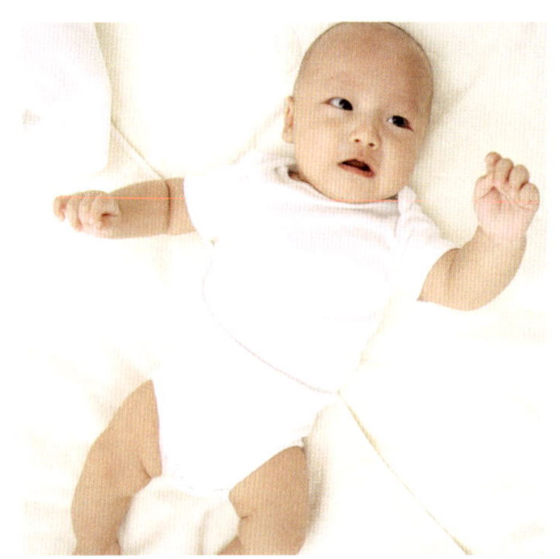

妈妈逗一逗，宝宝微微笑

宝宝越早学会逗笑就越聪明。宝宝在快乐的情绪中，各个感官都很灵敏，接受能力也较强。从宝宝出生第一天起，父母就要经常逗宝宝笑，让宝宝早笑、多笑。

宝宝什么时候会微笑

一般出生第10～20天宝宝就会笑。但那时的笑还不是有意识的笑，而是生理性的发笑。从宝宝的发育进程看，一般生后2个月左右便可在父母逗引下发出微笑，称为天真快乐反应。这是婴儿与他人交往的第一步，在心理发育上是一次飞跃，对大脑发育是一种促进，被誉为“一缕智慧的阳光”。

乐观的父母宝宝更爱笑

爱笑的宝宝人见人爱。如果父母每天乐观地面对生活，让宝宝随时看到父母的笑容，宝宝就会用笑来表达自己的愉快情绪。慢慢地，宝宝就学会了以笑脸迎人。

每天早晨醒来，以最灿烂的笑容跟宝宝说：“早上好”。

每一次拥抱，以最满足的笑容跟宝宝说：“妈妈爱你”。

每次跟宝宝眼神交会，对宝宝展露最甜美的笑容。

通过游戏逗笑宝宝

父母在和宝宝玩耍时，要尽量逗宝宝笑，让宝宝觉得这个游戏有趣。妈妈爸爸在宝宝面前走过或与他玩耍时，轻轻抚摸或亲吻他的鼻子或脸蛋，并笑着对他说“宝宝笑一个”，也可用语言或带响的玩具引逗他，或轻轻挠他的肚皮，引起他挥手蹬脚，甚至渐渐呀呀发声，或发出咯咯笑声。

爱心讲堂

用动作引诱宝宝多笑

父母要注意观察哪一种动作最易引起宝宝大笑，经常有意重复这种动作，使宝宝高兴而大声地笑。

别忘了宝宝耳朵的清洗

由于吐奶、出汗的原因，宝宝的耳后和耳廓很容易弄脏、结垢，因此需要常常着重清洗，清洗方法与洗脸时略有不同。

单独清洗耳朵前需注意

清洗耳朵在宝宝睡觉时最方便，大人要抱住宝宝的头，不要让宝宝左右转动。清洗耳朵前先看看宝宝耳朵有没有异常分泌物流出或出现臭味，若发现有，则应及时带宝宝就医检查。

避免让水流入耳内，防止出现感染。若稍有水进入耳朵，用棉棒拭干即可，不要深入耳道内清洁，以防引起感染或戳伤耳膜。

不需要特别清理耳垢，耳垢很常见，但它们会随着吃奶、说话等活动自然脱出。另外，耳垢并不会影响宝宝的听力，不必刻意清理，如果觉得耳垢实在太多，可请医生帮忙清理。

如何给宝宝单独清洗耳朵

- 洗净双手，将婴儿皂在干净的小皂盒里搓出泡沫。
- 让宝宝躺卧，脸朝向一边，抱住宝宝的头，以手指指腹蘸取一点皂液，像按摩一样轻轻揉搓耳廓和耳后部位，把污垢充分揉开。
- 用准备好的干净湿毛巾或纱布擦拭耳廓及耳后，将污垢擦干净。

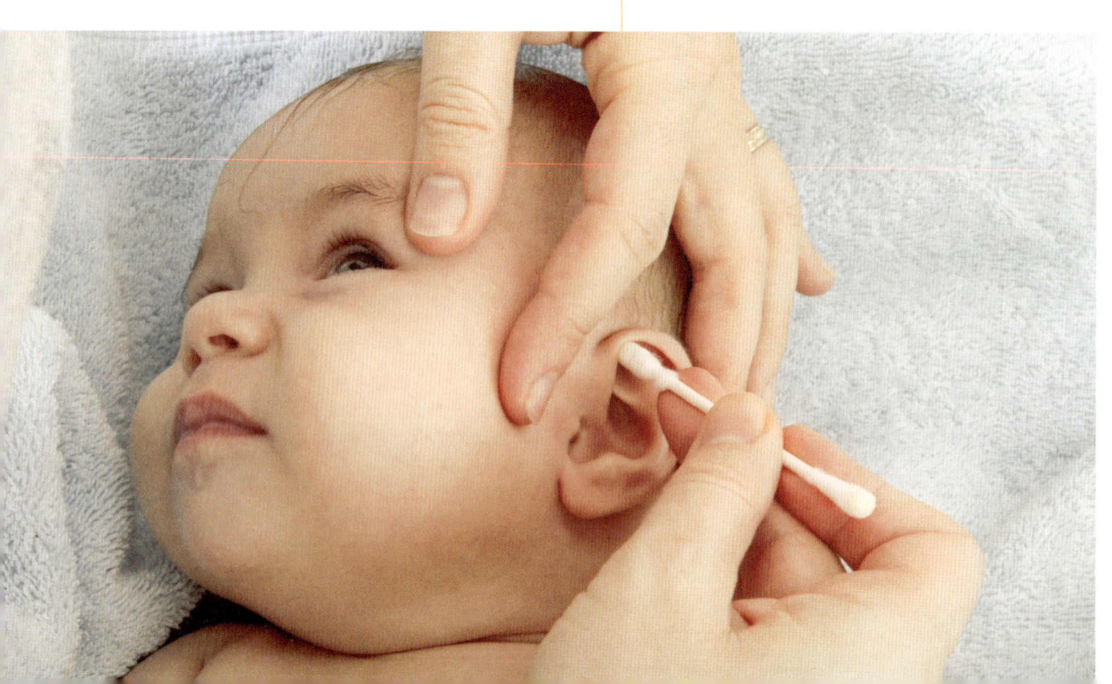

做宝宝的专业“理发师”

一般，宝宝满月后即可理发了，去理发店不太方便，在家中理发是最好的，这需要爸爸妈妈配合完成。

准备好理发时所需要的东西

在家中给宝宝理发，首要的是选择安全、好用的理发工具，那些婴幼儿专用的理发工具是最佳选择，可以去婴幼儿用品专柜或专卖店购买，也可以向周围的人取取经。

此外，理发前先清洁双手，保证手部的卫生；准备酒精棉球也是必要的一项，用来为理发工具消毒。

给宝宝理发的步骤

- 最好父母一起为宝宝理发，一个人抱宝宝并固定其头部，一个人理发。如果非要一个人完成理发，也要宝宝睡沉的时候，一手固定宝宝头部，一手轻轻为宝宝理发。
- 洗净双手，将理发工具消毒，两只手相互配合，一手持理发工具，一手把住宝宝头部。注意手劲不要太大，以免弄疼宝宝。
- 剃前额。让宝宝采取最舒服的姿势仰面斜躺在大人的怀里，由两边往中间剃。
- 剃后脑勺。让宝宝趴在大人的小臂上，抱稳，由两边往中间剃。
- 理完发后要用软毛刷及时清理掉宝宝身上的碎发，然后仰面给宝宝洗个头，以免碎发进入眼睛。

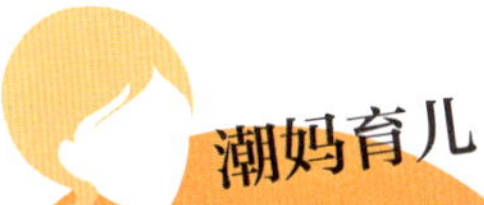

爸爸妈妈给宝宝理发不是一件容易事，如果实在做不到，可以把理发师请到家。请理发师示范，现场学习为宝宝理发。

女宝宝私密处的护理

女宝宝的私密处护理起来要格外细心。这是因为女宝宝的尿道较短，如果不注意卫生，病菌可以经较短的尿道进入膀胱，引起泌尿系统炎症。

女宝宝生殖器的清洗

女宝宝生殖器官发育尚未成熟，阴道黏膜较薄，特别容易遭受各种病菌的侵袭和感染。因此，父母要特别注意女宝宝生殖器的清洁。

由于女性的生理结构——尿道口、阴道口与肛门同处于一个相对开放的环境当中，因此交叉感染的机会也比较大。父母在给女宝宝清洗阴部的时候，要从中间向两边清洗小阴唇部分（也就是小便的部位），再从前往后清洗阴部及肛门，一定要将肛门清洗干净，大便中的细菌最容易在褶皱处积存。

平时大便后用清水洗净就可以了，不要随便使用洗液为宝宝冲洗。洗澡时用的浴液最好选择婴儿专用沐浴露。但如伴有局部湿疹，则应在医生的指导下为宝宝清洗和护理。

女宝宝外阴的护理

- 不要把爽身粉扑到女宝宝的下身，以免爽身粉进入阴道深处引起感染。
- 平时注意保持女宝宝外阴的清洁和干爽。
- 为女宝宝选择纯棉质地的尿布。如果穿纸尿裤，不要重复使用，应及时更换。
- 大便后可用温水给宝宝清洗。
- 女宝宝的毛巾、床单要单用，并要经常洗晒。

爱心讲堂

阴唇粘连是怎么回事

正常情况下，女宝宝阴道口周围围绕的皮肤是分开的，如果这些皮肤粘连在一块，使阴道口部分或完全闭合，这种疾病称为阴唇粘连。如果阴道开口完全闭合，会出现尿液或阴道分泌物聚集。阴唇粘连可导致排尿困难并增加对尿道感染的易感性。因此，护理时应引起重视。

男宝宝私密处的护理

男宝宝的生殖器稚嫩，还处于生长发育过程中，为了保护宝宝以后的生育能力，从小就要注意宝宝生殖器的清洗与护理。

男宝宝生殖器的清洗

- **控制水温。**水温控制在38～40℃，保护宝宝皮肤及阴囊不被烫伤。
- **勿挤压。**宝宝的阴茎和阴囊中布满神经和纤维组织，又曝露在外，十分脆弱。在洗澡的时候，新手爸妈很容易因为紧张或者慌乱，无意中用力挤压或者捏到宝宝的这些脆弱部位，因此需要特别注意。
- **重点清洗。**清洗的重点应该是最容易藏污纳垢之处。所以，把宝宝的阴茎轻轻地抬起来，轻柔地擦洗根部。阴囊多有褶皱，这里较容易藏脏东西，也是一个细菌的隐蔽之所，包括腹股沟的附近，也都是尿液和汗液常会积留的地方，要着重擦拭。

男宝宝生殖器的护理

- **尿布或纸尿裤不要太紧。**如果包得太紧，易压迫宝宝生殖器，还会造成湿热的环境，这些都会对男宝宝的生殖器发育有影响。
- **大小便要及时清理。**如果宝宝还在用尿布或纸尿裤，大便之后要及时清理干净，小便之后也不要包太久，以免造成尿路感染。
- **避免辐射和细菌感染。**男宝宝睾丸内产生精子和雄激素的组织结构尚未发育完全，抗病能力也较弱，一旦遭受损伤，会影响成年后的生育能力。所以父母不要抱孩子到有辐射及有害化学物质等污染的地区去，并应预防各种微生物感染。

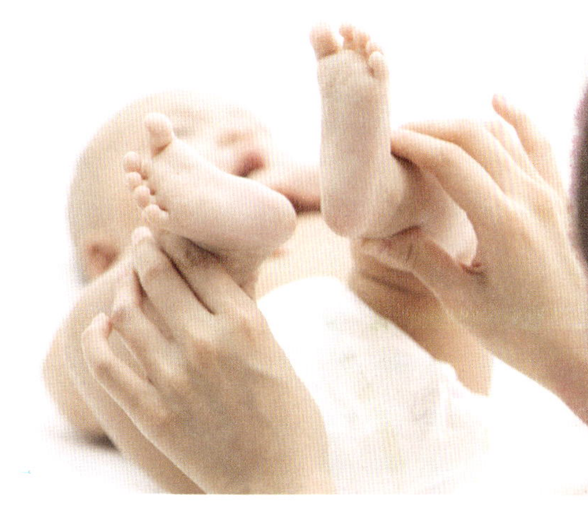

体验多种睡姿，睡出漂亮宝宝

宝宝的头型与宝宝的睡姿有关，如果宝宝只习惯一种睡姿，容易把头型睡偏，应该每2～3小时给宝宝更换一次睡姿，保证宝宝头部正常发育，睡出漂亮的头型。

趴睡

这种睡姿可以锻炼宝宝的颈部肌肉，并帮助宝宝练习抬头动作，为以后学习匍行和爬行打下基础。但要注意的是，在宝宝能支撑自己的头部前不宜采取趴睡的姿势，如果需要趴睡，一定要在大人的监护下进行。由于宝宝无法抬头、转头、翻身，尚无保护自己的能力，趴着睡容易压着鼻子而窒息，此外，趴睡时间不可太久，要时不时帮他换姿势。

侧睡

宝宝侧睡可以最大限度地保持宝宝的头型，一般来说，宝宝侧着睡有难度，可以在他背部放一个枕头，帮助撑住他的背部，这样可以维持侧睡的姿势。侧睡时应该把宝宝的手放在前面，这样宝宝翻身时不会变成趴睡。

仰睡

这是宝宝最舒服最自然的睡姿，可使宝宝全身肌肉放松，对内脏的压迫最小，但长期这种睡姿会让宝宝的头型变扁。

有的爸爸妈妈担心宝宝不能适应太多的睡姿，事实上宝宝的适应能力很强，只要让他多几种睡姿的体验，他会很快适应，并做出相应的调整。

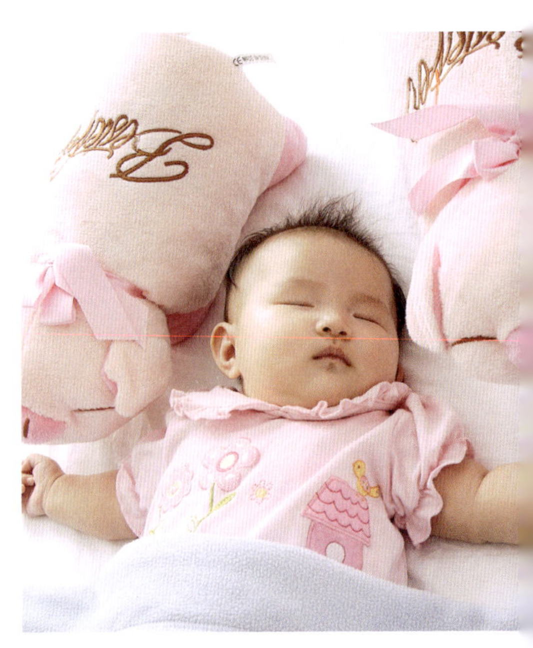

小宝宝也爱做游戏

宝宝现在还小，但他依然喜欢做游戏。以下的小游戏就非常适合这个阶段的宝宝。

碰碰小手碰碰脚

当宝宝醒着的时候，妈妈可有意识地触摸宝宝的小手，比如捏捏小手指，点点小手心，或者握住宝宝的小脚摇一摇等，促使宝宝的手部或脚部肌肉产生反应，并且逐渐做出前后伸、握拳、蹬腿等动作。

现在，宝宝还没有清晰的“我”的意识，也分不清主体与客体，只有在与外界不断的交流中，才能逐渐发现自我。但这个过程是模糊的，以后会逐渐清晰起来。自我意识的认知过程是可以促进的，这在很大程度上取决于外界对婴儿的刺激。不要以为孩子小，手和脚都不灵活就不需要动。小手和小脚是宝宝重要的感知通道，所以要经常通过游戏刺激宝宝的手和脚部肌肉，引起宝宝的相应反射动作，刺激中枢神经的发育，使宝宝尽早意识到自我的存在，提升人际关系能力。

小宝宝找猫咪

将猫咪玩具拿宝宝眼睛的正上方，在宝宝的视线之内，距宝宝约30厘米。先将猫咪晃动一下，然后向左移动，再向右移动，这时你会看到宝宝的眼珠会随着玩具移动。如果宝宝不追视玩具，可将玩具再向宝宝眼前移近几厘米。

如果宝宝对此没有反应，妈妈也不要着急，因为宝宝发育速度是不同的，有快有慢。只要妈妈付出一点点耐心，多重复几次，宝宝很快就会有反应的。

爱心讲堂

适时放下宝宝

宝宝对外界的一切都感到非常新鲜。所以，妈妈有必要经常面对面与宝宝做找东西的游戏，或者用颜色鲜艳的玩具、彩球等吸引宝宝，宝宝会用眼睛并略微转头跟踪。

宝宝夏日巧护理

夏日炎炎，如何让宝宝少哭闹、少烦燥，健康舒爽过夏日呢？妈妈需要学习科学的夏日护理方法。

尽量避免吹空调、电扇

如果不是太热，不要用空调或电风扇为宝宝降温，要多通风，让新鲜空气自由流通。

最好每天洗澡

夏天最好每天给宝宝用温水清洁身体，但要注意脐周护理。若脐部还未完全长好，别弄湿肚脐。

注意补水

夏季温度高，要保证充足的水分供应，宝宝可适当补水，人工喂养的婴儿更应注意补充水分。

衣服吸汗透气

夏季宝宝的衣料应凉爽轻薄，吸汗透气性能好，最好选择纯棉面料的婴儿服装，在夜里可给宝宝换上连体服。

不要吃剩奶

人工喂养的宝宝，奶粉一定要现吃现配，夏天天气炎热，细菌繁殖迅速，宝宝如果吃了剩奶，很容易发生食物中毒，出现呕吐、腹泻等。

防止阳光暴晒

在夏季，可在上午10点以前、下午4点以后，在户外阴凉处睡眠和玩耍，注意避开阳光最强烈的时刻。

注意清洁卫生

父母要勤给宝宝洗手，剪短指甲，谨防小儿搔抓叮咬处，以防继发感染。

睡眠时注意保暖

在炎热的夏季，妈妈不能为了凉快，让宝宝一丝不挂地裸睡，要用毛巾或肚兜护住其腹部，以防受凉。

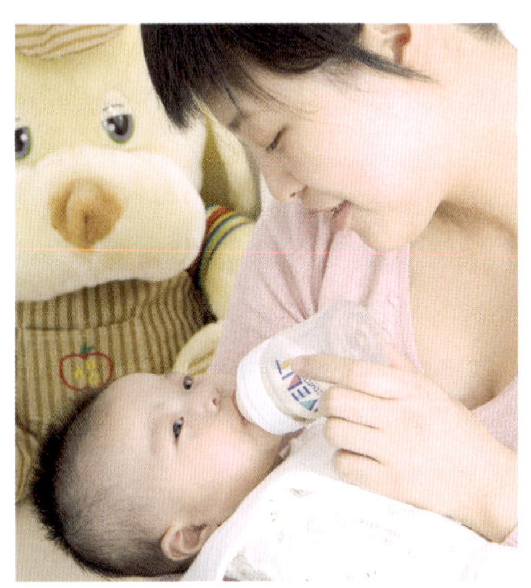

宝宝需要补充DHA、ARA吗

人类80%以上的脑组织的生长发育是在出生第一年内完成的，早期营养对大脑的发育会产生持久的影响。二十二碳六烯酸（DHA）、花生四烯酸（ARA）是宝宝大脑和智力发育不可缺少的营养成分，对于提高宝宝的智力和视敏度大有好处。

母乳喂养儿

这个时期的母乳看上去是淡淡的，好像不如牛奶，是由于母乳中蛋白质、脂肪的颗粒较小，并非营养不好。当然，母乳的营养素含量与母亲的膳食有较大关系，每一位哺乳妈妈的乳汁营养素含量不尽相同。为了宝宝更聪明，哺乳妈妈自己要保证每天都有合理的膳食，摄取充足的营养，提高母乳的质量。授乳妈妈在饮食中添加健脑食品，更有利于宝宝的大脑发育和智力发展。

常见的益智健脑食品有：鱼、瘦肉、蛋、牛奶、大豆及豆制品、胡萝卜、菠菜、黄花菜、核桃、芝麻、小米、玉米、新鲜水果等。

人工喂养儿

DHA是人大脑发育的重要营养物质之一，是大脑和视网膜的重要构成成分，在人体大脑皮层中含量高达20%，在眼睛视网膜中所占比例最大，约占50%，因此，对婴儿智力和视力发育至关重要。ARA与DHA都是长链不饱和脂肪酸，是神经系统特别是大脑进行生理活动的重要物质基础。婴幼儿的智力水平、行为水平、视觉敏锐度、生长发育状况、抗感染能力、皮肤柔嫩程度等全身的生理功能状况与这两种物质有很重要的关系。

人工喂养的宝宝首先应该选用含有DHA和ARA的配方奶粉，以满足宝宝大脑发育的需要。否则会造成宝宝的大脑发育不良，影响宝宝的智力。

爱心讲堂

调整饮食，防止宝宝过敏

一些高蛋白食物可能会引起宝宝过敏，而一些易被妈妈忽视的蔬果、坚果可能也会使宝宝发生不耐受，如芒果、花生。所以，哺乳妈妈一定要注意观察宝宝的反应，以此来调理自己的饮食。

宝宝发热护理有讲究

在宝宝的成长过程中，几乎每个宝宝都会遇到发热的情况。发热既是疾病的一种症状，也是机体与疾病做斗争的结果。所以，父母要特别注意宝宝的体温变化。

宝宝发热不完全是坏事

宝宝发热时除体温升高外，还可以伴有四肢发凉、脸红、呼吸急促、脉搏心跳加快、烦躁不安、消化功能紊乱（如腹泻、呕吐、腹胀、便秘）等症状。发热时心跳加快、血液循环旺盛、白细胞增高、抗体增加，这些都利于机体与疾病做斗争。轻度的发热反而可以提升免疫系统功能。因此，发热并不完全是坏事！

宝宝发热的护理

宝宝发热，不用过于焦虑，只要精神状态良好，可以在家观察。但如果高热不退或出现抽搐，则应及时带宝宝就医，并在医生的指导下为宝宝治疗。同时，也要注意宝宝的护理。

- **补充充足的水分。**高热时呼吸增快，出汗使机体丧失大量水分，所以应给他补充充足的水分，以增加尿量，促进体内毒素的排出和身体散热。
- **头部冷湿敷。**用20～30℃冷水浸湿软毛巾后稍挤压，至不滴水的程度，折好置于前额，每3～5分钟更换一次。
- **头部冰枕。**将小冰块及少量水装入冰袋至半满，压挤冰袋排出袋内空气，压紧袋口，无漏水后放置于枕部。
- **温水擦拭或温水浴。**用温湿毛巾擦拭孩子的头、腋下、四肢，或洗个温水澡，洗浴时间5～10分钟，多擦洗皮肤，促进散热。
- **酒精擦浴。**适用于高热降温。准备20%～35%的酒精200～300毫升，擦浴四肢和背部。禁擦胸前区、腹部、后颈、足底，这些部位对冷较敏感，会引起不良反应。小婴儿因皮肤薄，毛细血管丰富，可经皮肤吸收而出现酒精中毒，不宜采用。

潮妈育儿

药店有一种物理降温的药物贴剂，可以有效地缓解孩子发热。但使用时容易从宝宝的额头脱落，可用输液贴帮助固定。

护理生病宝宝的误区

宝宝生病后，大多数父母都会十分着急，情急之下，在护理时难免会采取一些不当之举。这不仅影响宝宝的身体康复，还会加重病情。因此，宝宝生病应及时就医。以下为护理生病宝宝的常见误区，妈妈一定要避免。

宝宝感冒咳嗽，随意给予止咳糖浆

一般宝宝都喜欢喝糖浆，因为它带有甜味，不那么难吃。有些父母一发现宝宝咳嗽，就给宝宝喂止咳糖浆。而宝宝咳嗽不是服用止咳药就能治好的，咳嗽仅是呼吸道感染的一个症状，很多疾病都可以引起咳嗽，必须对症用药才能彻底消除疾病。

宝宝一发热，马上服用退烧药

宝宝发热不要随便吃药，因为导致发热的原因很多，随便用药可能会影响医生诊断。任何疾病都有一定的发展过程，即使诊断明确，用药及时，也可能要持续2～3天才能退热。

发热是宝宝身体的一种积极反应，宝宝低热时没必要服用退烧药。低热即服退烧药，容易快速把体温压下去，反而可能掩盖病情，妨碍正确的诊断，延误治疗。特别是6个月以内的小婴儿，如果使用解热镇痛药不当，还可能引起出汗过多、体温突然下降而发生虚脱危险。

宝宝发热时，采取捂汗退热

宝宝发热的时候，如果捂得太厚，会造成身体的热量散发不出去，导致体温越来越高。这时，即使服用了退烧药，体温也难以下降。高热可能引起惊厥、脱水等危险状况。宝宝高热时需要让身体及时散热，使体温降下来，否则会使体温升得更高。

短时间内给宝宝大量喂水

宝宝发热时，一般都有程度不一的身体缺水，妈妈要记得多给宝宝喝水。但如果在短时间内给宝宝大量喂水，也容易造成身体发生水中毒。所以，不能在短时间内给宝宝大量喂水。

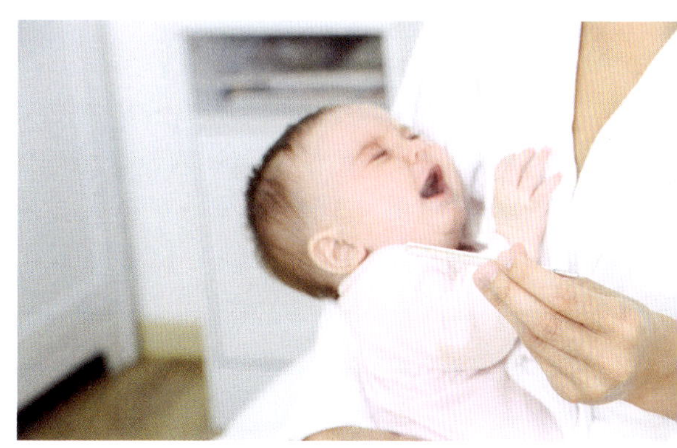

赶走恼人的小痱子

痱子是由于环境中的气温高、湿度大，汗液不能及时蒸发，致使毛孔堵塞，形成丘疹、水疱等。宝宝生痱子常见于面、颈、背、胸及皮肤皱褶处，成批出现红色丘疹，有瘙痒感。

出痱子时的护理方法

- 经常用野菊花熬水（水温与平常洗澡的水温一致）给宝宝洗澡。洗浴擦干身体后可扑上痱子粉。不再给宝宝抹爽身粉，以免与汗液混合堵塞汗腺，导致出汗不畅，加重痱子。不能随便用手挤痱子，以免病灶扩散。
- 宝宝的衣着应宽松、肥大，经常更换，衣料以棉质为好，不要长时间光着身子，以免皮肤受到不良刺激而加重痱子。
- 宝宝的房间应注意通风，保持凉爽。
- 常换睡姿，避免皮肤受压过久而影响汗腺分泌。
- 痱子严重的宝宝尽量减少外出活动，尤其是要避开中午紫外线强烈的时候。如果出现脓肿应及时去医院诊治。
- 宝宝的指甲要剪短，以免抓破皮肤引起感染。

出痱子的预防措施

- **勤洗澡。**出汗后及时洗去汗液是防止宝宝出痱子的最有效方法，给宝宝洗澡时，水中滴一滴防痱滴露预防效果更好。
- 天热时，适量给宝宝喝温水，以帮助降温。
- 夏季要穿宽松、透气、凉爽的棉质衣服，不要不穿衣服，要及时更换汗湿的衣服。
- 保持居室环境不闷热、不潮湿，尽量通风，夏季可用凉席、凉枕。
- 用湿的棉质毛巾给宝宝擦汗，尤其是喂奶时，不要用干毛巾，干毛巾擦不去汗中的盐分，盐分会刺激皮肤。

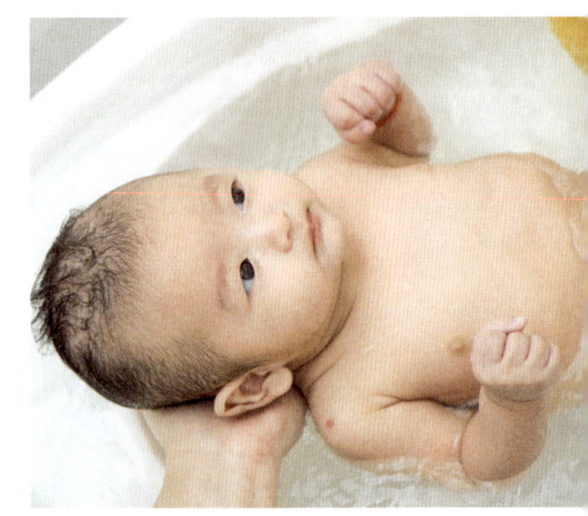

如何应对婴儿湿疹

湿疹俗称“奶癣”，是一种表皮炎症，容易反复发作，湿疹若不及时诊治，会导致宝宝哭闹不眠，日久饮食减少、消化不良，甚至影响生长发育。

婴儿湿疹的主要病因及表现

婴儿湿疹的发病原因很复杂，婴儿皮肤娇嫩、胃肠道发育不完善，对食入物、吸入物或接触物不耐受或过敏，长期处于湿热的环境，这些均可诱发湿疹。

患有湿疹的宝宝起初皮肤发红、出现皮疹，继之皮肤有渗液、起疹发糙，且遇热、遇湿都可使湿疹加重。

婴儿湿疹对症去疹很重要

- 轻度湿疹：用低敏的护肤霜，如郁美净等，经常保持皮肤滋润即可。
- 中、重度的湿疹：保湿的同时需要配合使用弱效外用激素。
- 有破口渗液合并细菌或者真菌感染的湿疹：则需要联合使用抗感染的药膏，如百多邦治疗细菌感染，派瑞松治疗真菌感染。

防治湿疹的误区

有人认为湿疹既然是过敏引起的，那么只要远离湿疹过敏原就能预防湿疹；也有人说哺乳期妈妈不能吃鸡蛋和牛奶，否则宝宝就容易患湿疹。

这些观点是不科学的或存在偏颇。越来越多的临床证据表明，食物过敏是一个普遍存在的问题，回避鸡蛋、牛奶等食物，并不能完全有效地预防婴儿湿疹的发生。哺乳期妈妈可以尽量避免刺激性的食物，但不必完全不吃牛奶、鸡蛋等富含蛋白质的食物。

精心护理，预防复发

- 定时喂奶，不要让宝宝过饥或过饱，防止便秘及消化不良诱发湿疹。
- 避免让宝宝接触化纤制品及其他易致敏的物质。
- 宝宝的衣着要宽松、透气，以纯棉质地为好。
- 避免皮肤过热出汗，避免过度日晒，避免使用碱性皂液等。

爱心讲堂

湿疹期如何接种

湿疹不严重的话，可以正常接种疫苗。只有处于严重顽固性湿疹的急性期，才需要推迟接种疫苗。

058 DAY
059

关注小儿麻痹的免疫

婴儿满2个月的时候，第一次进行小儿麻痹免疫。这是用来预防小儿麻痹症的，妈妈一定要记得带宝宝去社区服务站为宝宝做该项免疫。

在规定的时间按时接种

小儿麻痹这种病，在医学上称为"脊髓灰质炎"，是脊髓灰质炎病毒引起的。这种病毒经口进入胃肠，可侵犯脊髓前角，引起肢体瘫痪，致终生残疾。常见脊髓灰质炎疫苗即小儿麻痹糖丸，是由减毒的脊髓灰质炎病毒制成的。小儿肌注、口服免疫后，身体内就会形成抵抗脊髓灰质炎病毒的抗体，而免于此病的发生。因此每个婴儿都应在规定的时间内按时服用。

根据免疫预防接种程序，满2个月的婴儿开始第一次肌注脊髓灰质炎灭活疫苗，满3个月时服第1丸口服糖丸，满4个月时服第2丸，4岁时再服1次。此外，也可以选择包含了脊灰、百日咳、白喉、破伤风和B型流感嗜血杆菌五种成分的五联疫苗，联合疫苗的优点是减少注射次数，从而减少不良反应。

现在有自费和免费五联疫苗两种注射型，可根据自己家庭的实际情况加以选择。注射型比口服糖丸更安全。

口服麻痹糖丸的注意事项

- 这种疫苗是减毒活疫苗，遇热就失去免疫作用。要求服糖丸前、后半小时空腹。因此，服糖丸前、后半小时不能给宝宝喂奶，也不能喂水。
- 近期出现发热、腹泻或有先天免疫缺陷及其他严重疾病的婴儿均不能服用糖丸，以免引起不良反应或加重病情。
- 小儿麻痹症活疫苗服用时间应为冬春季，且只供口服，不可注射。家长要改正一颗糖丸防不了大病的错误思想，一定要认真对待，切不可麻痹大意。也有家长认为，把宝宝带到医院口服糖丸太麻烦，想把糖丸带回家给宝宝吃，是非常不推荐的。

爱心讲堂

脊髓糖丸疫苗须冷藏

脊髓糖丸疫苗在服用前要注意冷藏，疫苗从冷藏设备里拿出来后就应及时服用。每个接种点至少要求有一只冷藏包（杯），保证疫苗冷链要求。

用心修剪小指甲

宝宝的指甲长得特别快，有时每天能长0.1毫米，若不及时修剪，很容易抓伤自己。因为宝宝的指甲很薄很锋利，所以应勤给宝宝剪指甲，隔几天就需要剪一次。

宝宝熟睡时剪指甲最好

宝宝熟睡时对外界敏感度大大降低，可以避免因为宝宝乱动带来意外伤害，选择在宝宝睡着时给宝宝剪指甲是最好的。同样的道理，在宝宝情绪不好时千万不可强行给宝宝剪指甲，这会使宝宝对剪指甲产生反感或抵触情绪。

最适合剪指甲的2种姿势

- **平躺**。让宝宝平躺在床上，爸爸妈妈坐在床边，一手握住宝宝的小手，一手以同方向、同角度的原则为宝宝修剪指甲，以免剪得过深。
- **抱起**。爸爸妈妈坐稳，将宝宝抱起，使宝宝背靠着自己，然后握住宝宝的一只小手，以同方向、同角度的原则修剪。

修剪指甲的技巧

- 修剪时应分开宝宝的五指，然后轻轻握住其中一个指头，剪好一个换一个，不要同时抓住五个指头来剪，这样不好控制，若宝宝突然挥手，很容易误伤手指。
- 修剪指甲时，应先剪中间再修两头，这样可以避免边角剪得过深。指甲不要留角，剪完后要仔细检查一下是否圆滑，以免宝宝误伤自己。
- 修剪时用力要轻柔，不要弄疼宝宝。
- 婴儿专用指甲剪是首选。因为宝宝的指甲很小，很难剪，宝宝专用指甲剪能最大限度避免无意伤害。
- 指甲里的污垢应先修剪再清理，不要用硬物挑除。

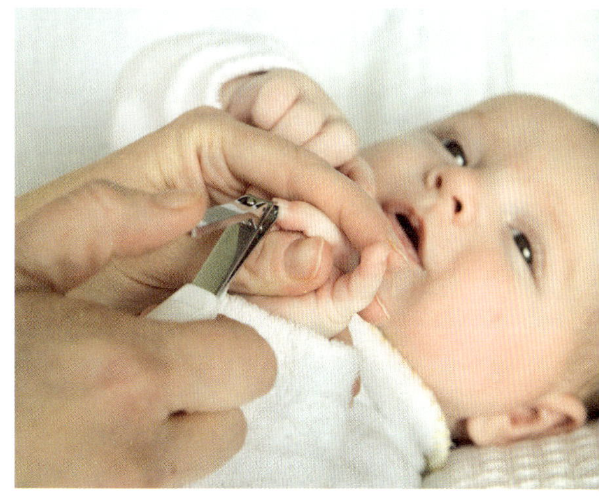

贴身衣物少刺激

婴儿皮肤角质较薄，皮下毛细血管丰富，体表血流量多，贴身衣物上的任何不洁都有引起宝宝过敏、感染，甚至导致疾病久治不愈。因此，日常照顾过程中，妈妈要特别注意宝宝贴身衣物的清洁卫生，无化学性刺激物残留。

宝宝的衣服单独洗

全家人的衣服混洗，很容易将大人的某些疾病传染给宝宝。应将宝宝的衣服与大人的衣服分开清洗，可以避免发生不必要的交叉感染。

内衣外衣分开洗

作为宝宝的贴身衣物，内衣多是纯棉的，更应该保持干净，而外衣比内衣更容易藏污纳垢，因此必须分开清洗。

最好手洗

洗衣机里藏着许多细菌，宝宝的衣物经洗衣机一洗，会沾上许多细菌，这些细菌对成人来说没问题，但会给宝宝带来如皮肤过敏或其他的皮肤问题。

选择婴幼儿专用洗涤剂清洗

在选择洗涤剂时，尽量选择婴幼儿专用的衣物清洗剂。用温水加适量的洗涤剂，浸泡10～20分钟后再洗，然后彻底冲洗干净。注意按照商品洗涤说明洗涤，比如稀释的比例、浸泡的时间等。

一定要漂洗干净

无论用什么洗涤剂，漂洗都是一道不能马虎的程序，一定要用清水反复洗过两三遍，直到水清为止。如果没有彻底地将残留在衣服中的洗涤剂清洗干净，宝宝很容易出现皮肤损伤，特别是一些内衣内裤，表现更为明显。

在阳光下晾晒衣服

衣物放在阳光下晾晒，虽然可能会缩短衣服的寿命，但能起到紫外线消毒杀菌作用。

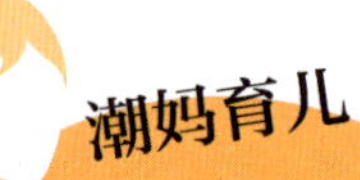

潮妈育儿

宝宝的衣服上总会沾上许多尿渍、奶渍等，这些污渍不易清除，但只要是刚沾上的马上就洗，通常比较容易洗掉。如果过一两天才洗，污渍深入纤维，就很难洗掉了，所以妈妈要勤快点。

保护好宝宝的眼睛

现在，宝宝的视力逐渐敏锐，对光亮和颜色鲜艳的物品都十分感兴趣。但由于宝宝的眼睛十分娇嫩、敏感，极易受到各种物质侵袭，因此需要小心保护。

讲究眼部清洁，防止疾患感染

宝宝的洗脸用品，应有专用的毛巾、脸盆，且要保持清洁。每次洗脸时，可先擦洗眼睛，如果眼屎过多，应用棉签或毛巾蘸温水后轻轻擦掉。宝宝毛巾洗后要放在太阳下晒干，不要随意用他人的毛巾或手帕擦拭宝宝眼睛。宝宝的手要经常保持清洁，避免用手去揉眼睛。发现宝宝患眼病，要及时治疗，按时点眼药。

防止强烈阳光或灯光直射眼睛

宝宝出生后，从黑暗的子宫环境到了光明的世界，发生了巨大的变化，对光要有逐步适应的过程。因此，宝宝不要选择中午太阳直射时到户外活动，外出时要戴太阳帽以免阳光直射眼睛。宝宝室内的灯光也不宜过亮。平时还要注意不带宝宝到有电焊或气焊的地方，免得刺伤眼睛，引起眩目。

此外，给宝宝洗澡时，千万不能使用浴霸给宝宝取暖，浴霸的强光会刺伤宝宝的眼睛。

还要注意，小婴儿尽量避免用闪光灯给其拍照，以免影响视力发展。

防止锐利物刺伤眼睛及异物入眼

- 宝宝的玩具要光滑、安全、无尖锐棱角的，不能给宝宝小棍类或带长把的玩具，以防玩耍时出现意外。
- 要预防尘沙、小虫等进入眼睛。一旦发生异物入眼，别用手揉，可滴几滴眼药水刺激眼睛流泪，将异物冲出来。
- 宝宝在洗完澡用爽身粉时，要避免爽身粉进入眼睛。

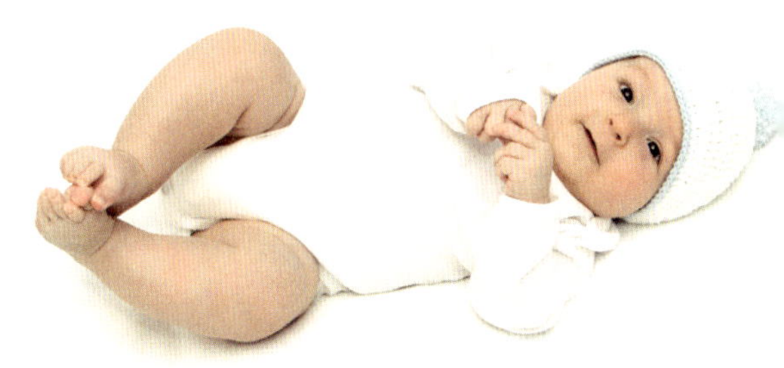

保护听力，从细微处做起

听觉功能是语言发展的前提。如果耳朵听不到声音，就无法模仿语音，因而也就无法学会语言，这对婴儿的智力发育极为不利。因此，保护好婴儿的听力是非常重要的。

防止异物进入耳道

- 给宝宝洗澡和洗脸时，避免让耳朵进水，以免引起耳部疾患。
- 宝宝吃奶后不要让其平躺着打嗝，否则，奶顺着咽管进入中耳容易引起中耳炎。
- 宝宝哭闹的时候最好抱起他，防止眼泪流进耳道里。
- 平时还要防止宝宝将细小物品如豆类、小珠子等塞入耳朵。

不要给宝宝挖耳朵

耳垢俗称耳屎，是耳的分泌物，具有一定的生理功能，如阻止灰尘、异物进入耳内，缓冲噪声，保护鼓膜，防止外界液体流入耳内等。婴儿的耳屎一般会自行移到外耳道，因此没有必要特地用挖耳勺来掏，否则会损害正在发育的耳组织，对今后的听觉有很大的影响。

可以在洗完澡后用棉签在耳道口沾抹即可，切不可进太深。

防止听力损伤的小细节

- 避免耳部感染，早期治疗能预防损害。
- 注意噪声危害，远离噪声环境。
- 避免意外伤害对耳部及听力的损害，如婴儿从床上摔落撞击头部等。
- 一些药物可能损害婴儿听力，应在医生的指导下正确使用。耳毒性药物会导致少数过敏体质的孩子内耳听觉器官中毒，听力明显下降，甚至耳聋。因此，婴儿用药必须在医生的指导下进行，不可随意用药。

爱心讲堂

及时发现宝宝听力异常

妈妈平时逗宝宝玩时，可用小摇铃或其他能发声的物品在宝宝身后轻轻晃动。如发现宝宝听力异常，应及时带宝宝到医院进行听力测试。

口腔护理不能忽视

由于婴儿既不会漱口也不会刷牙，进食奶、辅食等后，食物残渣容易滞留在口腔，容易发生口腔炎或龋齿；若宝宝体弱多病，进食、饮水减少，更易发生。因此，婴儿期做好口腔护理十分重要。

莫忘喂水

首先应保持婴儿口腔清洁，在整个婴儿期应勤喂水，以清洗口腔。无论是母乳（宝宝6个月后）或是人工喂养，喂奶后应养成规律吮水的习惯，特别是当婴儿发热、感染时更应勤喂温水。

勤喂温水不仅可以去除婴儿口腔内的奶渣和食物残渣，避免因口腔中细菌的发酵产生异味，也有利于预防龋齿。

保持乳头、奶具清洁

母乳喂养，保持母亲乳头的清洁甚为重要。母乳喂哺前，妈妈应用肥皂清洗双手。擦试乳头的毛巾应经常清洗消毒。

人工喂养，奶瓶等喂奶用品均应用清水彻底冲洗干净再使用。

不要让宝宝含着乳头、奶嘴入睡

宝宝含着乳头、奶嘴入睡，不仅限制宝宝口腔内正常的唾液分泌，还会对宝宝日后牙齿的生长造成影响。

忌擦拭婴儿口腔

由于婴儿口腔黏膜娇嫩，禁止任意擦拭口腔。有些家长在小儿患病（如低热、感染等）不愿进食时，误以为口腔有炎症而引起进食减少，采取不当的方式清洁口腔，反而造成口腔黏膜上皮及黏液腺增生。

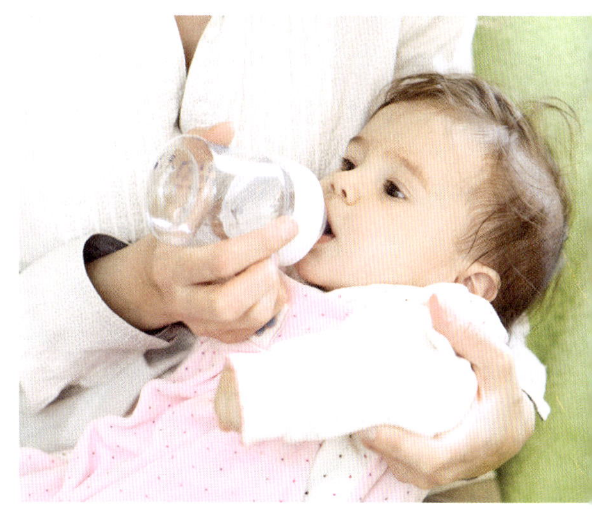

便便，宝宝健康的“晴雨表”

宝宝大便的次数、形状、颜色、气味与年龄、食物的种类及其消化、吸收功能有着密切的关系。它是反映宝宝胃肠功能的一面镜子，家长可以通过观察大便来调整宝宝的饮食。

母乳喂养儿大便

母乳喂养的婴儿，粪便呈黄色或金黄色，稠度均匀如药膏状，或有种子样颗粒，偶尔稀薄而微呈绿色，呈酸性，有酸味但不臭。如果平时每天仅有1～2次大便，突然增至5～6次大便，则应考虑是否患病。如果平时大便次数较多，但婴儿一般情况良好，体重不减轻而照常增加，不能认为患病。

人工喂养儿大便

以牛奶喂养的婴儿，大便色淡黄或呈土灰色，质较硬，呈中性或碱性。由于牛奶中的蛋白质多，有明显的蛋白分解后的臭味。大便每天1～2次，如果增加奶中的糖量，则排便次数增加，便质柔软。

通过大便判断宝宝的消化

- **大便太臭：**蛋白质吃得太多，消化不良。刚从母乳换成奶粉时会有此现象。
- **多泡沫：**糖发酵旺盛，不是毛病。
- **呈油状：**脂肪不消化。
- **有凝块奶：**未完全消化。
- **呈绿色：**胃肠蠕动太快，不是毛病。
- **色太淡或淡黄近于白色：**黄疸，赶快去看医生。婴儿的眼睛与皮肤可能有点黄。
- **呈黑色：**可能存在上消化道出血，应去医院进行检查。
- **呈红色：**可能存在下消化道出血，应去医院进行检查。
- **呈红色水果冻状：**可能是肠套叠，应立即送医院。

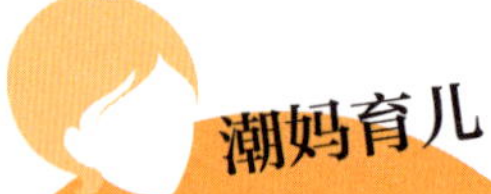

妈妈如果细心观察，就会发现宝宝排便的次数与进食多少、进水多少都有关系，多数宝宝在大便前会出现腹部鼓劲、脸发红、发愣等现象。

妈妈吃得对，奶水更充足

这个月，妈妈的乳汁分泌越来越旺盛，基本不用担心宝宝不够吃的问题。只要母亲饮食均衡，营养全面，汤汤水水的食物多进食一些，同时注意一些饮食雷区即可。

值得提倡的哺乳妈妈饮食好习惯

新手哺乳妈妈应当保持每天喝牛奶的习惯，多补充水分，尤其是喂奶前后，可以多喝豆浆、果汁、原味蔬菜汤粥等，此外还应多吃新鲜蔬菜水果以及富含优质蛋白质的食物，这样能使得奶水既充足又富有营养。

哺乳妈妈饮食须知

在母乳喂养阶段，哺乳妈妈其实是为了两个人吃饭，食物中的任何成分都能通过乳汁进入宝宝体内，因此妈妈不要随便吃对宝宝不利的食物，饮食要注意以下几点：

- 避免酒精类饮料，酒精类饮料中的某些成分可通过乳汁传给宝宝，导致宝宝出现不适。
- 禁吃不新鲜或腌渍的蔬菜，这类食物中含有高浓度的亚硝酸盐，不但对母体不利，进入乳汁中还会影响宝宝的健康发育。
- 食物中少放或不放味精（特别是在宝宝满3个月前），味精会与蛋白质作用，产生大量的谷氨酸钠，这种物质通过乳汁进入宝宝体内会阻碍对锌的吸收。
- 不宜随便服药，一般口服或者注射的任何药物都能通过乳汁进入宝宝体内。虽然药物的浓度会降低很多，但宝宝自身免疫功能差，仍然很容易受到影响，所以，哺乳期间用药一定要事先咨询医生。

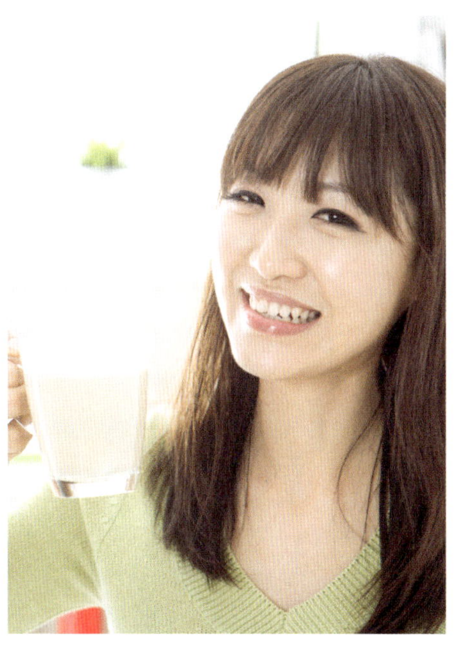

让宝宝和爸爸更亲密

妈妈每天都和宝宝有亲密的接触和亲近，宝宝自然而然地就会和妈妈更亲密。那么爸爸如何加强自己与宝宝之间的亲密关系呢？

给宝宝和爸爸一些互动空间

专家建议年轻妈妈别怕把宝宝交给丈夫照顾，不必整天看着他，也不必担心宝宝会不舒服，自己准备随时去“救火”。多给爸爸和孩子一些相处的机会，你会惊奇地发现，丈夫可能不需要任何帮助也能照顾好宝宝。

加强父子之间的接触

买一个悬挂式婴儿背带，鼓励丈夫经常把宝宝放在里面带着，这能加强他与宝宝的亲密关系。尤其是当一天快结束时，宝宝往往烦躁不安，这时让爸爸把宝宝放在背带里，出去转转，妈妈就能打个盹或做些自己的事了。

让爸爸给宝宝换尿布

鼓励丈夫别把换尿布当成烦心事，而应看成是与宝宝共度的美妙时光。丈夫刚开始做的时候肯定会手忙脚乱，但不要责怪他，很快他就可能比你做得还好了。

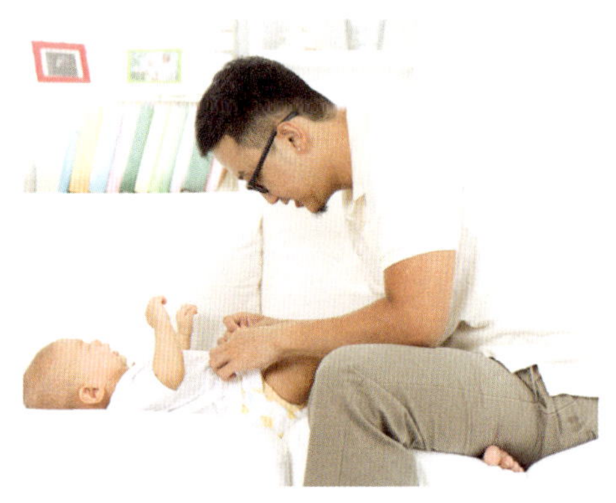

为宝宝值夜班

在夜间照顾宝宝的问题上，夫妻可以分工。如果妈妈不用下床就能安抚宝宝，晚上就由自己来照顾；如果需要下床才能解决问题，就由爸爸来做。比如夜间给宝宝冲奶粉，然后用奶瓶喂宝宝。

夜间的平和与安宁是加强父子联系的绝佳时机，这样不仅可以促进更亲密的亲子关系，也能让妈妈得到更好的休息，让她以更好的状态进入新的一天。

宝宝睡眠黑白颠倒要纠正

宝宝体内生长激素的分泌是有规律的，夜间释放的激素比白天多，若宝宝夜间睡眠少，就会妨碍生长激素的分泌，影响其生长发育。因此，一定要尽快纠正。

养成不开灯睡觉的好习惯

研究显示，婴儿的神经系统还处于发育阶段，十分脆弱，随环境变化的调节功能也很差。如果卧室整夜亮着灯，容易使宝宝的生物钟受到干扰，使他们分不清黑夜和白天，导致睡眠不安稳、睡眠时间缩短，生长激素分泌减少，使身高和体重的增长减慢，进而影响生长发育的速度。因此，宝宝一出生就应该培养关灯睡觉的良好习惯。夜里除了喂奶、换尿布时可适时开灯，不要宝宝一哭就马上开灯。

纠正宝宝睡倒觉

妈妈应该在白天让宝宝尽量少睡觉，特别是下午5～6点钟后，不要让宝宝睡觉。

白天睡觉时，房间里的光线要尽量明亮一些，不用刻意避光，也不用让房间过于安静。当宝宝醒来时，可逗引他多玩一会儿，尽量延长宝宝在白天兴奋的时间。使宝宝白天和夜间所处的环境有“显著区别”。

到了晚上，房间光线要暗下来，尽量少吵闹，营造一个安静的氛围，这样宝宝就会把这种环境和睡觉联系起来，养成“到点就睡”的好习惯。等到晚上8点左右，先给宝宝洗一个热水澡，然后给他喂奶、换尿布。这时，宝宝可能会感到很疲倦，很快就能入睡。

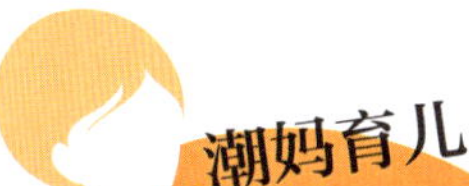

不良习惯并非一日形成，同样，好的习惯也是每天坚持才能慢慢形成的。所以，妈妈一定要有耐心，慢慢就能把宝宝睡颠倒的不良睡眠习惯纠正过来。

选择护肤洗浴用品应谨慎

由于宝宝皮肤容易吸收外物的特性，对于等量的洗护用品中的化学物质，宝宝皮肤的吸收量要比成人多；同时，对过敏物质或毒性物质的反应，宝宝也强烈得多。所以，保护好宝宝的皮肤，妈妈要做的第一步就是选择合适的护肤用品。

成分越天然越好

总体来说，宝宝专用的润肤产品一般分为润肤露、润肤霜和润肤油三种类型，后一种会比前两种更油一些。相比之下，含天然滋润成分的润肤露、润肤霜一般含有保湿因子，能有效滋润宝宝的皮肤；润肤油一般含有天然矿物油，能够预防干裂，滋润皮肤的效果更强一些。

另外，市面上销售的护肤品以1周岁为区分点，1周岁以下的宝宝可以选择婴儿专用护肤品，1周岁以上的则可以选用儿童护肤品。在给宝宝选护肤品的时候，最好选择专业正规生产儿童护肤品的厂家的产品。

此外，部分品牌的护肤品还分为男宝宝用和女宝宝用，这能让妈妈更轻松地为宝宝选择护肤品。但无论选择哪种护肤品，妈妈都要看清成分，最好为宝宝选择天然植物萃取的护肤品。

因人而异

因为宝宝存在个体差异，其他宝宝用得好的产品并不一定适合自己的宝宝，所以用的时候要谨慎一点。除了先看生产日期、有效期、皮肤过敏者慎用等说明，用的时候最好先在宝宝手臂内侧或耳后抹一点观察一下，如果没出现异常反应再使用。需要强调的是，一旦宝宝在使用护肤品后出现皮肤瘙痒、红肿、疹子等过敏反应，就要立即停用。

爱心讲堂

护肤品应放在安全位置

宝宝的护肤品要放在远离宝宝的安全地方，不可给宝宝用完后随手一放。避免形成隐患，给宝宝带来不必要的伤害。

宝宝爱吮吸手指怎么办

这个阶段，多数宝宝开始爱上吮吸手指，这是很多妈妈苦恼的事。其实，吸吮是宝宝的一种自然反射，可使宝宝获得食物，还可使宝宝感到愉快与安全感。

宝宝吮吸手指的原因

宝宝吃手指是宝宝想了解自己的能力，对外界积极探索的表现，说明宝宝支配自己行动的能力有了很大提高。宝宝能用自己的力量把物体送到嘴里是很不容易的，也标志着宝宝手口动作互相协调的智力发展到了一定水平。

宝宝吮吸手指也是一种口欲

宝宝吮吸手指、流口水、发出咯咯笑，并对这一切感到十分开心，这是宝宝口欲期性欲的最初表现。宝宝的嘴是性的快感区，他们从吮吸母乳中不仅满足了食欲的需要，而且从吮吸所产生的快感中获得了性欲的满足。所以，精神分析学家弗洛伊德指出：宝宝吮吸手指，是其体验性快感的一种表现。

不要强行阻止宝宝吮吸手指

如果父母误认为这是坏习惯而横加阻拦，不许宝宝吮吸手指，这将引起宝宝不满和哭吵，甚至情绪波动。其实，没有阻拦的必要，因为大多数宝宝随月龄增大，接触事物越来越多，手眼协调和手功能更熟练，可以取拿周围新奇的东西摆玩，就会逐渐淡化“看手”和“吮吸手指”的游戏，这种行为就会逐渐自然消失。

所以，父母对此无须过于担忧，否则会影响宝宝手眼协调能力及抓握能力的发展，破坏宝宝特有的自信心。这时候父母真正应该做的，是注意经常给宝宝洗手，以免细菌感染。

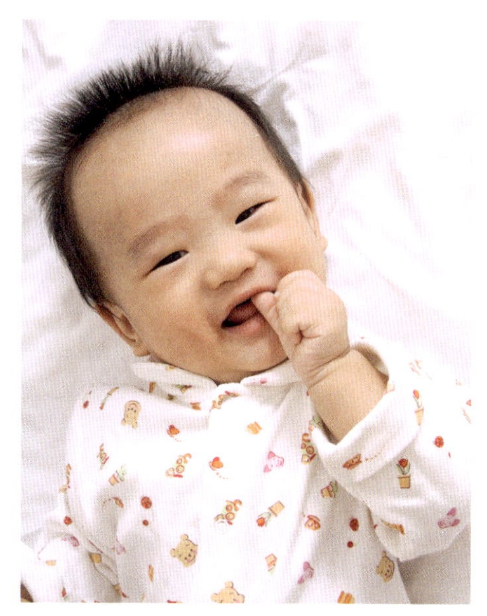

宝宝爱蹬被子，睡袋来帮忙

父母担心宝宝睡觉时把被子蹬开而受凉，把宝宝包得很紧，但这样做不利于宝宝的身体发育。睡袋可以帮助父母更好地照顾宝宝，也利于宝宝四肢的发育。

睡袋的款式

- **抱被式睡袋：**这种睡袋是非常顺手的小抱被，在领口的设计上会多出一块带拉链的长方形棉垫，将它拉起的时候就成了挡风的小帽子，展开后可作为柔软的小枕头。
- **背心式、带袖睡袋：**用背心式睡袋时，宝宝睡觉的时候可将手臂露在睡袋外面，既适合他投降似的睡姿，又能帮助调节体温，而且也不必担心他前心后背受凉。如果父母担心宝宝手臂受凉，也可选择带袖的睡袋。有些带袖的睡袋袖子是可以拆卸下来的，可以当背心式睡袋用。这两款睡袋的拉链多采用倒拉式（从下往上拉）设计，有的是双向式拉头，非常方便父母给宝宝换尿布。
- **长方形睡袋：**这款睡袋的设计比较宽大，侧面拉链，展开后可以当小被子用，内胆可以按需要拆卸，有的也带帽子。这款睡袋比较适合那些睡觉老实的宝宝。

睡袋的厚度

现在市场上宝宝睡袋有适合春秋季用的，有适合冬季用的。选择睡袋的时候，父母一定要考虑自己所在地的气候，结合宝宝的体质情况，再决定所买睡袋的薄厚。

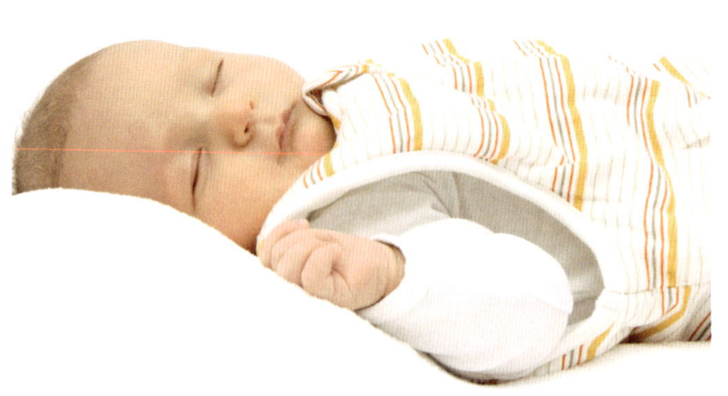

爱护小脚丫，刺激大脑发育

如果从小开始，经常能给宝宝有规律的脚部锻炼，就能使它们变得灵活，并能使相关韧带得到伸展，帮助宝宝改善体态，保持身体平衡。

给宝宝洗脚的方法

宝宝对温度的感觉和大人不一样，如果大人觉得水温稍热，对宝宝来说可能已经很烫了。但他们又不会表达，所以很容易烫伤柔嫩的皮肤。从这个角度说，也不建议用热的水洗脚。每天用温水把小脚好好洗洗就行了。洗完后，可以轻轻捏捏小脚，达到舒活筋骨的目的。

用软毛刷轻轻地刷

妈妈选择的软毛刷一定要足够柔软，可先在自己前臂内侧皮肤上测试刷子的柔软度。刷子准备好，就可以开始给宝宝刷小脚丫了：

让宝宝舒服地仰卧在床上，妈妈右手轻轻托着宝宝的左小腿，左手拿软毛刷顺着腿部外侧向下刷，一直刷到脚跟处，然后停在踝关节的外侧。此时宝宝会伸直腿并向外伸展。接着用软毛刷刺激脚缘内侧，宝宝会把脚向内翻动。再刺激脚趾根部稍下的地方，宝宝的脚会向下缩。当妈妈刺激宝宝的脚趾尖时，宝宝会伸展脚趾向外翘。每个动作各做2~3次。换脚，同样做一遍。

此活动也可以用于锻炼宝宝的手部小肌肉。

潮妈育儿

用温水给宝宝洗脚，妈妈要掌握好时间，不能时间太长，宝宝都喜欢玩水，用脚扑腾扑腾，水就凉了，等于是在用冷水泡脚，容易引起宝宝感冒。

夏天应防蚊虫叮咬

夏天是蚊虫肆虐的时节，宝宝娇嫩的皮肤就成了攻击对象，他们比成人更容易被蚊虫叮咬。蚊虫叮咬后常会引起皮炎。宝宝会感到奇痒、烧灼或痛感，表现出烦躁、哭闹。

避开蚊虫的侵扰

注意室内清洁卫生，定期打扫，不留卫生死角，不给蚊虫以藏身繁衍之地；开窗通风时不要忘记用纱窗作屏障，防止各种蚊虫飞入；在暖气罩、卫生间角落等房间死角定期喷洒杀虫剂，最好在宝宝不在的时候喷洒，并注意通风。

宝宝睡觉时，为了让他享受酣畅的睡眠，夏季可以给他的小床配上一顶透气性较好的蚊帐。

在家给宝宝勤洗澡以去除身上的汗味。不要带宝宝去草丛、潮湿的地方；外出时不要让宝宝的身体曝露太多，露出的皮肤涂抹上儿童专用防蚊露。

被叮咬后的处理

- 蚊子叮咬后可以用肥皂水或是小苏打水冲洗，以中和蚊子分泌的酸性毒素，也可用花露水稀释后涂擦局部。
- 一般性的虫咬皮炎的处理主要是止痒，可外用止痒液、复方炉甘石洗剂，也可用市售的止痒清凉油等外涂药物。注意，在使用驱蚊用品，特别是直接接触皮肤的防蚊剂、膏油等时，要注意观察是否有过敏现象，有过敏史的宝宝更应注意。
- 父母要给宝宝勤洗手，勤剪指甲，谨防宝宝搔抓叮咬处，引起继发感染。
- 如果宝宝皮肤上被叮咬的数目过多，症状较重或有继发感染，最好尽快去医院就诊，可遵医嘱内服抗生素消炎，同时及时清洗并消毒被叮咬的局部，适量涂抹红霉素软膏等。

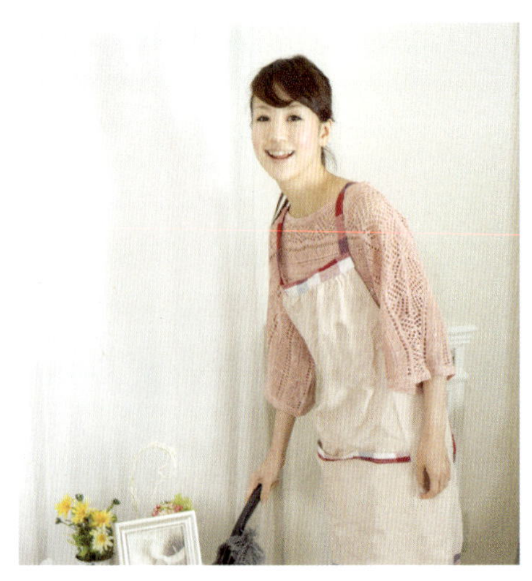

女婴慎用爽身粉

夏天，小宝宝洗完澡，全身扑上香喷喷的爽身粉，滑滑的，好舒服。浴后扑粉是大多数家庭的习惯。但是可能会不知不觉中对宝宝造成伤害，尤其是女宝宝。

不要滥用爽身粉

爽身粉的主要成分是滑石粉，而滑石粉中含有铅，铅进入宝宝体内不能很快被排泄。爽身粉含有氧化镁、硫酸镁，容易侵入呼吸道。因宝宝的呼吸道发育尚不完善，即使吸入量少也不能靠自身功能排出。爽身粉容易吸水，吸水后形成颗粒状物质，导致皮肤发红、糜烂。

女婴扑粉应注意

女婴最好不要将爽身粉扑在大腿内侧、外阴部、下腹部等处。调查表明，女性长期使用爽身粉，会增加卵巢癌的发病率。

爽身粉怎么会与卵巢癌有关系呢？这与女性的身体结构有关。因为女性的盆腔与外界是相通的，尤其是女性的内生殖器官与外界直接相通，外界环境中的粉尘、颗粒均可通过外阴、阴道、宫颈、宫腔、开放的输卵管进入到腹腔，并且附着在卵巢的表面，这样就会刺激卵巢上皮细胞增生，进而诱发卵巢癌。爽身粉的主要成分是滑石粉，由于爽身粉的颗粒很小，在女宝宝的腹部、臀部及大腿内侧等处涂擦时，颗粒物极易通过外阴进入阴道深处。

如何做到自然“干爽”

- 尿布要柔软、清洁、干燥、吸水力强，并且家长必须做到勤换尿布，保持宝宝皮肤干燥清洁。
- 洗尿布时应先用毛刷将脏物刷掉，用肥皂液浸泡，搓洗漂净残皂，再用开水烫过，然后放在太阳下晒干。
- 大小便后换尿布时，用纱布或软毛巾蘸温水由前向后将臀部及会阴部轻轻擦洗干净。

爱心讲堂

给宝宝使用天然成分的爽身粉

传统的爽身粉不适合宝宝使用，必要时妈妈可以给宝宝使用天然成分的爽身粉，如玉米粉成分的爽身粉。

妈妈生病或上班时的喂养

妈妈如果突然生病了或是要上班了，该如何给宝宝喂奶呢？特别是生病的时候，是不是停止喂奶呢？其实，并不是妈妈生了病就不能喂奶，更不能因为上班而停止给宝宝喂奶。

生病时的喂养

妈妈患一般疾病，如乳头皲裂、乳腺炎、感冒、肠胃不适等，原则上不影响母乳喂养。此时母亲体内的抗体可以通过乳汁传给宝宝，还可提高宝宝抵抗疾病的能力，但妈妈在看病治病时要注意谨慎用药。

如果妈妈患急慢性传染病、心脏病、肾脏疾病、糖尿病等需用药治疗时，应暂停母乳喂养。

上班时的喂养

在妈妈上班的前1~2周由家人给宝宝试着用奶瓶喂奶，开始的次数应少些，每周1~2次，让宝宝慢慢适应用奶瓶喝奶。

往返公司与家里时间过长的妈妈可以选择把母乳储存起来喂宝宝，但要注意储存方法。有的妈妈在前一天预先挤足奶汁留给宝宝隔天吃；有的妈妈早晚各挤1次，以备白天不在时有足够的奶留给宝宝。

上班后，巧储奶

妈妈上班时可准备吸奶器、奶瓶、储奶袋、保温桶等以供储奶。多数公司的休息室中都会有冰箱，这为哺奶期的新妈妈储存母乳提供便利。一般情况下，母乳冷藏可以保存48小时左右，冷冻可保存3个月左右。

冷冻保存的母乳，应记录挤奶的时间、日期和奶量，以便后期喂养宝宝。解冻母乳时注意不要使用微波炉加热，也不要煮沸，否则会把母乳中所含的免疫物质破坏掉。可以放在室温下自然解冻，然后用温奶器或热水隔瓶温热。

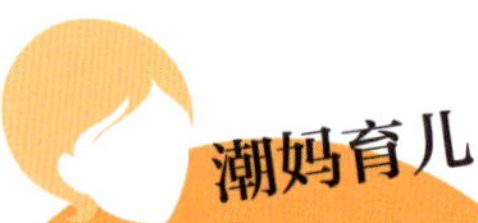

潮妈育儿

如果妈妈工作的地方没有冰箱，也不必担心。母乳在室温(25℃)也可保存4小时左右。当然，可以利用冰块、保温桶等适当延长母乳的保存时间。

让小屁屁干爽舒适

新生宝宝的屁股皮肤娇嫩，而且经常处于潮湿的环境，一不小心就会引起尿布疹，因此爸爸妈妈们一定要保护好宝宝的小屁屁。

保持小屁屁干爽

宝宝大便后，要用温水把他的屁股洗干净，尤其是腹泻的宝宝更应重视屁股皮肤的护理。用毛巾擦干皮肤时，要轻轻把水吸干，而不是来回擦拭皮肤，以免损伤娇嫩的会阴部及肛门周围皮肤。另外，宝宝刚换下尿布或刚刚大便后，要让屁股自然晾晒一会儿，不要立刻就包上尿布或纸尿裤。

在选择尿布时要注意选择质地柔软的，以旧棉布为好，应用弱碱性肥皂洗涤，还要用热水烫洗干净，经常晾晒消毒以免残留物刺激皮肤而导致屁屁发红。如使用纸尿裤，妈妈应给宝宝选择透气性好的产品，且应及时给宝宝更换。

保持屁屁干燥很重要。正常情况不用擦护肤品，宝宝的皮肤本身富含油脂。如果屁屁有点发红，可擦些婴儿专用润肤膏，或凡士林、消毒过的植物油等。

给宝宝洗屁屁的方法

一般来说，宝宝每次大便后给他清洗一下，会让宝宝更舒服。

正确的洗屁屁方法是：准备好宝宝专用脸盆和毛巾，倒38 ~ 40℃温热的水，用手背试一下，感觉温热即可；分开宝宝的两腿，充分曝露外阴部和臀部；把毛巾浸湿，由前向后清洗。男宝宝注意清洗阴茎、阴囊皮肤的皱襞处；女宝宝一定要按由前向后顺序，先洗外阴部，后洗臀部，这样可以避免污染尿道口。洗完后擦干屁屁，再包上尿布或纸尿裤。

爱心讲堂

纸尿裤的购买原则

妈妈在给小宝宝选购纸尿裤时应掌握这样一个原则：宁松勿紧，宁稍大勿偏小。这是因为偏紧偏小的纸尿裤透气性差，散热性也不够理想，不利于小屁屁的干爽舒适。

083 DAY
084

宝宝鼻塞了怎么办

小宝宝常常发生鼻塞，总会发现呼吸不畅、鼻翼扇动。轻轻按按小鼻子，慢慢就会通气了。

宝宝鼻塞的原因

出生半个月左右的宝宝，鼻子常会哼哧哼哧不通气，这是什么原因呢？

这是因为宝宝的鼻腔尚未发育完善，鼻腔短小、狭窄，几乎没有下鼻道，由于鼻黏膜里有丰富的血管和淋巴管，因而对空气温湿变化十分敏感，不时还会打喷嚏。这种情况在冬季比较多见，大约持续一周就会自行好转。

如果宝宝鼻子不通气的现象持续时间过长，则可能就是感冒了，妈妈要注意护理。

宝宝鼻塞的对策

- **清洁鼻腔。**鼻子不通气会影响吃奶，若看到鼻腔内有干燥的鼻垢时，可滴1滴生理盐水入宝宝鼻子里，稍停一会儿再用棉签刺激鼻腔使其打喷嚏，使鼻中的分泌物排出。千万不要硬挖出来，以免造成鼻黏膜损伤。也可用棉签或小毛巾蘸生理盐水，湿润宝宝鼻腔内的干痂，再轻轻按压鼻根部，然后把分泌物用棉签轻轻取出。但动作一定要轻柔。
- **热敷鼻根。**对既无鼻污又无分泌物的鼻子不通气，解决的办法是用湿热毛巾敷于孩子鼻根部，这样可以促使鼻子通气。需要注意的是，水温比洗澡水稍热点就行，防止烫伤皮肤。
- **调节室内空气温湿度。**保持房间通风，多呼吸新鲜空气对解除鼻塞有很大帮助；增加空气湿度，冬天在暖气片上挂上湿毛巾或者使用加湿器，缓解空气干燥；房间太热也会造成婴儿鼻塞，因此可以适当降低室内温度。

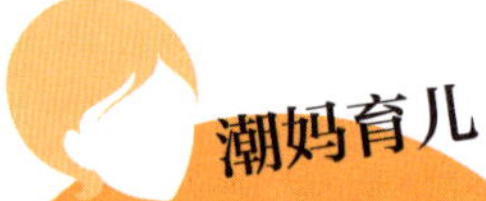

如果妈妈觉得用生理盐水清理鼻塞有些麻烦，可以使用生理盐水喷雾剂。这种喷雾剂药店有售，也有助于缓解宝宝的鼻塞。

别忘了接种百白破疫苗

百白破疫苗其实是百日咳、白喉、破伤风混合疫苗的简称，它是由百日咳疫苗、精制白喉和破伤风类毒素按比例配制而成，用于预防百日咳、白喉、破伤风三种疾病。

宝宝3个月时应接种百白破疫苗

我国现行的免疫程序规定，新生儿出生3个足月后就应开始接种百白破疫苗第1针，连续接种3针，每针间隔时间最短不得少于28天（1个月），在1.5～2岁时再加强免疫1针，7周岁时用精制白喉疫苗或精制白破二联疫苗加强免疫1针。百白破疫苗一般采用肌内注射的方法接种，部位在上臂外侧三角肌附着处或臀部外上1/4处。

接种百白破疫苗后的注意事项

接种疫苗12～24小时内，宝宝局部可有红肿、疼痛、发痒，个别宝宝注射后注射侧腋下淋巴结肿大、硬结等，偶见皮疹及血管神经性水肿，全身反应主要是出现微热，发热的同时还可伴有倦怠、嗜睡、烦躁不安等短暂症状，可用毛巾给宝宝热敷，下次注射时应更换部位。

这些异常反应主要与疫苗中的百日咳成分有关，极个别可能发生过敏反应，或惊厥、抽搐、尖声哭叫等神经系统并发症，不过这类异常反应的发生率极低，一般48小时内会自行恢复正常。

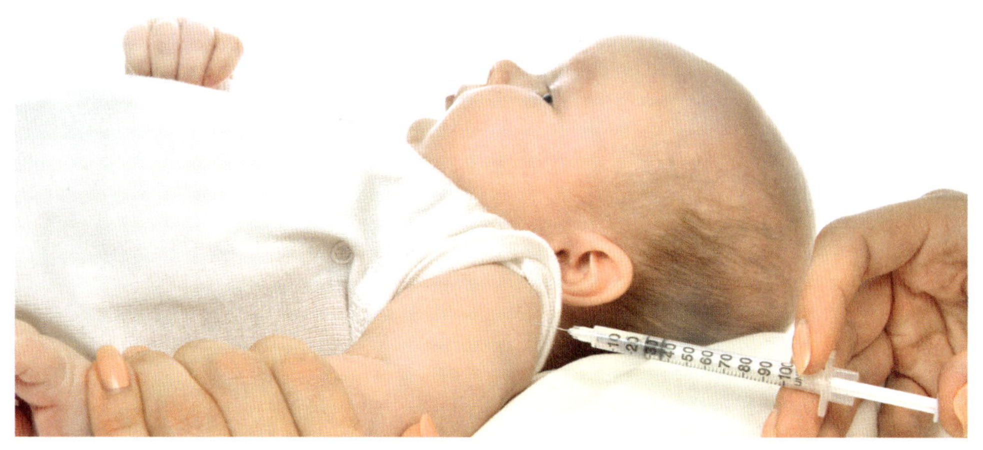

086 DAY

抚触，指间传递的爱

有技巧地对宝宝全身进行抚触，整个过程充满了母子间爱的情感交流，还促进了宝宝神经系统的发育，进而提高了宝宝的情商和智商。

头面部抚触

妈妈的两拇指从宝宝的下颌部中央向两侧滑动，让上下唇形成微笑状；再用两拇指从额部中央向额头的两侧推；两手从前额发际抚向脑后，两中指分别停在耳后。

胸部抚触

妈妈的两手分别从胸部的外下方向对侧上方交叉推进，在胸部画一个大的交叉。妈妈的手滑动时，要注意肋骨部位的按摩手法，要用小指的指尖，轻轻沿每根肋骨滑动，然后沿两条肋骨之间的部位滑回来。

腹部抚触

腹部按摩沿顺时针方向进行，和肠的蠕动方向保持一致。在画圈的同时，要尽可能放平手掌，轻轻抚摸宝宝的腹部，同时注视着宝宝的脸，观察宝宝的表情变化，判断是否有不舒服的反应。

需要注意的是，并不是手掌滑摩皮肤，而是轻轻推动按摩。

背部抚触

妈妈双手捧住宝宝的头向肩膀和背部抚摸。两只手在宝宝的背部来回按摩。按摩时，要五指并拢，使掌根到手指成为一个整体，把注意力集中在手上，保持力度的均匀。对于新生儿，只用双手交替从脖颈滑动到臀部就可以了。

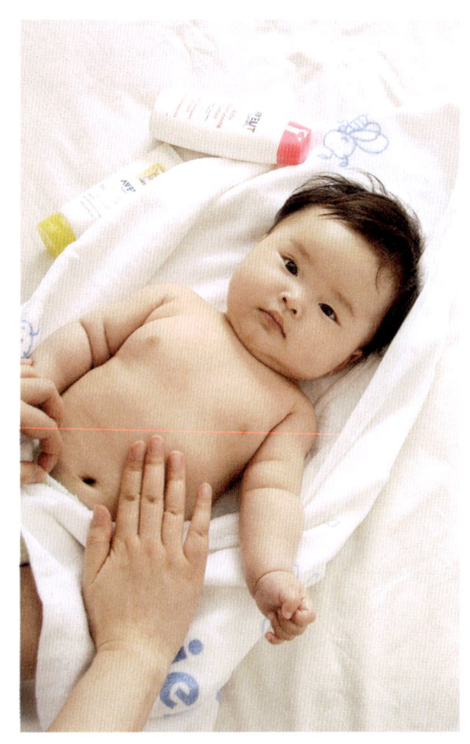

妈妈健康食谱

催乳开胃

冬瓜鲫鱼汤

原料 鲫鱼2条，冬瓜100克。

调料 葱花、姜末、盐各适量。

做法

1. 鲫鱼去鳞、鳃、内脏，冲洗干净，沥干水分；冬瓜洗净，去皮、子，切小片。
2. 鲫鱼下锅，加适量水烧开，加姜末，改小火慢炖至汤汁呈奶白色时下入冬瓜，加盐调味，撒入葱花即可。

营养功效

冬瓜鲫鱼汤开胃益脾，有良好的催乳作用，对新妈妈身体恢复也十分有益。

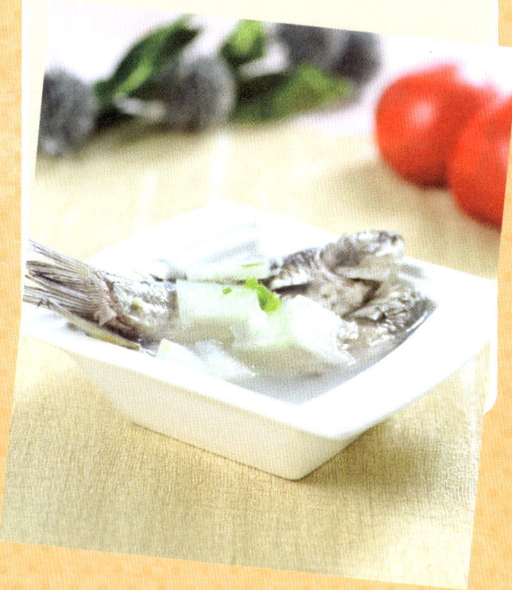

促进乳汁分泌

黄豆木瓜猪蹄汤

原料 黄豆150克，干木瓜15克，猪蹄2只。

调料 葱段、姜片、料酒、盐各适量。

做法

1. 黄豆洗净，浸泡3小时；干木瓜洗净，入锅水煎取汁；猪蹄洗净，切块。
2. 将猪蹄与黄豆一起放入装有木瓜汁的锅中，加入适量清水，大火烧开后加入葱段、姜片、盐、料酒，改用小火煨炖至猪蹄皮烂筋酥即可。

营养功效

黄豆木瓜猪蹄汤可促进乳汁分泌，还可为妈妈提供大量优质钙，并能增强人体的抵抗能力。

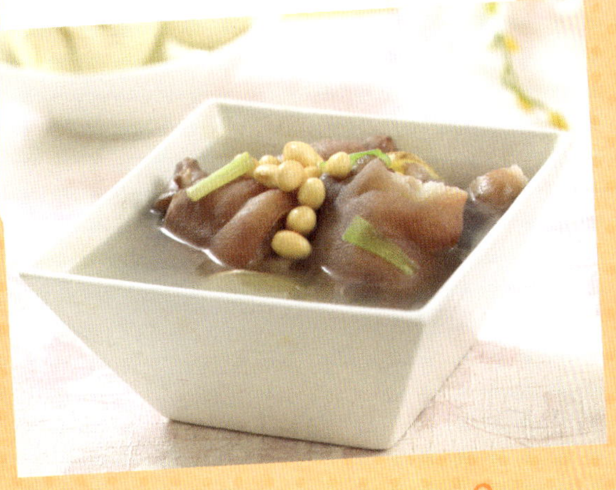

089 DAY ▼ 090

育·儿·专·题

3个月的宝宝健康体检

宝宝3个月了，父母应带宝宝到当地的儿童医院或社区医院给宝宝做定期的健康体检，以便了解宝宝的体格生长发育情况，及时发现宝宝的身体异常情况。

体检前的准备

日常生活中，父母最好能记录下来宝宝的喂养情况，如每天的吃奶次数及每次的奶量，添加维生素D的时间等；还应注意记录宝宝发育发展情况，如宝宝会笑出声的时间、何时开始抬头等；如果发现宝宝有异常的情况，要记录发生的时间、部位、变化等，记下需要咨询的问题，这样到体检时就能做到有的放矢了。

父母在宝宝体检之前要做好充分的准备，把发现的问题或想要咨询的问题记录下来，然后带上宝宝的新生儿体检记录、宝宝历次体检记录、疫苗接种记录、疾病就诊记录去做体格检查，医生就能够清楚地了解宝宝的生长发育情况，父母也能得到切实的医学指导。

检查项目

首先医生会询问宝宝的喂养方式、奶量等相关情况；还会询问疫苗接种和疾病情况（呼吸道感染、腹泻、贫血、佝偻病、湿疹、药物过敏等）。

宝宝做体检时，应检查的项目有：测头围、胸围、身高，称体重，对宝宝进行视觉、听觉、触觉等测试。还要进行一些必要的项目检查，如医生会摸摸宝宝的脖子，看有无淋巴结肿大的状况；听听宝宝的心跳速度及规律性是否在正常范围，以及有无杂音；检查宝宝有无疝气等。男宝宝检查阴囊有无水肿（睾丸是否下降到阴囊）等，女宝宝检查有无分泌物等。

爱心讲堂

婴儿的触觉感受能力

婴儿对不同的温度、湿度、物体的质地和疼痛都有触觉感受能力，就是说他们有冷热和疼痛的感觉，喜欢接触质地柔软的物体。嘴唇和手是触觉最灵敏的部位。触觉是婴儿安慰自己、认识世界和进行外界交流的主要方式。

CHAPTER

3

4～6个月，喜欢肌肤相亲的拥抱

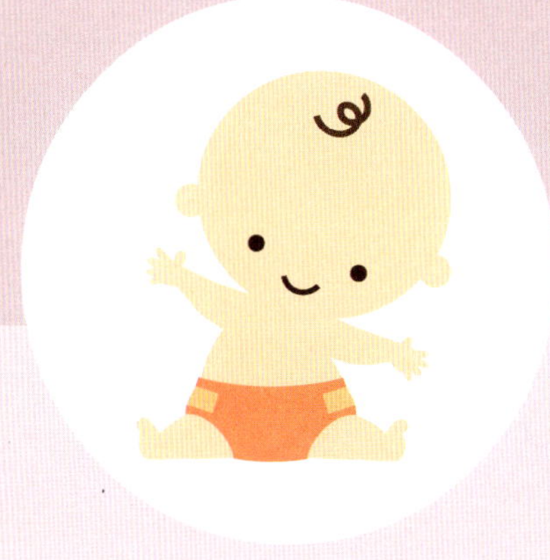

4个月的宝宝开始好动起来，动作发展有了长足的进展。
这时妈妈就要顺势对孩子进行动作训练，
辅助其翻身，为以后的爬行打下基础。
5个月的宝宝，看到大人吃饭会很着急，
伸出小手就会去抓，他现在吃什么都是香的。
6个月的宝宝学会了翻身，听觉和视觉也比以前更好。
十个手指均能做抓握动作，会一手握着玩具自己玩。
宝宝在学习本领时，妈妈的微笑是对他最大的鼓励和肯定。

4~6个月宝宝成长记

4个月宝宝的身体变化

体重：男婴4.7~8.5千克，女婴4.5~7.7千克。

身长：男婴58.3~69.1厘米，女婴56.9~67.1厘米。

头围：男婴约42.3厘米，女婴约41.2厘米。

胸围：男婴约42.7厘米，女婴约41.6厘米。

坐高：男婴约42.7厘米，女婴约41.5厘米。

6个月宝宝的身体变化

体重：男婴5.9~9.8千克，女婴5.5~9千克。

身长：男婴62.4~73.2厘米，女婴60.6~71.2厘米。

头围：男婴约44.3厘米，女婴约43.2厘米。

胸围：男婴约44.0厘米，女婴约42.8厘米。

坐高：男婴约44.1厘米，女婴约43.2厘米。

牙齿：部分婴儿开始萌出下门齿。

宝宝的语言发育

这个时期的婴儿在语言发育和感情交流上进步较快。高兴时，会大声笑，声音清脆悦耳。此时婴儿的唾液腺正在发育，经常有口水流出嘴外，还出现把手指放在嘴里吸吮的毛病。

宝宝的感觉发育

随着月龄的增长，宝宝声定位能力已逐渐发育成熟，有清楚的定位运动，在他的背后轻轻呼唤他的名字时，会立刻把头转向声源。有时不用呼唤而是用强音，如竹板、锣等敲出的声音，也可观察到宝宝转头寻找声源。

大约6个月的时候，婴儿的视觉可以调焦距了，他的视力越好，就越能准确地区分周围人的不同。他已经能从几米远处认出爸爸妈妈了。此时他也能判断出谁是让他害怕的陌生人。通常在这个时候，父母会吃惊地发现，宝宝居然会突然怕生起来。

用温柔的语言与宝宝交流

宝宝通常喜欢听人说话，尤其喜欢听到妈妈的声音。多用温柔的语言和宝宝交流，可为宝宝创造丰富的语言环境。妈妈与宝宝多进行一些简单的动作和语言交流，有助于宝宝开发智力。

回应宝宝的呼唤

如果宝宝哭了，应及时做出反应。安慰他、抱抱他，使他安心。妈妈温柔的拥抱，和宝宝的亲密接触，会传递给宝宝正向的情感信息。

用你的细心和专注及时回应宝宝，和宝宝建立信任关系。和妈妈建立情感依恋、从妈妈那儿获得安全感的宝宝，会有更大的勇气去探索周遭环境。

多和宝宝说话

如果妈妈用丰富的语言向宝宝表达自己的关爱时，可以使宝宝大脑的神经得到更多的刺激机会和联接，促进宝宝的语言能力和逻辑推理能力的发展。在和宝宝聊天，妈妈用愉快的声音回应他的咕咕声，用清晰的声音慢慢对他说话，例如：“好—漂—亮—的—宝—宝！”宝宝大脑理解话语和产生语言的区域需要各种丰富而有趣的信息的输入。

随时与宝宝交流

可以随时随地与宝宝交流，只要能让宝宝听到妈妈的声音。例如，父母可以只是向宝宝描述自己一天当中做了什么事情，例如“妈妈给你换尿布”“宝宝，来吃奶了”等。或者在宝宝情绪比较好时，用缓慢、柔和的语调对他说话，比如“××，我是妈妈，妈妈喜欢你”等。在照顾宝宝的过程中，妈妈要有意识地多与宝宝交流。

潮妈育儿

换尿布时，妈妈的脸离宝宝眼睛的距离正好，宝宝最能注意到妈妈的表情变化。所以，妈妈不要光顾着忙手上的活，宝宝更爱和颜悦色的妈妈。

小小囟门透露宝宝健康玄机

在宝宝囟门没有完全闭合以前，查看囟门可以了解宝宝的健康状况。妈妈平时除了观察宝宝囟门的大小和闭合时间外，还要观察宝宝前囟是否平坦。如果宝宝出现前囟凹陷或者紧张隆起，都属于异常情况，要及时就诊。

宝宝囟门的发育状况

人的头颅由7块骨组成：即顶骨、额骨、颞骨各2块（左右对称）及1块枕骨。颅骨的边缘像锯齿一样互相咬合，连接十分紧密，婴儿的颅缝还没有完全封闭，留有骨缝，而且在两块额骨与顶骨之间形成一个无骨的菱形空间，只有头皮及脑膜，叫前囟门。前囟的斜径出生时约2.5厘米。两块顶骨与枕骨之间形成一个无骨的小三角区，叫后囟门，较小，出生时已部分闭合，迟至3个月时完全闭合。侧囟多已闭合，骨缝尚未闭合，前囟门一直到1.5岁才闭合，如有维生素D缺乏病可推迟闭合。

查看囟门可以预测疾病

囟门发育变化是婴儿颅骨发育过程中的一个阶段，看上去仅方寸之地，却能反映身体内部的情况，很多儿科疾病都可引起囟门的变化。因此，儿科医生常把囟门看成窥测小儿疾病的窗口。在体格检查时，医生总要对囟门尤其是前囟认真检查一番，注意囟门的外观、紧张度和闭合迟早等情况，并追究其产生原因。

因此，妈妈平时要注意多观察宝宝的前囟门，掌控宝宝的健康状况。

观察囟门的正确姿势

观察囟门的标准姿势是将宝宝抱起呈直立的状态，且最好是在他睡觉、吃奶或安静的时候。饱满而突出的囟门表示颅压有上升的现象，应多加小心。但一个正常的宝宝在用力哭泣时，其囟门也可呈现突出的状态。前囟门凹陷，通常反映严重呕吐或腹泻使体液流失而导致脱水。也可能是隐性失水、幽门梗阻或气管食管瘘。

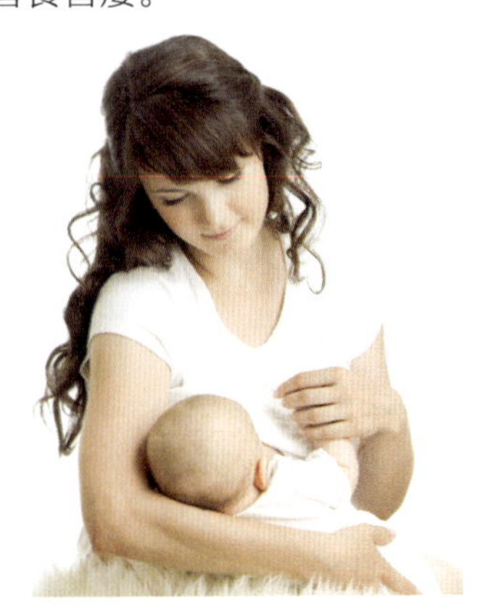

宝宝出水痘怎么办

水痘是好发于冬春季的常见急性传染病，患病宝宝为主要传染源。但是，一次感染可获得终生免疫。在宝宝出痘期间，父母不要心急，细心呵护，让宝宝早日康复才是最重要的。

宝宝出水痘的原因及表现

水痘的传播途径主要是通过唾液飞沫直接接触传染，也可因接触患病宝宝的衣服、被褥、玩具等被间接传染。水痘的潜伏期为10～15天，出疹前1～2天至出疹后5天都有传染性。

发病之初表现的症状与感冒类似，所以容易被比较粗心的妈妈所忽视。水痘发病急骤，大都先见皮疹，同时有中低度发热以及不适等症状。皮疹多见于躯干和头部，也可以见于腋部，四肢少见，偶见于掌心和脚底。皮疹初期为红色小斑疹和丘疹，隔数小时或1日后很快变为疱疹，呈椭圆形，周围有红晕，大小不等，皮疹数目多少不定，在1～6日内皮疹相继分批出现。以后结痂，至数日或2～3周才完全脱落，脱落后一般不留痕。

宝宝出痘期间的护理

- **不要给宝宝洗澡**。宝宝在出疹比较严重的时候不宜洗澡，结痂以后可用温水（水温不超过40℃）洗澡，以保持皮肤的清洁，一定要避免受凉。
- **勤给宝宝晒被褥**。要将宝宝的被褥、衣服等进行彻底消毒。被褥、衣服可在阳光下暴晒4～6小时。患病宝宝脱落的痂皮要用卫生纸包上烧掉。
- 宝宝餐具要煮沸消毒5～10分钟。玩具、家具、地面可用肥皂水擦洗消毒。
- 室内要通风，保持室内空气新鲜。
- 要勤给宝宝洗手，**勤剪指甲**，以防抓破水痘引起感染。

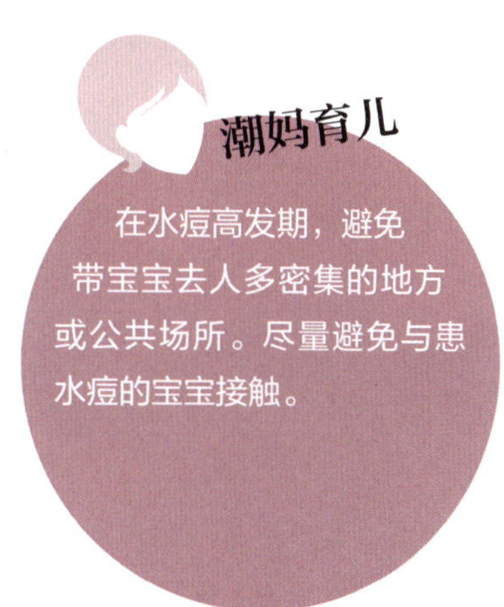

小舌头反映大健康

健康的宝宝舌体应该大小适中、淡红润泽、舌体柔软、伸缩自如，而且舌面有干湿适中的淡淡薄苔，口中没有异味。一旦宝宝生病了，舌质和舌苔就会相应地发生变化。妈妈平时多留意宝宝舌头的变化，就能及早发现宝宝的异常，减少宝宝生病的机会。

积食时舌苔黏厚

宝宝因积食导致腹泻时，若观察宝宝的舌头，可发现舌面上有一层厚厚的黄白色垢物，舌苔黏厚，不易刮去。同时口中会有一种又酸又臭的秽气味道。这种情况多是因为平时饮食过量、脾胃消化功能差而引起。

对于食欲特别好的宝宝，应注意每餐喂养适量，以使胃肠道得到充分的休息。如果宝宝出现乳食积滞，可在医生指导下适当服用保和丸、健胃消食片或王氏保赤丸等中成药，消食导滞，保证大便畅通。

出现地图舌有异常

地图舌是指舌体淡白，舌苔有一处或多处剥脱，剥脱的边高突如框，每每在进食时会有不适或轻微疼痛。地图舌一般多见于消化功能紊乱，或宝宝患病时间较久，使体内气阴两伤。

患有地图舌的宝宝往往容易挑食、偏食、睡眠不稳、乱踢被子，小婴儿易哭闹、潮热多汗、面色萎黄无光泽、体弱消瘦、怕冷、手心发热等。宝宝有上述情况应就医诊治，适当调理。

需要注意的是，地图舌不一定都是病态，它有多种因素，比如遗传因素。有地图舌的孩子，不一定都脾虚，而且大部分进食没有感觉，也不一定都要服药治疗。

潮妈育儿

炎热的夏季，如果宝宝喝水少或是感染病毒、细菌，就会引起口舌生疮。妈妈平时要注意宝宝的口腔清洁，每天多给宝宝饮白开水，少进食过甜的果汁。

秋季预防宝宝呼吸道感染

很多宝宝在秋季降温时，体温调节中枢失去平衡，出现发热、咳嗽、流涕等上呼吸道感染症状。如果抵抗力低或治疗不及时，可发展成气管炎、肺炎等下呼吸道感染。因此，平时妈妈要注意孩子的冷热，保护其免受呼吸道感染的困扰。

上感的预防措施

当宝宝已经出汗时，不要给宝宝马上脱掉衣服，应该让他静下来，擦干汗水，等到宝宝再汗流浃背时，脱掉一件衣服。不要让出汗的宝宝正对风口，更不能使用电风扇或空调等方法为其降温，这样会使宝宝打开的汗毛孔迅速闭合，造成体内调节失衡，引起感冒。

妈妈应该抱着宝宝多到室外走走，这是提高机体抵抗力、预防感冒的好方法。

下感的预防措施

当宝宝患感冒时，若症状较轻，可在家观察，注意补水和休息；若症状较重，要在医生的指导下适当服用抗感冒药，避免发展为肺炎。

因为90%以上的感冒是病毒感染，感冒最常见的症状是发热、流涕、喷嚏。在呼吸道分泌物中有许多病毒和炎性细胞，流涕、喷嚏是清除病毒的有效途径，而抗感冒药多数是针对流涕、喷嚏症状的。但误用感冒药，会使呼吸道黏膜干燥，不但不能清除病毒，还可使细菌乘虚而入，发展为下呼吸道感染。

多休息、多饮水、适当退热、注意护理、及时看医生是治疗感冒、预防下呼吸道感染的好方法。

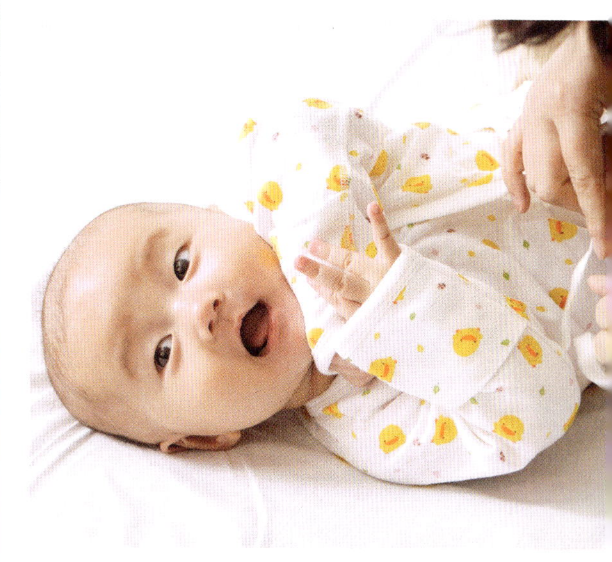

防胜于治，宝宝肺炎防护

肺炎是婴幼儿期常见的一种疾病，宝宝肺炎由于没有成人肺炎的明显症状，所以不易察觉，但肺炎的危害相当严重，应及早发现和防治。

宝宝肺炎的症状

肺炎和感冒的症状相似，容易混淆，爸爸妈妈若发现类似症状应考虑到肺炎的可能，并及早请医生诊断并救治。

需要注意的是，并不是所有的肺炎都会发热、咳嗽。宝宝月龄越小，症状越不明显。

宝宝患肺炎可以无明显的呼吸道疾病，症状仅表现为一般状况较差、反应低下、哭声无力、拒奶、呛奶等。发病慢的多不发热，甚至体温偏低（36℃以下），全身发凉。有些患儿还出现鼻根及鼻尖部发白、鼻翼扇动、呼吸浅快不规则，病情变化快，易发生呼吸衰竭、心力衰竭等。

如何防治宝宝肺炎

- **坚持母乳喂养。**母乳中含有大量的免疫球蛋白，可以保护呼吸道黏膜免遭病原体侵袭。
- **注意居室卫生。**经常通风换气，宝宝的衣物及床上用品要经常换洗，室内家具、玩具要经常清洁、消毒。
- **注意宝宝卫生。**最好每天给宝宝洗澡，避免皮肤、黏膜破损，保持脐部清洁干燥，避免污染。
- **多吃易消化的食物。**根据宝宝的月龄给予营养丰富、易于消化的食物。
- **隔绝感染源。**尽量减少亲戚朋友的探视，尤其是患感冒等感染性疾病的人员不宜接触宝宝。
- **注意观察宝宝的精神、面色、呼吸、体温及咳喘等症状体征的变化。**若宝宝严重喘憋或突然呼吸困难、烦躁不安，则有可能是痰液阻塞了呼吸道，应及时请医生采取救治措施。

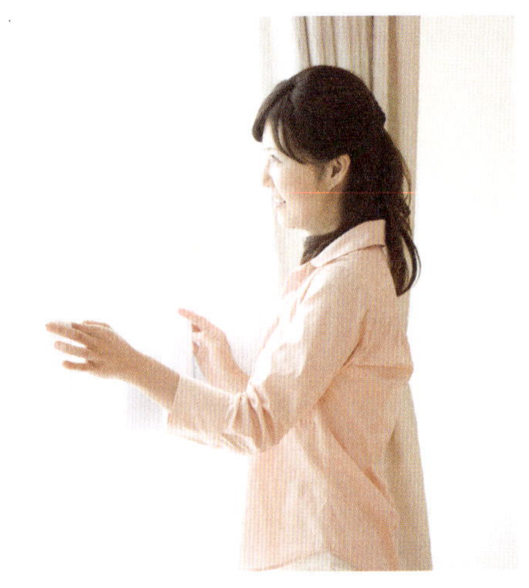

开始用小枕头了

宝宝长到3个月时开始学习抬头，脊柱也开始出现向前的生理弯曲，可培养其用枕头睡觉。妈妈快来看一看如何为宝宝准备舒适的枕头吧！

枕头的高度

枕头的高矮应适度，宝宝的枕头过高或过低，都会影响宝宝呼吸通畅和颈部的血液循环，导致宝宝睡眠质量不佳。宝宝在3～4个月时可枕1厘米高的枕头，6个月以内的宝宝，最合理的枕头高度要小于3厘米，6个月以后可根据宝宝的发育情况，逐渐调整枕头的高度，以3～4厘米为宜。

枕头的宽度

枕头的宽度要合适，大小和形状也应合适，宽度应与头长相等，长度略大于宝宝的肩宽。枕头与宝宝头部接触的位置应尽量做成与头颅后部相似的凹槽形。

硬度适中

宝宝的枕头软硬度要合适。过硬易造成扁头、偏脸等畸形，还会把枕部的一圈头发磨掉而出现枕秃；过于松软而大的枕头，会增加小宝宝发生窒息的危险。

枕芯的选择

枕芯的质地应柔软、轻便、透气、吸湿性好，一般以荞麦皮或泡过茶后晒干的茶叶为好，吸湿性好、透气性强，且能清洗。其他如灯芯草、蚕沙、蒲绒物品也可以作枕芯，但不宜使用泡沫塑料或腈纶、丝棉当填充物。

枕套与枕巾

枕套最好用柔软的白色或浅色棉布制作。此外，妈妈还要给宝宝准备透气吸汗的小枕巾，让宝宝枕着柔软舒适。

潮妈育儿

等宝宝大一点，妈妈会发现宝宝的小枕头还有许多用处。比如：枕头可以放在床边，拦着宝宝，起到保护的作用；枕头还可以是玩具，宝宝会靠着、坐着或抱着枕头玩。

婴儿车，宝宝的专用坐驾

现在，宝宝可以开始经常使用婴儿车。把宝宝放在婴儿车里，由父母推着去户外晒太阳、呼吸新鲜空气，接触和观察大自然，可促进宝宝身心健康发育。

婴儿车安全很重要

6个月以内的宝宝最好选用坐卧两用的婴儿车，因为宝宝还不能完全坐稳，外出累了需要躺下。推车散步时，如果宝宝睡着了，要让宝宝躺下来，以免腰部负担过重。

- 选购婴儿车安全要素很重要。首先，必须留意安全带是否牢固、是否容易调校；其次，车架应有主锁及附加的安全锁，而两个后轮的锁应可同时锁上；此外，必须有足够的座位空间及承托力，车身不可有大过手指的缝隙，以免宝宝夹伤或扭伤手。
- 每次使用前都应该进行安全检查。
- 系好安全带。宝宝坐车时一定要系好腰部安全带，腰部安全带的长短、大小应根据宝宝的体格及舒适度进行调整，松紧度以放入大人四指为宜。

使用推车注意事项

- 尽量不在高低不平的路上推，车子不断颠簸摇摆，宝宝不舒服，甚至可能对他造成伤害。
- 不要在楼梯、电梯或有高低差异的地方使用婴儿车。
- 不要推车到马路边等拥挤、污染重的地方，宝宝坐在小车里位置低，离地面近，会吸入更多的灰尘。
- 任何时候都不要把宝宝一个人留在婴儿车上，宝宝在车内乘坐的时间以每次30～60分钟为宜。

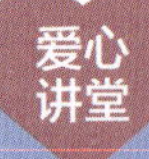

不要过度使用婴儿车

不要过度使用婴儿车，让宝宝多自我锻炼。过度使用婴儿车会降低宝宝进行运动的积极性，使宝宝的运动量减少，不利于运动能力的发育，还可能导致宝宝在婴幼儿时期过度肥胖。

百天照，记录天真的笑容

宝宝100天了，这是一个值得纪念的日子。父母这时候一般会邀请亲朋好友摆“百日宴”，一起庆贺宝宝的成长。同时，还会为宝宝拍下百天照以作纪念。

准备充分让宝宝配合拍照

- 拍照前准备好宝宝需要换的衣服，不要准备太多套，以免多次换衣服而让宝宝过于疲劳或感冒，也可分几天拍。
- 在给宝宝拍百天照时，要照顾宝宝的情绪，在其露出疲倦之态后，不要强行给宝宝照相，要及时安排宝宝睡觉。
- 拍照时不要限定宝宝做指定的动作，让宝宝自由发挥，连拍模式可以抓住瞬间的动作，拍好后再慢慢挑选。
- 拍照前喂饱宝宝，换好干净的纸尿裤，在宝宝精神状态好的情况下拍出来的效果会更好。

闪光灯有损宝宝视力

这么大的宝宝，全身的器官、组织发育不完善，眼睛视网膜上的视觉细胞功能也处于不稳定状态，强烈的电子闪光对视觉细胞产生冲击或损伤，影响宝宝的视觉发育。这种损伤同电子闪光照相机拍照时的距离有关，照相机离眼睛的距离越近，造成的损伤也越大。

因此，对于3岁以内的宝宝（尤其是6个月以内的宝宝），要尽量避免用电子闪光灯拍照。

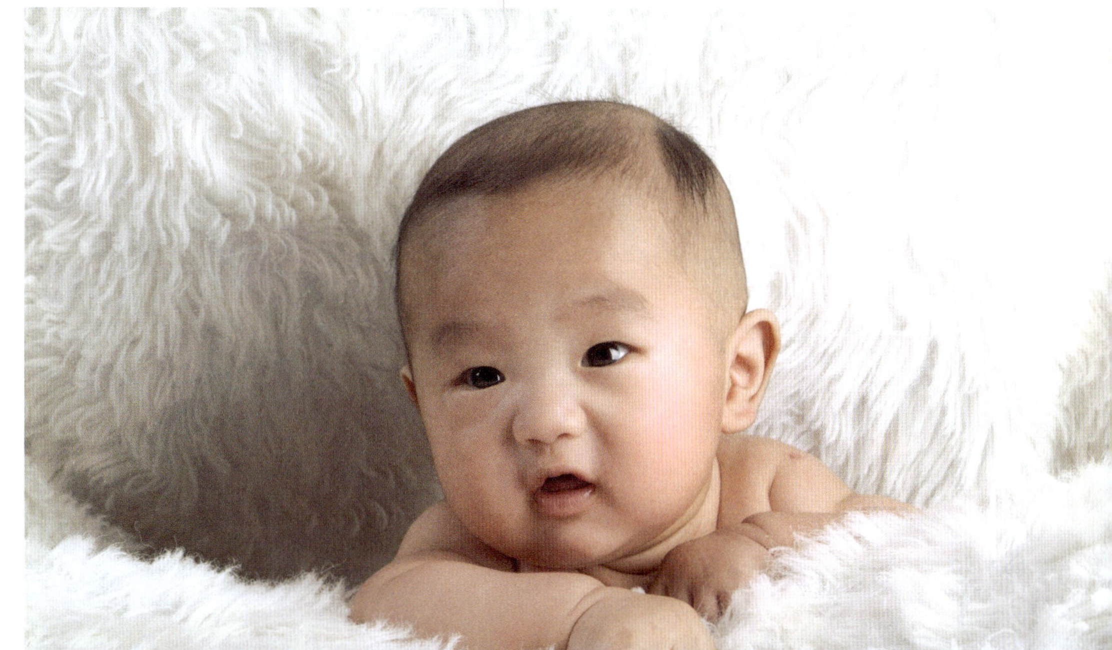

用音乐开启宝宝的潜能

宝宝一出生就具有音乐潜能，不仅喜欢音乐，同时对音乐有着出色的理解力。因此，父母有必要了解如何开发和培养宝宝的这种能力，使之向更高的智能层次发展。

悦耳的音乐可激发宝宝的潜能

变化的声音可让宝宝体验不同的感受，并产生愉悦的情绪，悦耳的音乐对宝宝大脑神经的刺激及身体潜能的开发都具有十分重要的作用。

为宝宝选择适合的音乐

爸爸妈妈可帮助宝宝选用一些世界名曲，如莫扎特奏鸣曲以及钢琴曲、小提琴曲，轻声放给小宝宝听。

宝宝将要入睡时，可选用安静柔和的摇篮曲，如中国的东北名歌《摇篮曲》、印度尼西亚歌风《宝贝》等，让宝宝在优美的音乐声中安然入睡。

宝宝情绪烦躁、哭闹时，可选用愉快活泼的音乐，及时转移他的注意力，如河南民歌《编花篮》、云南民歌《猜调》等。

宝宝吃奶后，可选用优美舒缓的音乐，如江苏民歌《茉莉花》、河北民歌《回娘家》、新疆民歌《新疆好》等。

适时温习一下胎教音乐

如果妈妈怀孕时做过胎教，那么，现在宝宝出生了，你可以和宝宝重温一下胎教时听过的音乐。看看宝宝会是怎样的反应。

胎教音乐多清新欢快，非常适合小宝宝聆听。边听音乐，妈妈可以边轻轻告诉宝宝：“宝宝，你听，这是我们之前听过的音乐，你喜欢吗？”

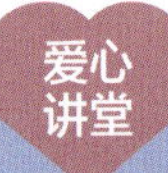

给宝宝提供多方面的声音刺激

妈妈可通过发声玩具、唱童谣、说儿歌等方式，给宝宝提供更多的声音及节奏上的体会与刺激，丰富宝宝的听觉世界。

识别宝宝的体态语言

婴儿时期，宝宝有自己独特的体态语。在宝宝还不能用语言表达自己的意愿时，宝宝会用哭、笑、表情等表达自己的情绪。不同时期，宝宝的体态语含义也各不相同。了解了宝宝的体态语才能给宝宝最好的护理。

笑出声——表示心情愉快

宝宝的笑一般是突然发出的，短暂而快速，口角牵动、笑容骤现，并伴随着两眼发光、两手晃动。接着笑容立即停止，等候亲脸鼓励。这时，父母应笑脸相迎，用手轻轻抚摸宝宝的面颊，或在其面额部亲吻一下，以示鼓励。此时此刻，宝宝会再以微笑来对父母的行动表示满意。

撇嘴——表示有要求

宝宝撇起小嘴，好像受委屈，也是啼哭的先兆，而实际上是对大人有所要求。比如肚子饿了要吃奶，寂寞了要人逗乐，厌烦了要大人抱起来换个环境或改变一种姿势。父母应适时地满足宝宝的需要。

撅嘴、咧嘴——要小便

据研究，一般男婴以撅嘴来表示小便，女婴多以咧嘴或上唇紧含下唇来表示小便。父母如果能及时观察到宝宝的嘴形变化，了解要小便时的表情，就能摸清宝宝小便的规律，从而加以引导，有利于逐步培养宝宝的自控能力和良好的习惯。

红脸横眉——要大便

宝宝先是眉筋突暴，然后脸色发红，目光发呆，有明显的“内急”反应。这是大便的信号，父母应立即协助宝宝大便。

自得其乐——没有睡意

宝宝在没有睡意时，会自得其乐地玩弄自己的嘴唇、舌头、吐气泡、吮手指等。

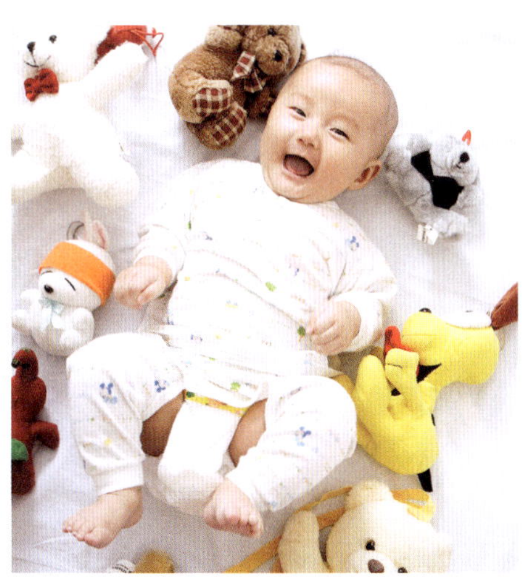

让宝宝尽情感知

感知能力对宝宝认识外界环境很重要。宝宝最直接的感知就是看一看、摸一摸、听一听，父母应根据宝宝的特点，锻炼宝宝的感知能力，并通过感知认识身边的事物。

鼓励宝宝多尝试

让婴儿多看、多听、多摸、多嗅、多尝。选择的玩具应当轻软、有声、有色，让他能摸的都摸一摸，能摇动的都摇一摇，能发声的都听一听，如钟表声、动物叫声、风声、流水声等。结合生活起居让他多听听音乐。也可让他闻闻醋，尝尝酸，感受花香鸟语。锻炼他完整的感知事物的能力。

手摸镜子

妈妈把宝宝抱到镜子前，一边对着镜中的宝宝微笑，一边用手指着说："这是宝宝，这是妈妈。"然后拉着宝宝的小手去摸摸镜子。

一方面可以萌发宝宝认识物体、寻找物体的意识；另一方面可以让宝宝感受镜子这种玻璃制品的质地，丰富其触觉刺激。

开灯、关灯

妈妈抱宝宝站在台灯前，用手拧开灯说"灯"，初时宝宝盯住妈妈的脸，不去注意台灯。多次开关之后，宝宝发现一亮一灭，目光向台灯转移，同时又听到"灯"的声音，渐渐形成了条件反射。以后再听到大人说"灯"时，他就眼睛看着灯，能找到目标。

认识了第一种物品以后，再引导宝宝逐渐认识家中的花、门、窗、猫、汽车、自己的玩具等，以后渐渐学会用手去指，听到声音或指令会用手去拿。

爱心提示

培养宝宝的记忆力

经常给宝宝看曾经见过的玩具、图片和其他物体，反复说出它们的名称，这样做，有助于在发展宝宝视觉的同时，培养其记忆能力。

宝宝有了“小脾气”

婴儿从4个月开始有了“小脾气”，会学“磨人”了，这时他们啼哭常常并不是因为饥饿，也没有什么不舒服，更多的是因为周围没有人，他哭是盼望有人来照顾他。

陪伴，有助身心发育

在前6个月中，宝宝一哭就立刻响应他是不会宠坏他的。这会让他知道，当他需要你时，你就在身边。这个阶段，需要培养信任感，帮助他建立信心，以增强其学习能力，同时在他长大后，也会比较独立。

妈妈听到宝宝发出的哭声后，走到他的小床旁，用手抚弄他的脸蛋儿，轻轻地拍拍他，亲切地对他微笑，用温柔的声音对他说话，在多数情况下宝宝会安静下来。如果你这样做了，宝宝还是一个劲地哭，就应该把他抱起来，哄哄他，给他以爱抚，稳定一下他的情绪。宝宝满足后，可以轻轻地把他放回小床，并在他旁边守候一会儿。下次宝宝再哭时，要和他说说话、笑一笑，并拍一拍。妈妈的陪伴，是宝宝最大的安慰。

让宝宝停止哭闹的有效方法

宝宝长大了，哭声也有了更多的意义。宝宝哭闹时，妈妈可以试试下面的方法：

- 用温水浸泡宝宝的脚。有研究表明，这种方法对婴儿有很好的镇静作用。同时将宝宝放在浴室安全的地方，水流的声音说不定能安抚他，让他停止哭闹。
- 将他放在婴儿摇椅中，轻轻地摇晃他，还可以唱轻柔的摇篮曲，这样他就会慢慢安静下来。结合拍打、按摩可能具有神奇的效果。

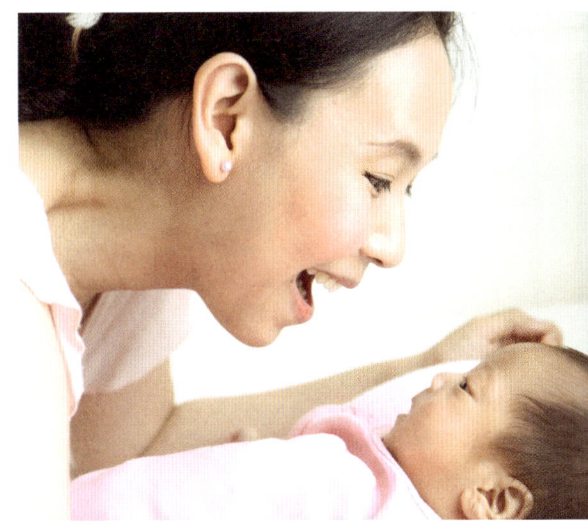

宝宝感冒，妈妈别慌

感冒是婴幼儿最常见的疾病，全年都有发生，冬季多见。感冒容易并发中耳炎、颈淋巴结炎、肺炎等。宝宝感冒，妈妈不能慌，不同类型的感冒，护理重点也不同。

风寒感冒的护理

宝宝风寒感冒一般表现为怕冷、发热较轻、无汗、鼻塞、流清涕、喷嚏、咳嗽、痰白清稀、头痛、咽痒等症状。因此，应避免宝宝所处环境的温度忽冷忽热；给宝宝补充温水；风寒感冒时最好用脱脂棉轻轻地给宝宝擤鼻涕，不要用纸巾，以免伤害宝宝的皮肤；不宜给宝宝喂食葡萄、香蕉、西瓜等寒性食物的汁水。

风热感冒的护理

风热感冒的宝宝发热较重，要及时补充水分；用脱脂棉给宝宝擤鼻涕；风热感冒时，宝宝因为流浓涕往往吮吸困难，吃奶很慢，哺乳妈妈要有耐心。

病毒性感冒的护理

病毒性感冒一般表现为发热可有可无、体温可高可低、流清涕、打喷嚏、咳嗽、精神尚好、食欲减退，有时可伴有呕吐、腹泻等症状，极少数患儿会发生高热惊厥。

低热时可以采取物理降温的方法退烧，多给宝宝洗温水澡；如果宝宝有高热惊厥现象，要在医生的指导下服退烧药。应注意季节变化，随时增减衣服，夜间睡觉要避免受凉，宝宝出汗后要及时换下汗湿的衣服。宝宝开始添加辅食时，要合理喂养，多给宝宝喂温水，增加富含维生素C的食物，如柑橘、猕猴桃等，可以打成汁稀释后喂食宝宝，以增强其抵抗力。

爱心讲堂

感冒的宝宝要多休息

对于感冒，充分的休息是至关重要的，尽量让宝宝多睡一会，适当减少户外活动，别让宝宝累着。此外，还要注意调节室内温度，室温最好保持在20~24℃；空气干燥时，要注意加湿。

宝宝腹泻如何护理

宝宝腹泻是仅次于呼吸道感染的第2位常见病、多发病。换季时节，天气时冷时热，宝宝很容易腹泻，且以2岁内的婴幼儿多见。如果宝宝腹泻了，应注意尿量，病情加重要及时就医，化验大便。

宝宝腹泻时的母乳喂养

母乳喂养的宝宝腹泻时，不必停止喂奶，只需适当减少喂奶量，缩短喂奶时间，延长两次喂奶的间隔时间即可。一般说来，3个月以内的宝宝每3小时喂1次，夜间停喂1次；3～5个月的宝宝每3.5小时喂1次，5个月以上的宝宝每4小时喂1次，每次喂奶15～20分钟。

除了注意喂奶时间外，如果宝宝啼哭，可以喂点白开水或5%葡萄糖水，也可以减少1～2次母乳哺喂，使宝宝胃肠得到休息。随着病情的好转，再逐渐恢复以前的喂奶量。

当宝宝腹泻时，母亲应少食含脂肪高的食物，以免增加乳汁中脂肪含量。每次喂奶前，妈妈可喝一大碗开水稀释母乳，有利于减轻宝宝腹泻症状。

宝宝腹泻时的人工喂养

人工喂养的宝宝腹泻时，要根据腹泻、呕吐、食欲和消化的情况，确定饮食治疗的方法。如病情较重，每日腹泻超过10次，并伴有呕吐，应在医生的指导下减少喂奶量，并补充体液，以减轻宝宝胃肠道的负担，使之充分休息。奶量可视病情好转逐渐增加，使肠道逐步适应。待情况好转至完全好转再慢慢恢复原来的奶量。

如宝宝偶然出现腹泻，可将奶冲淡喂1～2天，然后再恢复正常奶量和浓度。

此外，宝宝腹泻时，医生会叮嘱妈妈关注宝宝的尿量，防止脱水。如出现脱水，医生一般会建议其服用口服补液盐，少量多次服用。

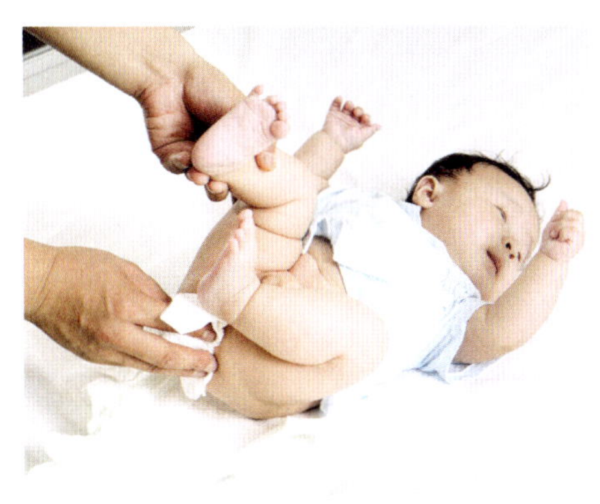

宝宝喜欢玩脚丫

随着宝宝的动作发育，这个时期的宝宝在仰卧着玩耍时会发生一个了不起的变化：继品尝手之后，他开始品尝脚丫的滋味了。宝宝无意间会抬起腰，用手抓住自己的脚放到嘴里啃。

小脚丫只是宝宝有趣的玩具

宝宝在这个阶段，上下肢活动能力较强，运动自如，手能抓到小脚丫。宝宝常常喜欢把腿举起来，伸直膝盖，眼睛看到自己的腿以后，伸手去抓，把自己的腿也当作有趣的玩具。很快，就能把腿伸到嘴边，双手抱住小脚丫，吮吸脚趾头。

仰卧举腿玩脚和送脚趾进嘴，是宝宝肢体发育的一个过程，表明宝宝的下肢可以屈曲到90度接近180度。

啃脚丫让宝宝掌握了新的技巧

高举腿抬起腰的姿势是这个阶段的婴儿很喜欢摆的姿势。然而，如果这个姿势重心过高，身体就容易侧翻过去。这样，过去只能仰卧的婴儿就在无意当中掌握了抬腰扭动下半身的技巧。这一无意运动对宝宝掌握翻身的要领意义重大。

让宝宝高抬腿踢气球

4个月龄时，如果宝宝仰卧时会用小脚去踢吊在婴儿床上方的彩色气球，5个月时就会把腿脚伸直并且举得高高的，可以把气球吊得更高一点，使宝宝把腿能抬得更高。经常让宝宝做一做高抬腿运动，不仅能锻炼下肢的力量，还能锻炼腹部肌肉，为学习爬行奠定基础。

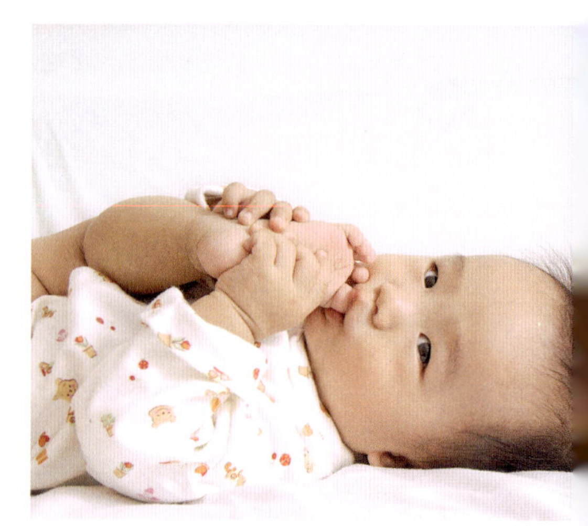

妈妈宝宝一起“打哇哇”

“打哇哇”是宝宝百玩不厌的经典游戏，愉悦的同时让宝宝的协调能力得到锻炼。“打哇哇”也是这个阶段妈妈和宝宝互动的一个有趣的游戏，尤其在宝宝哭闹时用上这一招，很多时候会让宝宝变得高兴起来。

让宝宝学会“打哇哇”

当宝宝又开始无目的地咿咿呀呀叫唤的时候，妈妈迅速地拿起宝宝一只手，把手背堵在宝宝嘴上，然后迅速拿开，发出“哇”的一声后，再堵上又拿开，不断重复，让宝宝发出连续的“哇哇”的叫声，直到宝宝这一口气用完。通常这个有趣的游戏会让宝宝和妈妈一起笑起来，宝宝感受到乐趣，就会主动重复刚才的动作。

但是刚开始，宝宝掌握不住要领，需要妈妈的帮助，及时把手拿到嘴边并快速拍打。多次重复以后，宝宝就会懂得鼓起一大口气，并主动发出叫声要求妈妈进行这个游戏。但宝宝能独立完成手的动作，要到几个月以后。等宝宝学会“打哇哇”后，就可以和妈妈快乐地交流了。

教宝宝发“哇”的音

在宝宝掌握“打哇哇”的要领之后，宝宝有时候不用手拍嘴巴也能发出“哇哇哇”的声音，这时候，妈妈就要诱导他掌握正确的发音方法。妈妈拿着一个带响声的玩具，一边逗宝宝玩，一边说：“宝宝有个小娃娃，娃娃娃娃小娃娃。”记得，要把“娃”字音咬得重一些，并且重复多次。宝宝可能会很兴奋地跟着妈妈“哇哇哇”地叫起来。如果宝宝会“哇哇哇”，可一个人抱着宝宝，另一个人就在左或右面不同位置叫宝宝的名字。

爱心讲堂

爸爸妈妈“打哇哇”

开始教宝宝做“打哇哇”的游戏时，可以爸爸妈妈一起玩给宝宝看。如爸爸张口发音，妈妈的手放在爸爸的嘴上，配合发出“哇哇”的声音。这样更能引起宝宝的兴趣。

翻翻身，快乐多

翻身是宝宝第一次真正意义上的全身运动，要借助头部、胸部、四肢等的力量，将身体翻转过来。这个时期最主要的动作就是训练宝宝翻身，让宝宝掌握翻身运动的要领。

辅助翻身操

宝宝仰面躺下，妈妈右手轻握宝宝的左侧膝盖内侧，让宝宝左腿弯曲，并利用手腕使宝宝的右腿贴在地板上；妈妈左手则向上拉直宝宝的右手。妈妈轻轻抬起宝宝的左侧臀部，使宝宝向右侧翻；同时妈妈用左手拉宝宝的右手，使宝宝的右手贴在床上向上伸直。

这种侧翻动作，每次训练2～3分钟，每日3～4次即可。可促进宝宝颈部肌肉的灵活性和协调性，为侧翻身做准备。

亲子翻身

让宝宝俯卧或者仰卧在爸爸的身上，通过爸爸的翻身，带动宝宝的翻转。这种亲子接触不仅会让宝宝有安全感，同时，在一起翻转的过程中，会让宝宝有新鲜感，愿意去尝试。当宝宝开始练习翻身时，比如向左翻的时候，妈妈可用右手扶住宝宝的左肩。

训练宝宝翻身的注意事项

- 动作一定要轻柔，以免扭伤宝宝的小胳膊、小腿。
- 开始训练时，练习时间和次数不要太长、太多，要逐渐增加。
- 不要在宝宝刚吃完奶或身体不舒服时练习。
- 宝宝学会独立翻身后，妈妈仍要继续让他练习，不仅为了熟练，更为日后学爬打下基础。

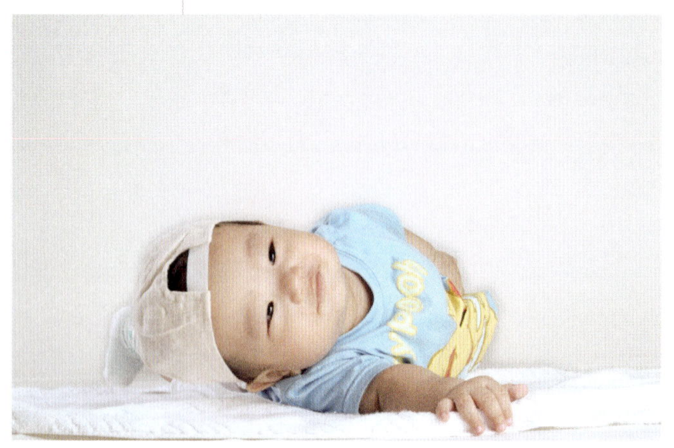

为宝宝选择合适的玩具

父母为宝宝选购玩具时，要考虑宝宝的能力，要选择安全并适合宝宝年龄的玩具，最好是选择随着宝宝的成长能以不同方式来玩的玩具。

带响声的玩具

响声玩具或铃铛可以快速吸引宝宝的注意力。这些玩具有各式各样的形状与大小，父母可以让他玩一捏就响的橡皮玩具以及布制动物和玩偶，但要确定玩具上没有会松脱的小部件，例如娃娃的眼睛。

可以买一个内有小铃铛的充气大塑料球，把它吊在小床的上方，让宝宝用脚踢。

颜色鲜艳的玩具

给宝宝选一个颜色鲜艳而且大小能让他容易看到的球。妈妈先坐在地板上，同时让他躺在妈妈旁边或将他放在妈妈的腿上，再在他身旁的地板上滚球，让宝宝看着球，此时他可能会试着去抓球，或者只是用眼睛看。

会转动的小挂件

那些转动的小挂件会吸引宝宝的注意力。注意把它们放在宝宝能看见的较低的地方，这样方便宝宝抓够。需要注意的是，最好经常变换一下小挂件的位置，以便训练宝宝的追视能力，刺激宝宝的视觉发育。

玩具并非越多越好

不要盲目地给宝宝买过多的玩具，玩具太多并非好事，倒不如少而精。专家指出，动不动就买玩具给孩子，容易造成孩子性格散漫，任何事都不会认真去思考，缺乏集中力。事实上，拥有太多玩具的孩子，性格的确容易改变，凡事缺乏耐心，不会自己想办法玩。总之，孩子在缺乏玩具的情况下，才会发挥自己的创造力，变换花样造出需要的玩具。

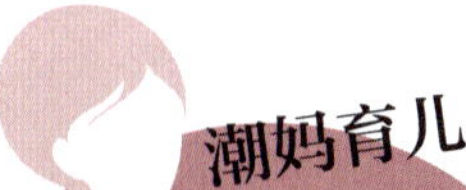

这个时期，宝宝在吃饱睡足以后就能积极地接受周围环境中的信息刺激，因此父母不仅要提供适合宝宝的玩具，还应抽时间陪他玩玩具。

宝宝穿衣厚薄要适宜

有些父母总怕宝宝着凉，穿衣时里三层外三层，还整天紧闭门窗，使宝宝抵抗力减弱且容易感冒。因此，宝宝的衣服应以保暖、柔软舒适、款式简单、厚薄适度为原则。

手暖无汗为标准

妈妈可以根据天气预报、实际的气温变化和感觉，适时地给宝宝增减衣服，以宝宝不出汗、手脚不凉为标准。

正常情况下，宝宝的体温一般会比老年人和成年人高，现在的宝宝不会走路，总被抱在怀中，所以能够接受妈妈的体温；通常宝宝穿着只要比成人多一件就行，大些的宝宝可以和成人穿一样多，甚至还可以有意让宝宝少穿一点，以锻炼其御寒能力。秋季适当地感受凉意反而能增强宝宝的体质，使宝宝不容易生病。

冬日宝宝如何穿衣

许多爸爸妈妈常常在冬日将宝宝包得密不透风，其实这是很不恰当的做法，让宝宝穿得像个小粽子，不仅会影响宝宝的活动量，还可能会造成宝宝的皮肤病变。

其实，宝宝并不像爸爸妈妈想象的如此脆弱，所以在为宝宝穿衣服的时候，只要依循着“天冷，比大人多一件”这个准则即可。

人是恒温动物，体内有一套完善的体温调节系统，但对于小宝宝来说，体温调节功能有待完善。所以不能单纯地强调 “冻”，即使秋冻也要从耐寒锻炼开始，逐步进行。

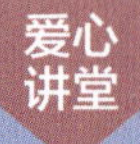

给宝宝做耐寒锻炼

耐寒锻炼可以提高宝宝的抵抗力，但方法应科学，并要根据宝宝不同的体质和自身情况进行。训练前，最好先咨询医生。耐寒锻炼的同时，要注意宝宝的营养饮食与规律的日常起居。

教宝宝学会使用简单手势

随着宝宝智力的发展，宝宝开始用手势表达自己的意愿，尝试着用自己能够使用的方式向家人表示需求。这时，父母可以因势利导地教给宝宝几种常用手语。

伸手找抱

最初的表达可能出于偶然，例如，宝宝半躺在婴儿床上，发现妈妈来了，伸出小手要妈妈。如果得到妈妈的回应，下一次再见到妈妈，就会伸出双手向妈妈求抱。连续几次后，他就能认识到，通过手势能与妈妈交流，表达要抱的意愿，并且能得到满足。

挥手再见

爸爸外出上班时，对宝宝挥手说“再见，bye－bye”，教宝宝学做挥手再见的手势。宝宝如果不会模仿，妈妈可以拿起宝宝的手臂，边挥边说“爸爸再见”，经常反复地做练习，宝宝就能学会表示再见的挥手手势。

学会挥手以后，可以让宝宝在家人、朋友离开时，主动挥手“bye－bye，再见”。

拱手谢谢，拍手欢迎

宝宝学会挥手再见的手势以后，可以进一步教宝宝模仿大人双手抱拳，做拱手的手势，表示“谢谢”。做双手手掌拍击的动作，表示“欢迎”等。

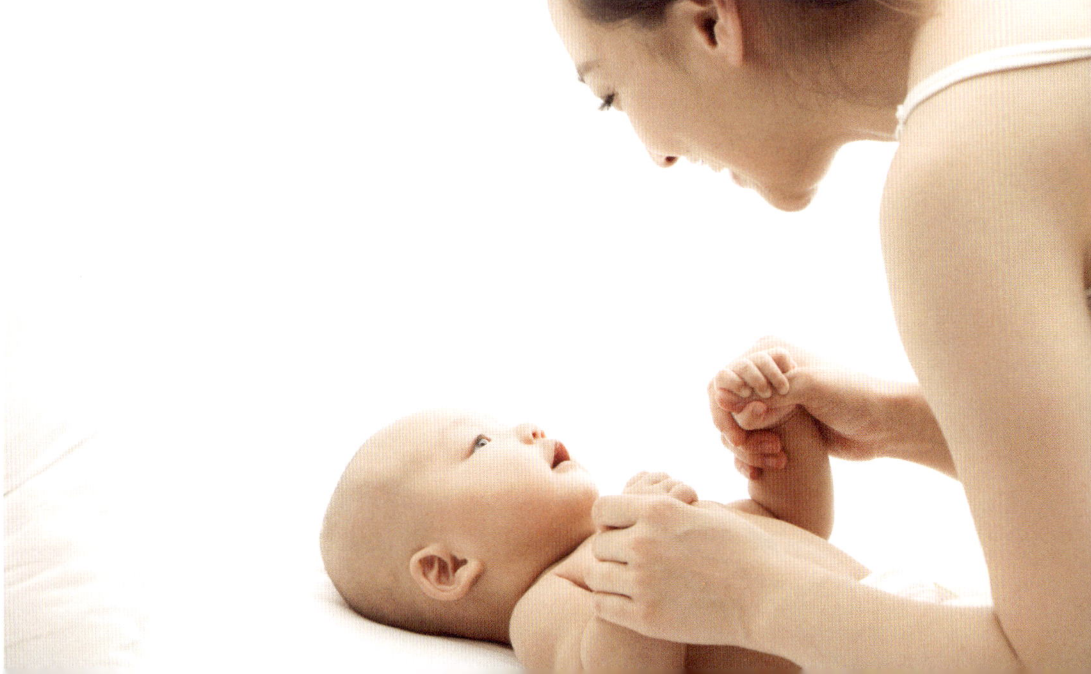

宝宝流口水，护理须得当

宝宝到4个月的时候，中枢神经系统与唾液腺发育日趋完善、成熟，唾液分泌逐渐增多，口水不断地顺着嘴角流出来。这是怎么回事呢？妈妈快来看看吧！

生理性流涎

这个时期的宝宝开始出牙，由于出牙对三叉神经的刺激，引起唾液分泌量增加，但宝宝还没有吞咽大量唾液的习惯，口腔又小又浅，因此唾液就会流到口腔外，形成所谓的“生理性流涎”。这是一种生理现象，不是病态。

病理性流涎

病理性流涎指的是婴儿不正常的流口水。如宝宝患有口腔炎时，往往伴有烦躁、拒食、发热等全身症状，还常常有与疱疹患者的接触史。所以，遇到这种突然性口水增多时，应及时带宝宝到医院检查和治疗。

保持口周干燥

宝宝口水流得较多时，妈妈要注意护理好宝宝口腔周围的皮肤，让宝宝的脸部、颈部保持干爽，避免患上湿疹。妈妈不要用较粗糙的手帕或硬毛巾给宝宝擦嘴、擦脸，最好用柔软干净的小毛巾或餐巾纸一点点蘸去流在嘴巴外面的口水。妈妈应给宝宝戴围嘴，并经常洗换，保持干燥。柔软、略厚、吸水性较强的布料是围嘴的首选。

训练宝宝吞咽口水

当宝宝的口水流到颈部时，爸爸可抱起宝宝，把他的小手放在自己的颈前，故意吞咽一口唾液使突出的喉结上下活动，让宝宝模仿。宝宝学会了自己吞咽口水，口水就不会再流到脖子了。此时宝宝的模仿能力还不是很强，不能一下子就学会自己吞咽口水，此时家长不要着急，慢慢训练，宝宝就会逐渐掌握这一技巧。

宝宝心声

宝宝流口水无须着急

宝宝流口水多在半岁以后，随着年龄的增长，口腔深度增加，宝宝学会吞咽后这一现象就会逐渐消失。因此，妈妈不必着急。

乳牙萌出的护理

乳牙萌出前几天宝宝可能会有一些异常表现，如哭闹、流涎增多、喜欢咬手指和硬的东西、睡眠不佳、食欲减退等。一般来说，以上现象持续3～4天，乳牙就穿破牙龈萌出了。妈妈可要保护好宝宝的乳牙。乳牙长得不好，会影响宝宝对营养物质的消化吸收，有碍健康，还会影响宝宝的发音。

乳牙萌出前妈妈细心护理

乳牙萌出前的口腔保健主要由妈妈来完成。在喂奶后和晚上睡觉前，妈妈用纱布蘸温水轻轻地擦洗孩子的口腔黏膜、牙龈和舌面，除去附着在这些部位的乳凝块，达到清洁口腔的目的。

当然，妈妈在为孩子做这种口腔擦洗前应该认真洗手，剪短指甲。擦洗的时候动作要轻柔，不能损伤宝宝的口腔黏膜。

乳牙萌出后的口腔保健

从乳牙萌出开始，妈妈就应特别注意对乳牙的保护，具体应做好以下几点：

- 及时添加辅食，摄取足够营养，以保证牙齿的正常结构、形态以及提高牙齿对齿病的抵抗力。
- 纠正不良习惯如吸吮手指、含奶嘴或含饭在口中入睡等，以免造成牙齿错位或龋齿。
- 正确使用奶瓶。宝宝吃奶姿势不正确或奶瓶位置不当可形成下颌前突或后缩。宝宝经常吸吮空奶嘴会使口腔上腭变得拱起，使以后萌出的牙齿向前突出，还会导致宝宝吸入过多空气而造成胀气。这些不但会影响宝宝的容貌，还会影响其咀嚼功能和消化吸收。
- 婴儿期虽然不用刷牙，但每次进食后及临睡前，都应喝些白开水以起到清洁口腔、保护乳牙的作用。

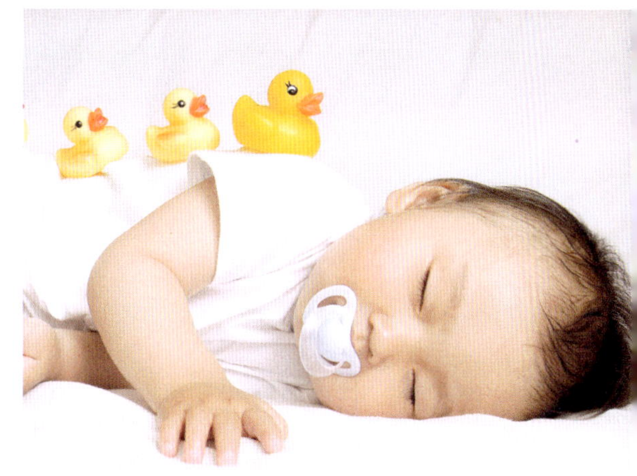

养成规律的睡眠习惯

睡眠占婴儿生命的大部分时间，可以说宝宝的主要任务就是睡觉，有人称睡眠是宝宝的第二生命。所以，养成规律的睡眠习惯，对宝宝来说至关重要。

尽量保持安静的环境

宝宝的睡眠环境要求安静、舒适，室温不能过高，湿度适宜。注意保持空气新鲜，除冬季开窗换气外，其他季节可开窗睡眠。另外，晚上喂奶或换尿布时，不要让宝宝醒透（最好处于半睡眠状态）。这样，当喂完奶换完尿布后，宝宝更容易入睡。

让宝宝学会自己入睡

让宝宝学会自己入睡，不需抱、拍、摇或含着乳头入睡。由于睡眠周期决定宝宝夜间会醒，学会自己入睡的宝宝夜间醒来会自然又入睡，进入下一个睡眠周期。如果睡前养成要哄或含乳头的习惯，夜间醒来也会要求同样条件，达不到时就会哭闹。

不要让宝宝白天睡得太多

很多做妈妈的白天要上班，或者因为其他事情比较忙，无暇照顾宝宝，所以总是哄着宝宝白天睡觉。其实这样会引起宝宝睡眠紊乱。宝宝白天睡得太多，晚上自然就不会好好睡觉了。

宝宝哭闹的应对

对5个月的宝宝哭闹，不用及时做出反应，可以先等一会儿。如果宝宝仍不停地哭闹，父母应过去安慰一下，但不要亮灯，也不应逗宝宝玩、抱起来或摇晃他。如果越哭越厉害，要看看宝宝是不是饿了、渴了、尿了，有没有发热等病兆。

潮妈育儿

妈妈可根据宝宝的身体状况调整宝宝的生活节律，到晚上8点时就要试着哄宝宝入睡，如果宝宝还是睁着双眼，妈妈可以为宝宝哼唱摇篮曲，并且使房间的灯光暗下来，给宝宝营造一个良好的睡眠氛围。

宝宝长大了，要换新衣了

宝宝4～5个月时，已经长大不少了，加上动作发育有了很大提高，每日活动量开始加大，可以考虑给宝宝添些新衣服了。

衣服

- **衣服正面最好不要有扣子：**宝宝会动手往嘴里喂东西，即使抓住衣服上的扣子，也会本能地放进嘴里，因此，给这个月龄的宝宝准备衣服时，最好不要钉扣子，以免被宝宝误食。如果有钉扣子的必要，则要经常检查扣子是否牢固。
- **去掉衣服上能被宝宝摸到的装饰物：**宝宝衣服上的装饰物要尽可能少，还要经常检查宝宝的内衣裤上是否有多余的线头。
- **以宽松的设计为好：**这个月龄的宝宝生长发育迅速，活动量增加，活动范围和幅度也比以前大大增强，所以衣服一定要宽松，以免妨碍宝宝的手脚活动。

袜子

4～5个月的宝宝除了要选择适合的衣服之外，袜子也是必不可少的。

- 宝宝体温的调节能力较差，特别是神经末梢的微循环能力更差，宝宝穿上袜子就可以避免着凉。
- 宝宝的活动范围逐步扩大，两脚的活动项目也相应增多，不穿袜子容易在蹬踩过程中损伤皮肤或脚趾。
- 宝宝的皮肤比较娇嫩，穿上袜子可以保持宝宝脚部的清洁，避免尘土、细菌等对宝宝皮肤的伤害。最好选择透气性能好的纯棉袜，化纤质地的袜子最好不要给宝宝穿。

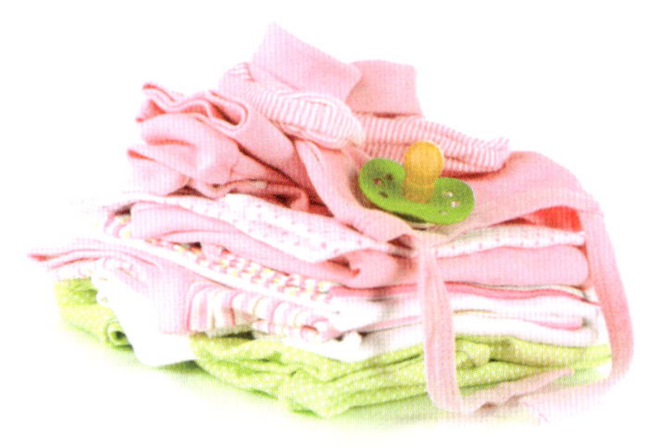

痢疾的预防与护理

宝宝细菌性痢疾多发生在夏秋两季。传播途径主要是通过患者或带菌者的粪便以及由带菌的苍蝇污染日常用具、儿童玩具等。

宝宝患痢疾后的表现

患菌痢的宝宝轻者常以发热、腹痛、便后有下坠感及伴有黏液便或脓血便为主要症状。重症者可突发高热、昏迷、抽筋、呼吸不畅等中毒性脑病症状，有的甚至会出现面色苍白、发绀、四肢冰冷、脉搏细弱等休克现象。出现以上情况，妈妈应及时带宝宝就医。

预防细菌性痢疾

预防的关键是防止“病从口入”。在喂养宝宝的时候，一定要注意奶具的卫生，同时积极灭蝇、灭蚊、灭鼠，消除蚊蝇滋生场所，保持室内外清洁卫生。尤其在炎热的夏季，宝宝应多喝温水，不宜给宝宝穿太多，衣着应舒适、透气。宝宝的奶具、玩具应每天消毒，水池、便池等也应每周用消毒液浸泡20分钟左右，以免染上疾病。

痢疾患儿的护理

- 宝宝必须隔离。食具可在开水中煮沸15分钟以消毒，玩具最好选择易于消毒的木制或塑料制品。床单被褥应在日光下暴晒6小时。
- 宝宝应多休息。腹痛时，妈妈可把手放在宝宝的肚子上轻轻按揉。宝宝大便有里急后重时，可让大便解在尿布上，不要求坐起解便，这样可防止肛门直肠脱垂。
- 呕吐频繁时，可短期禁食，并给予静脉补液，然后给予口服糖盐水。待病情好转，再根据情况逐渐恢复奶量。

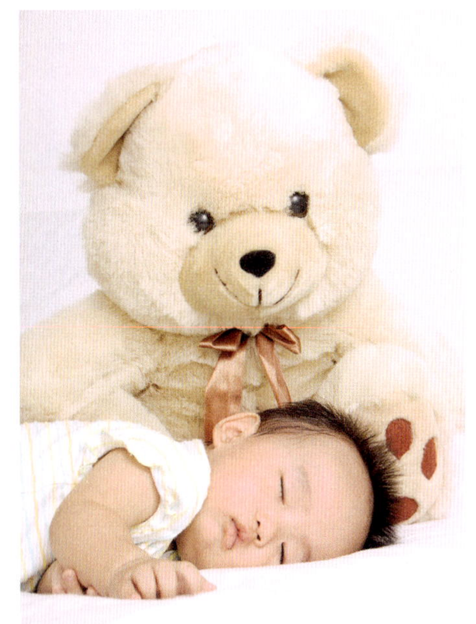

夏季不宜给宝宝剃光头

民间有个说法：宝宝胎发要剃光，重新长出来的头发才会又黑又密。于是许多父母都喜欢给宝宝剃光头。其实这是没有科学道理的，而且多半是有害的，尤其在炎热的夏天。

光头减少了头发的保护功能

头发，可以保护头皮和脑部，防止外力对头部的不良影响，减少外界环境所引起的损伤。尤其是在婴幼儿，由于头顶部骨骼发育还不完全，这种保护作用显得更大。

由于头发的存在，头皮不会直接接触外物，因而接触性皮炎比其他部位少见，这也归功于头发的保护作用。

头皮是人体毛发最集中的部位，含有丰富的神经丛，对触觉极敏感，有助于提高婴儿头部的警觉性。

夏天易得“日射病”

头发有帮助人体散热、调节温度的功能。给宝宝剃光头实际是减弱了人体散热功能。对于体温调节功能没发育完全的宝宝，头发的作用是不容忽视的。

剃光头后，宝宝的头部皮肤曝露出来，如果外出时没做好防晒，很容易因为阳光直接辐射起不适，发生“日射病”。

头发剪短后的清洁卫生

妈妈不宜给宝宝剃光头，宝宝头发长了可以剪短。剪短后一定要用极软的毛刷将剪下的碎头发扫掉，防止宝宝抓挠。清洗头发时妈妈要特别注意，不能把头发弄到宝宝眼睛中，所以，最好给宝宝仰面洗头。

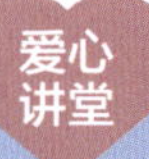

决定头发质量的因素

通常父母头发漂亮浓密，其子女也多半如此。除遗传外，一个人的头发长得好不好、快不快，跟营养、健康状况、体质和气候都有关系。

正确睡凉席，让宝宝凉爽度夏

炎炎夏日，宝宝不宜久吹空调和电扇，可以让宝宝睡凉席，但如果方法不当，宝宝有可能出现腹泻、肠胃不适等症状。

选择草席

草席就是用麦秸做成的凉席，这种凉席质地松软，吸水性好，宝宝睡在上面不会被刺伤，不过选择时还是要多查看，尽量选择光滑无刺的。一定不要选择竹席，竹席太凉，随着昼夜温差变化，宝宝很容易受凉。

不要让宝宝直接接触凉席

不能让宝宝直接睡在凉席上，应该在凉席上铺上棉布床单，以防过凉，还能避免小宝宝蹬腿擦破皮肤。另外，不要将凉席直接铺在地上，这样对宝宝健康非常不利，即使是木地板也不好，正确的方法应该是放在床上。

要注意凉席的清洁卫生

使用前一定要用开水擦洗凉席，然后放在阳光下曝晒，以防宝宝皮肤过敏。凉席被尿湿后必须及时清洗，保持干燥。如果宝宝出现皮肤过敏现象，要立即停用凉席，必要时找医生诊治。

另外，在宝宝睡觉时应该开窗，可通风换气，还有利于降温，但为了防蚊虫，最好是安上纱窗或是在床上安置蚊帐。

让宝宝好好睡

夏季炎热，要保证宝宝有充足的睡眠。最好养成每天中午睡午觉的习惯。夏天宝宝睡着后，往往身上会出许多汗，要避免宝宝着凉。不可以让宝宝赤身裸体睡觉，可以穿着柔软、轻薄、透气性好的小背心或睡袋睡觉。

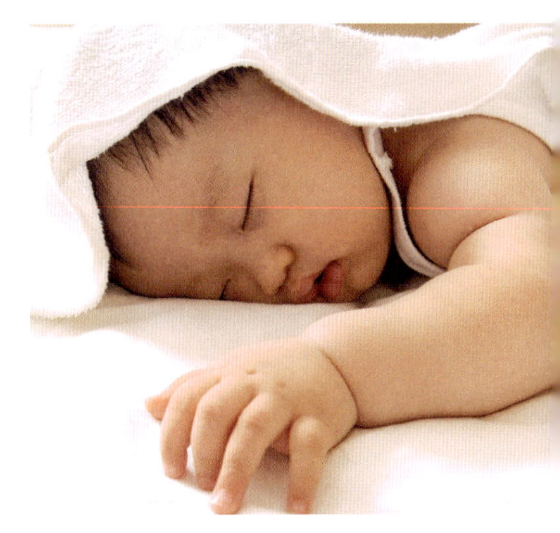

宝宝成长，安全第一位

由于宝宝活动量的增加，父母要特别注意宝宝的安全。父母应细心审视家中物品的摆放位置。应站在宝宝的视觉高度观察环境，给宝宝一个安全的生活空间。

远离危险物品

随时以宝宝的高度检查宝宝活动范围内是否有危险物品，如尖锐物、热水、药品、易燃物、未覆盖的插座和电线等。宝宝的好奇心越来越强，肢体动作开始向外探索，所以冲牛奶、准备辅食时，热水、筷子、勺子、桌布等要远离宝宝，以免他好奇乱摸时被伤到。

避免摔伤

宝宝的床栏杆的高度或栏杆间的距离务必适当，一般护栏高65～70厘米，护栏之间的间距标准是5.5厘米，以防宝宝摔下，或头被栏杆卡住。会翻身的宝宝睡觉及游戏时，一定要有安全护栏，以免他在睡梦中或睡醒时、游戏时摔倒而受伤。

防止吞入异物

宝宝现在喜欢把手里的东西往嘴里送，因此，父母务必手疾眼快，把所有宝宝可能塞入嘴里造成危险的物品拿开，例如不经意掉落的花生米、瓜子、纽扣、硬币、水果核、玩具小零件或塑料袋等，以免宝宝因吞食而出现意外。

远离宠物

有些家庭会养宠物，却不知宠物会给宝宝带来很多的危险。由于宠物身上携带的一些病毒、寄生虫等，而宝宝自护能力弱，抵抗力弱，容易受到感染而生病。有时宠物甚至可能会无意伤害到宝宝，如咬伤、抓伤宝宝，所以，有小宝宝的家庭尽量不养宠物。

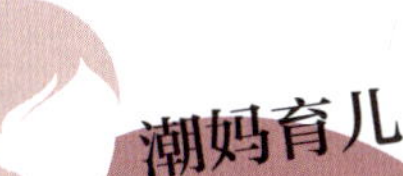

看护宝宝一定要用心。当宝宝学爬和学走路的时候，最需要有人看护和陪伴。所以，最好不要让宝宝一个人待着，以免发生危险。

小心宝宝吞食异物

这一时期的宝宝会将小手碰到的任何东西都抓起来放进嘴里，因而很容易发生吞食异物的现象。一旦发现宝宝吞食异物，父母该怎么办呢？

宝宝吞食异物后的表现

若是异物卡在食道，宝宝会出现嘴巴不断流口水、无法再吞其他东西、咳嗽、呼吸急促等情形；若是阻塞了呼吸道，他会哭泣，且脸部会发黑；若吞下的异物为尖锐物，宝宝的嘴巴、消化道还可能出血、受伤。

宝宝的呼吸道非常狭窄，而婴儿的代谢率高，氧气需求量大，若气管被阻，脸部就会发黑，如果不能及时将异物移出，很快就会缺氧，在短时间内宝宝会出现生命危险。

若暂时还没有明显的异状，吞食异物的宝宝上呼吸道被锁住，呼吸时通常会出现咻咻的喘鸣声，如果发现宝宝长期咳嗽或不明原因有类似气喘的情形，可带着宝宝到医院检查，确定是否是吞进了异物而造成这种情形。

吞食异物后的处理措施

- 家中应急处理：如果宝宝无法通过咳嗽将异物排出，妈妈可用一只手捏住宝宝的腮部，另一只手伸进他的嘴里，将东西掏出来。若发现异物已经吞下，可刺激其咽部，促使他吐出来。
- 及时就医：宝宝吞食异物，已出现呼吸困难，应及时去医院请医生检查，再通过内视镜尽快将异物夹出，以免发生更严重的伤害。

爱心讲堂

预防宝宝吞咽异物

预防大于治疗，因此一定要加强看护，把对于宝宝来说危险的物品放到宝宝摸不到的地方，生活有条理，不乱放东西。此外，不要给小宝宝吃花生、果冻等食物。

宝宝难带，妈妈加油

宝宝这时候越来越不愿意一个人躺在小床上了，动不动就要妈妈抱，两只眼睛望着窗外，要去外面玩；或者待在家里也不自在，东爬西爬，弄得妈妈很疲惫。

难带宝宝的特质

一个不好带的宝宝会表现出以下某些或全部的特质：

- 容易受到惊吓，而且听到不同的声响会有神经质的表现或啼哭。
- 极度敏感，不喜欢强光，不喜欢多项活动或某些衣物。
- 凡事都不和父母合作，包括从沐浴到睡觉。
- 显得烦躁且拒绝小睡。
- 新的面孔和地方或新方法都有可能扰乱宝宝的正常生活。
- 很少微笑，经常会啼哭、啜泣、尖叫。

应对措施

- 了解使宝宝烦扰的事物。你虽无法改变宝宝的性情，但可以找出会令宝宝烦扰的事物，尽量避免那些情况。
- 找出宝宝情绪变化的模式。这样可以帮助你发现引发宝宝焦躁的原因，如宝宝小睡醒来饿了表现出不良情绪，就在那时喂宝宝，帮助宝宝建立固定的生活作息时间。
- 减少刺激，特别是在宝宝敏感时。这里所说的刺激指的是光、噪声、颜色和活动等。建立一套固定的常规，在就寝前安抚宝宝，沐浴，然后轻摇宝宝或拥抱宝宝。当宝宝焦躁时，尽可能以同样的方式响应宝宝。

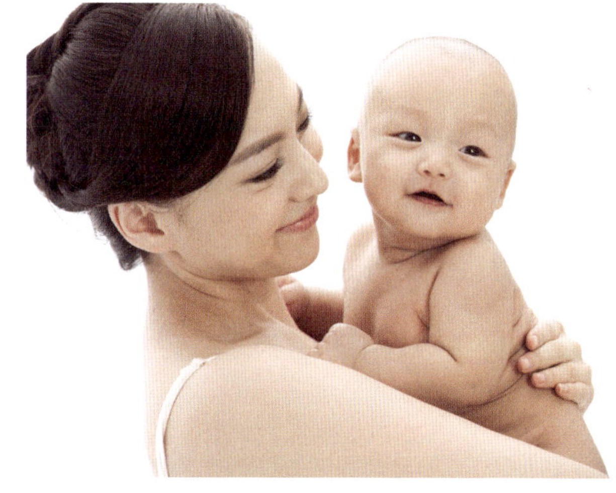

137 DAY ▼ 138

宝宝生病有哪些征兆

在宝宝成长过程中，难免会有三病两痛，而这个阶段的宝宝往往无法清楚表达出自己的不适，家长怎样才能及时了解宝宝的身体状况呢？只有了解宝宝生病的征兆，才能及时采取相应的措施。

多汗

病理性出汗往往出现在小儿安静或睡眠状态下，如平卧或睡眠时，也可能大汗淋漓或出汗不止。病理性多汗除多汗外，往往还伴有其他疾病，如营养性疾病、感染性疾病等。

睡眠不佳

生病的宝宝通常夜间睡眠状况都不好，如睡眠少、易醒、睡不安稳等。睡前烦躁不安，睡眠中踢被子，睡醒后颜面发红、呼吸急促可能是发热；患佝偻病的宝宝也常会在睡眠中啼哭，睡醒后大汗淋漓，平时容易激怒；而睡觉前后不断咀嚼、磨牙，则可能是睡前过于兴奋或有蛔虫感染。

排便异常

排便异常也是宝宝生病的征兆，便秘和腹泻都预示着宝宝身体不适。

情绪反常

生病的宝宝情绪往往异常。宝宝发热常会烦躁不安、面色发红、口唇干燥；而目光呆滞、两眼直视、两手握拳常是惊厥预兆；哭声无力或一声不哭往往提示病情严重。除以上明显征兆外，宝宝还可能表现出萎靡不振、爱发脾气。

宝宝身体不适，应及时就医

宝宝身体出现不适，应及时就医。妈妈不能根据个人经验给宝宝用药。例如：有的妈妈觉得宝宝上次发热，医院开的药还没用完，再出现发热的情况就直接给宝宝用上了。这是不可取的，因为宝宝发热的原因不确定，单纯退热是解决不了问题的，甚至可能会延误病情。

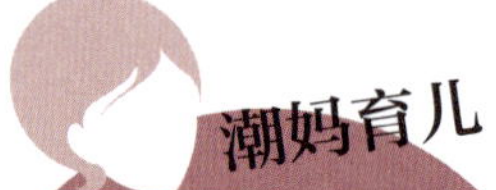

如宝宝反复剧烈哭闹、口唇苍白、两手紧握、下肢蜷曲，伴有呕吐、腹泻等，可能是肠套叠，应立即去医院诊治。

让宝宝记住自己的名字

宝宝对自己名字的敏感度因人而异。多数宝宝3个月左右就会对自己的名字有所反应，半岁左右听到自己的名字会回头。父母要经常和宝宝说话，并用他的名字称呼宝宝，可以帮助宝宝早日产生自我意识。

宝宝对声音的反应更多样

这个阶段，宝宝对声音的反应更加清晰了。宝宝可以分辨出在他身边说话的人的不同声音。假如宝宝听到自己的名字，可能就会把头转向那个说话者。宝宝也会分辨声音的语调，例如不愉快、赞许和接受等。听到生气的声音时，宝宝会皱眉或哭泣。宝宝喜欢音乐，听到音乐时宝宝可能会摇晃身体，甚至还喜欢你一边唱一边拍手。

每天坚持叫宝宝的名字

妈妈叫宝宝的名字，当宝宝听到名字回头向妈妈笑时，妈妈要将宝宝抱起来亲吻，并说“宝宝真棒”，以示表扬；如果宝宝没有反应，妈妈要耐心、反复地告诉宝宝“你是亮亮（宝宝的名字）”。

妈妈可以在照镜子的时候教宝宝指认自己，还可以教宝宝认识自己的玩具或身体。如妈妈可以告诉宝宝，“这是亮亮的尿布”“这是亮亮的奶瓶”“这是亮亮的小手”等。每天都坚持叫宝宝的名字，久而久之，宝宝就会明白，当大人叫这几个字的时候是在叫自己。

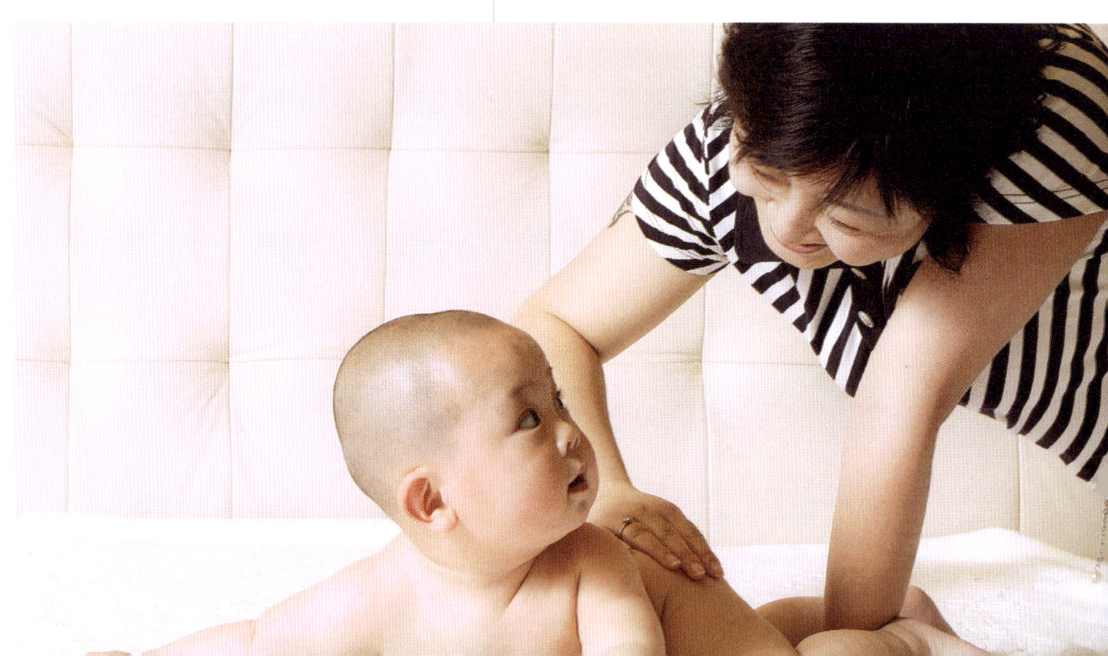

开始模拟发音

模仿是宝宝学习语言的基础。因为宝宝还不能正确发音，所以会模仿大人说话的节奏、韵律或整体感觉，用自己容易发出的语音不断地重复。

宝宝学话始于模仿

宝宝的语言学习必须通过模仿，从听大人的语言到学会分辨，再发出与听到的声音相似的语音，同时以听觉、视觉来认识外界所发生的各种现象，再把现象和语音联系起来，最终逐渐学会使用语言。

模仿发音

妈妈亲切地看着宝宝，面带笑容地用“a”“o”“e”等声音与宝宝“对话”。当宝宝高兴地发出“啊、啊”之类的声音时，妈妈要及时回应，并且丰富回应的声音。这时宝宝会发觉自己掌握了发声的主动权。妈妈也可以去模仿宝宝的声音，借机说出更多的读音，用愉快的口气与表情发出“wu—wu”“ma—ma”“ba—ba”等重复音节，逗引婴儿注视你的口形，每发一个重复音节应停顿一下给宝宝模仿的机会。

让宝宝感知美丽的语言

妈妈也可以给宝宝念古诗、儿歌等，让宝宝感受动听、美丽的语言。

鹅

鹅、鹅、鹅，
曲项向天歌。
白毛浮绿水，
红掌拨清波。

即使宝宝这时还不会念这首诗，也不懂得诗中的意境，但家长一定要持之以恒，并作为一种长期性的、经常性的教育任务来做。

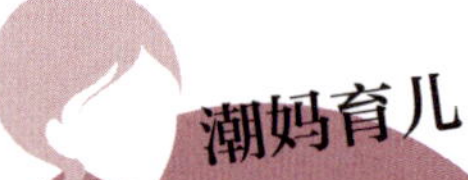

妈妈用悦耳的声音多和宝宝说说话，有利于宝宝的情商发展。此外，朗朗上口的诗歌、旋律明快的儿歌也可以多让宝宝听一听。

宝宝的手眼协调能力发展快

宝宝手的精细动作发展，有助于其手眼协调运动的发展。因此，在发展婴儿运动功能的同时，要注意引导婴儿手眼协调功能的发展。

花样抓握训练手眼协调能力

让宝宝有意识地抓握玩具既可发展触觉、训练语言理解能力，又可训练手的抓握能力和手眼协调能力。准备各种质地、颜色、便于抓握的玩具，如摇铃、乒乓球、核桃、金属小圆盒、不倒翁、积木、小勺、橡胶动物、绒球等。在宝宝的视野范围内，先吸引他注意床上的一件玩具，再吸引他用手去触摸，然后问宝宝“玩具在哪儿?”。经过多次训练，他就会随着眼睛的转动，手自然地去摆弄起玩具了。

“虫虫飞”训练手指精细动作

让宝宝通过观察而学会模仿，训练宝宝的手眼协调能力。让宝宝背靠着坐在妈妈怀里，爸爸则盘着腿坐在妈妈和宝宝的对面。爸爸和宝宝的距离以30～40厘米最佳。

爸爸先微笑着对宝宝说：“宝宝，今天爸爸妈妈和你一起来玩一个‘虫虫飞’的游戏。”引起宝宝的注意后，爸爸把自己的手攥起来，只让两个食指尖对拢，然后分开。对拢的时候说“虫虫——虫虫”，分开的时候说“飞”，如此反复几次，看看宝宝有何反应。观察力强的宝宝可能开始模仿爸爸的动作。也可由妈妈协助宝宝完成动作。妈妈用手抓住宝宝的双手，用食指和拇指抓住宝宝的食指，做对拢和分开的动作。妈妈教宝宝做的同时，爸爸也应和妈妈一起做，而且节奏也应保持一致。

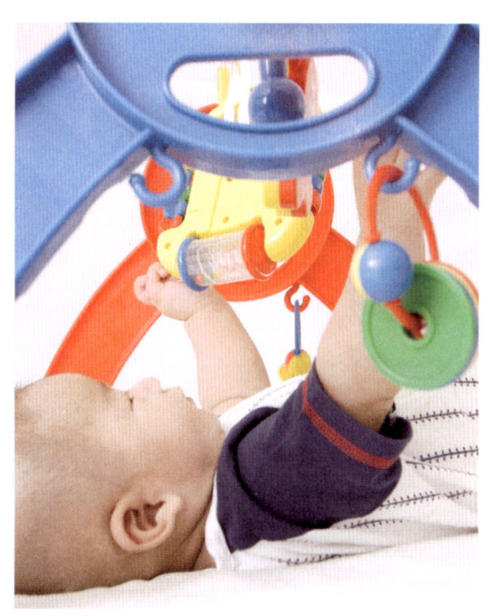

145 DAY ▼ 146

与宝宝一起做游戏

这个时期，为了进一步加强宝宝全身和四肢的活动，促进宝宝各个方面的发育成长，妈妈爸爸应该多和宝宝一起游戏玩耍。

平衡游戏：提高身体协调能力

宝宝5个月大时，颈部可直立稳固后便能进行这种平衡游戏。妈妈或爸爸扶住宝宝手肘及肩膀，将卧躺的宝宝扶起来，一边哼唱“摇啊摇，摇到外婆桥……”的歌谣，一边把宝宝拉起来，这时宝宝的身体就会有悬空的感觉。通过这种游戏，可以训练宝宝的平衡感。

滚球游戏：训练下肢协调能力

做滚球游戏时，可以让宝宝趴着，先让宝宝触摸一下有铃铛的球，然后把球放在宝宝的手边滚动。接着，再从稍远的地方将球滚向宝宝，甚至从宝宝身边滚过。滚动的球就会引导宝宝移动整个身体追寻球的去向。

妈妈或爸爸也可以这样做：先抓住宝宝的脚，让宝宝的脚被动踢球。刚开始时，宝宝肯定不会踢，不是用脚从上面蹬踩球，就是用脚踝笨拙地碰球。等宝宝把球碰出去后，妈妈或爸爸再把球用手挡回来。当宝宝看到自己的脚把球碰出去然后又弹回来的时候，一定会表现出很兴奋的样子。经过这样多次练习，如果妈妈或爸爸再把球放在宝宝的脚边时，宝宝就会自动踢球了。

模仿游戏：锻炼观察模仿能力

让宝宝面对着妈妈，妈妈睁大眼睛，伸出舌头，动动鼻子，鼓起脸颊。宝宝可能会试着模仿妈妈的动作。一旦宝宝模仿了，妈妈就再模仿回去，这样的游戏会让宝宝很开心。宝宝也可以和其他亲属玩这个游戏，每个人都会喜欢这种互动。

爱心讲堂

多引导宝宝模仿

宝宝的模仿能力很强，爸爸妈妈的一举一动，宝宝随时都在观察和学习。因此，要抓住这个时机，多引导宝宝尝试。

宝宝的学习能力提高了

这么大的宝宝正处于学习某些行为的阶段，不仅开始模仿妈妈的声音，而且会用手、眼睛或嘴巴来确认东西。这样动员五官的感触给予大脑刺激，然后保留在记忆库里。

接受语言的能力惊人

宝宝虽然不会说话，却有着惊人的接受语言的能力，不要以为对这么小的宝宝说话是“对牛弹琴”。事实上，婴儿在听话的过程中，通过潜意识的作用，接受大量的语言信息，同时，大量的语言刺激能促使宝宝的听觉和发音器官的发展和健全，使宝宝练习说话。相反，如果宝宝从小听不到大人说话或听到很少，那么宝宝就根本不会说话或说话很晚，并且说得不好，这样会影响宝宝智力水平的发展。

宝宝已经能够盯着大人的眼睛看了，如果他正在看着妈妈，就可以对他说：“是妈妈，宝宝今天心情好吗?”如果宝宝对此有反应，那么就可以接着和他对话。父母最好能指着各种物品用清晰缓慢的语言对他说“这是××”“那是××”，让他看、让他听。

顺应宝宝的需求进行训练

很多父母认为，宝宝已经5个月了，应该给予他一些必要的刺激。其实，父母大可不必如此性急，很多时侯宝宝会自己发送信号——想要学习或者现在只想睡觉。父母只要根据宝宝的欲望信号行动即可。

让宝宝做一些并非他自愿要做的事情或者给予一些并非他自愿要求的刺激，反而会适得其反。只要以顺应小宝宝为原则进行育儿，宝宝的行走、说话会自然而然发生，不用过于焦虑。

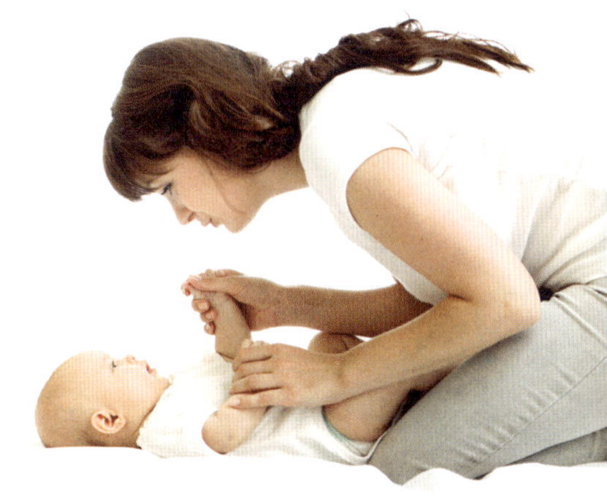

及时回应，激发宝宝说话的欲望

这个时期，宝宝对于生活环境以及家人的声音开始会做出敏捷的反应，察觉到有人在附近就会发出“啊、啊”的声音，家人及时给予回应是非常重要的。

加强宝宝对你的信任

经过前几个月的相处，宝宝更加信任妈妈及经常照顾他的人。借着照顾、响应宝宝的需求，让他了解到可以依赖你，从而慢慢信任你。

宝宝学会信任，是他发展中很重要的一环，因为信任他人是自尊的主要基石。如果父母没有及时回应宝宝的呼唤，久而久之，宝宝渐渐地不再哭闹了，却变得对亲人渐渐地疏远，很少再用声音、用眼睛表达信息，因为表达的信息没有人接受，变得情绪淡漠，不愿意理睬别人的召唤和表示，会影响其语言、情绪正常发育。

及时回应很重要

在宝宝哭闹时，应当尽快发出声音回应“妈妈来了!”用以安抚宝宝，可适度让宝宝等待，有利于培养宝宝的忍耐性和情绪培养。但要循序渐进，逐渐延长宝宝等待的时间，并给宝宝适度的安慰。

在附近听到回应的宝宝就会看向发出声音的方向，这时妈妈可以提高声音温柔地问他“宝宝怎么了?”，宝宝会渐渐明白“发出声音后妈妈爸爸就会过来陪自己玩”。要求得到满足，这种愉快的体验会促使宝宝心理的健康发展，增加对看护人的信任。

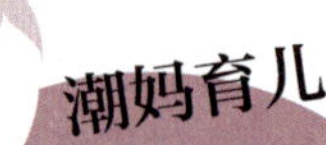

如果妈妈只答应而不采取行动或完全不理会宝宝的哭闹声，宝宝的哭喊会转变为不良情绪，变得不容易安静，长大以后会形成坏脾气，变得执拗、倔强。

为宝宝的小脚丫觅个合适的“伴侣”

宝宝还不会走路，有必要给他穿上鞋子吗？许多妈妈都会有这样的疑问。其实宝宝需不需要鞋子，要根据实际情况来定。

有必要给宝宝穿上鞋子

理论上，这个月的宝宝还不能下地走路，光脚穿袜子就足够了。但由于这么大的宝宝活动能力在增强，特别是脚部的活动，如蹬腿、踢腿等动作比以往明显多了，而宝宝脚部表皮角化层薄，很容易受损感染，为了避免宝宝脚部皮肤的摩擦，保护娇嫩的脚趾甲，给宝宝准备一双合适的鞋子还是很有必要的。

如何为宝宝选合适的鞋

由于宝宝还不会走路，所以为宝宝准备鞋子首先就要考虑穿着的舒适性和保暖性。

- **选择质地面料好的：**宝宝鞋的质地面料应牢固、柔软、透气，布面、布底制成的童鞋既舒适，透气性又好，比较适合婴儿。此外，软牛皮、软羊皮的鞋帮也很舒适，但要避免人造革、塑料底的鞋，不透气而且不舒适。
- **大小要合适：**为了给宝宝的小脚丫留下发育的空间，千万不要给宝宝穿太小、太紧的鞋子。宝宝的脚长得快，但不能因此而特意买大尺码的鞋，小脚在大鞋中得不到相应的固定，很容易引起足内翻或足外翻，还会影响以后学步的姿势，一般2～3个月应换一双新鞋。
- **穿脱要方便：**宝宝鞋头要宽大，以免脚趾在鞋中相互挤压影响发育。宝宝的鞋式样要穿脱方便，不用鞋带，鞋底不用太厚，鞋子也不要太沉。

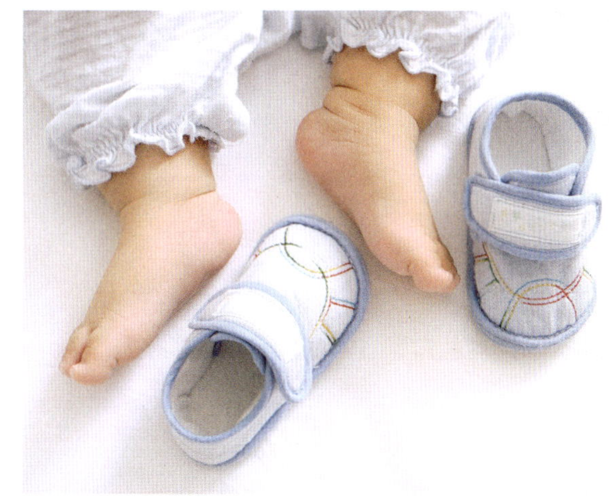

冬季护理宝宝有技巧

冬季的寒冷，让稚嫩的婴儿不胜其扰。因此，父母要更加细心护理宝宝，让宝宝的生长发育和健康免受季节的影响。

室温在24℃左右为宜

冬季南方室温可能过低，达不到20℃，这容易使婴儿出现鼻塞现象。应设法升温，可以把暖水袋放在宝宝的棉被外面，但不要紧挨着宝宝，避免烫伤。

冬季北方有暖气，要注意室温不可过高，否则可能导致婴儿体温升高，出现发热（脱水热）现象，一般室温在22～24℃为好。

室内湿度适宜

冬季室内空气不流通，过于干燥会使宝宝的呼吸道黏膜抵抗力下降，病毒和细菌就会乘虚而入，导致宝宝呼吸道感染。空气过于干燥时，可在地面洒些水，或者通过加湿器来提高空气的湿度。

通风换气

冬天，阳光明媚的时候，可以每隔一个小时开一次窗，以交换空气，让宝宝吸收新鲜空气，有利成长发育。

穿衣要保暖、舒适、简单

一般来说，在合适的室温条件下，宝宝穿薄薄的棉衣，内配一件细薄的小棉毛衫即可，不必再添加毛衣等衣物，衣服应以保暖、柔软舒适、简单易穿脱、薄厚适中为原则。

避免冻疮

当寒冷与潮湿结伴而来，容易造成皮肤血管发炎，冻疮便出现了。要注意保护宝宝容易生冻疮的部位，如手、脚和脸部。外出前可给宝宝的脸部抹上一层薄薄的儿童护肤霜，并按摩一下脸部，再戴上手套，穿上柔软舒适的棉鞋。

妈妈要有意识地锻炼宝宝的抗寒能力，如多带他去户外活动等。若开空调，不要将温度调得太高，要逐渐缩小室内外的温差，以免骤冷骤热引起皮肤冻伤。

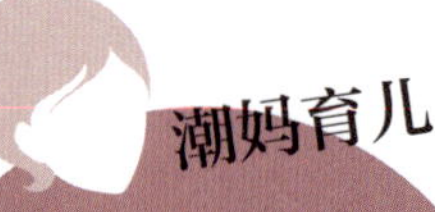

冬季可在上午10点到下午3点这一时段进行户外活动，晒晒太阳，但一定要注意保暖，特别是头部、脚部保暖。

宝宝开始认人了

这个月龄的婴儿对周围环境的认识又进了一步。能认出妈妈的脸，一见妈妈就笑，妈妈要是突然从他身边离开他就会哭。

婴儿通过图谱记忆认人

心理学家把3岁前的婴幼儿期称为“图谱时代”，就是说3岁以前的儿童认识外界事物时，不是对事物的某些特征进行分析辨认，而是把事物当作一个综合整体——图谱来接受的。

刚生下来的孩子没有辨别人面孔的能力，到了3~4个月，由于母亲或其他亲近他的人反复在孩子的眼前出现，这张面孔就作为同一图谱不断地传入大脑留下印象，这样就产生了最初的记忆。以后，当熟悉的面孔出现时，孩子就会认出熟悉的面孔，并根据已经建立的条件反射，知道妈妈就要给他喂奶或抱他玩，因而表现出天真活泼的表情，做出“认人”的表现。

宝宝认生怎么办

父母应该让宝宝有更多的机会与不同的人接触，扩大宝宝的社交范围。带宝宝到社区广场、花园绿地等场所，让宝宝看看周围新鲜有趣的景象，感知不同人的声音和面孔。特别要注意让宝宝体验与人交往的愉悦，逐渐降低与陌生人交往的不安全感和害怕心理。

先由妈妈抱着宝宝在远处观望生人，然后离得近一点让他与生人接触，之后逐渐增加强度，鼓励他与生人相处。家里来了客人，不要让客人一开始就抱或亲宝宝，而应在相互交谈后，宝宝与他熟悉了再亲热，以免引起宝宝不必要的恐慌。

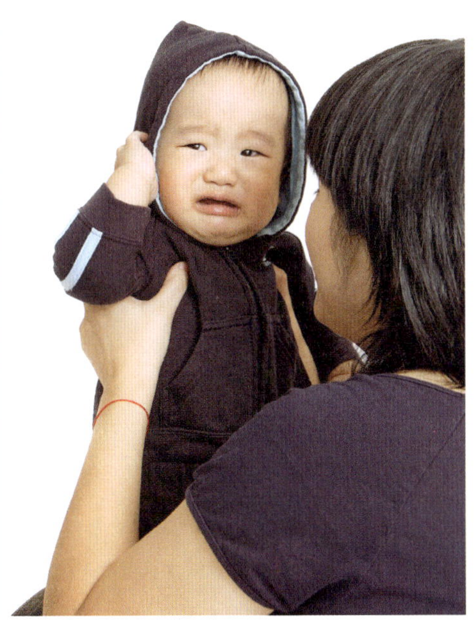

162 DAY ▼ 164

教宝宝学会用奶瓶

在宝宝能自己操纵双手以后，妈妈用奶瓶喂水或喂奶时，他会有一种自己抓过奶瓶的冲动，这时候，妈妈就应该让宝宝尝试着双手抱着奶瓶喝水、喝奶。

培养宝宝的独立意识

当宝宝开始意识到自我存在并积极增进与周围环境的互动时，这是培养宝宝独立意识和独立能力的关键时期。这时，家长要主动为宝宝营造良好的环境，在父母的监护下让宝宝完成力所能及的任务。但是也不能操之过急，如果对宝宝要求过高，容易使他产生挫败感，反而失去了信心；反之要求过低，则失去了锻炼的意义。

因此，只有了解宝宝身心发展的一般规律，才能更好地培养其独立能力和独立意识。

帮助宝宝练习用奶瓶

每当宝宝要喝奶时，不要急着把奶瓶塞在宝宝口中，可先拿着奶瓶让他看几秒，同时对他说："喝奶的时间到了，看，这就是你的奶瓶。"然后慢慢将奶瓶移到宝宝的面前，让他摸摸奶瓶，让他可以感觉到。

刚一开始，宝宝可能无法抓住奶瓶，此时妈妈可帮他把手放在奶瓶上，为日后自己扶住奶瓶做好准备。

如果宝宝能够把手放到奶瓶上，妈妈只握住奶瓶底部，留下中间位置让宝宝去抓握，再视状况调整奶瓶角度。

如果宝宝一直不喜欢抓握奶瓶，可以给奶瓶套上一些不同材质的东西，如小袜子或运动用的护手圈，吸引宝宝去触摸，同时增加其不同的触觉体验。

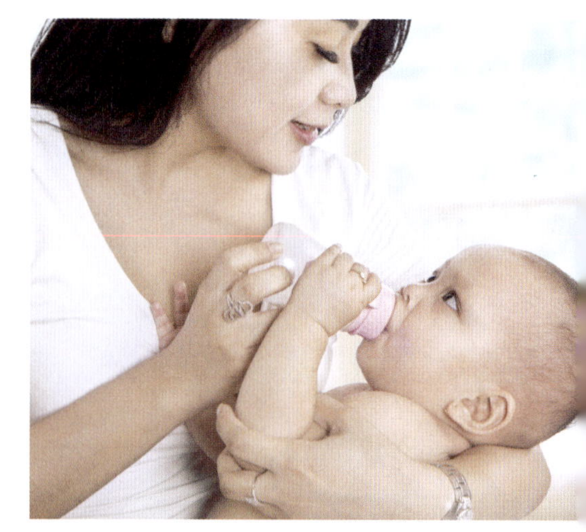

规律排便更健康

为了培养宝宝的良好卫生习惯，到宝宝会独坐以后，便可以逐渐培养宝宝坐便盆大小便了。最好要定时、定点坐便盆，并教他用力。当然，也应视宝宝具体情况而定，不用强行训练其使用便盆。

为宝宝选择适合的便盆

宝宝最好使用塑料的小便盆，可以选择宝宝喜欢的小动物式的便盆，如小鸭便盆、马头便盆等，激发宝宝坐便盆的兴趣；盆边要宽且光滑。这样的便盆不管夏天还是冬天都适用。

在天气比较冷的时候，还可以用柔软的旧布缝制一个套子围在便盆上，避免因冰冷的刺激导致孩子抵制坐便盆。

定时定点坐便盆

妈妈可根据宝宝大便的习惯，训练宝宝定时坐盆大便。当宝宝有大小便表示时，如突然坐立不安或用力“吭吭”，发呆，停止游戏，扭动两腿，神态不安时，就应该让他坐盆，逐渐形成习惯，不要随便在床上、在玩的时候大小便。便盆宜放在固定地点。宝宝若妈妈应及时让宝宝坐盆。开始坐盆时，可每次2～3分钟，然后逐步延长到5分钟左右。

若宝宝不解便，可过一会儿再坐，但也不要将宝宝长时间放在便盆上。开始只是培养习惯，一般孩子不习惯，一坐便盆就打挺，这时不要太勉强，但每天都要坚持让他坐，这样训练几次就可以了。

规律排便，有助于自理能力的培养

宝宝的良好习惯让宝宝受益终生。宝宝的成长是一步一步积累的，宝宝的好习惯是一天天养成的。宝宝规律排便，有助于今后独立大小便的培养。这对于宝宝的自理能力以及自信心的培养都是非常有益的。

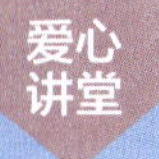

及时观察宝宝的大便

大便是宝宝健康的晴雨表。如果宝宝大便干燥，甚至便秘，就会影响宝宝练习排便。因此，妈妈关注宝宝大便的情况，当出现便秘、腹泻等情况应及时采取措施，并在日常生活中注意调理。

给宝宝使用围嘴

宝宝总是流口水，再加上吃辅食时不能很好地配合，容易洒落食物、弄脏衣物，这时给宝宝系上围嘴就十分方便，让宝宝更干净、更卫生，人见人爱。

适合宝宝的才是最好的

市场上有许多不同种类的围嘴，比如背心式的、罩衫式的、颈部后面系带式的……五花八门。妈妈在给宝宝选择围嘴时，只要是穿戴方便、大小合适，而且围嘴不要太重，四周也不需要装饰过多花边，大方实用就可以了。

另外，纯棉的表面更能吸水，而且柔软透气，如果底层能有不透水的塑料贴面就更好了。但妈妈要特别注意，不要给宝宝用橡胶、塑料或者油布做成的围嘴，宝宝穿戴不舒服，还容易引起过敏。

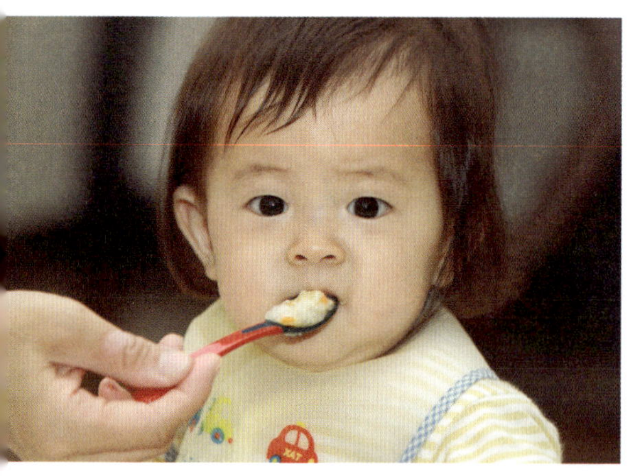

使用围嘴的注意事项

- 围嘴要经常换洗，保持整洁、干燥。
- 围嘴不能系得过紧，尤其是颈后系带式的围嘴，在让宝宝独自玩耍时最好摘下来，以免造成宝宝窒息。
- 妈妈要注意围嘴的作用主要是防脏，不能拿围嘴当手帕使用。给宝宝擦口水、眼泪、饭菜残渣时应用柔软的纸巾或手帕。
- 有的宝宝可能不喜欢用围嘴，妈妈一带上，宝宝就会用力抓下来。这时妈妈要找一找原因，如果是带子系在宝宝的脖子上不舒服，妈妈可以试着给宝宝系松一点。如果只是宝宝单单不想用围嘴，妈妈可以试着给他一个有大青蛙或小狗图案的围嘴。并告诉他：“你看，这个大青蛙，多可爱，它来找宝宝了。”

预防婴儿脑震荡

婴儿脑震荡会导致失明、发育迟缓和大脑永久性损害，还会导致宝宝弱智、发音困难和学习低能，因此父母应该对此情况产生警惕。

切勿过度摇晃婴儿

婴儿脑震荡不仅是由于碰了头部才会引起，有很多是由于大人的一些习惯性动作，在无意中造成的。比如，有的家长为了让孩子快点入睡，就用力摇晃摇篮、推拉婴儿车；为了让孩子高兴，把孩子抛得高高的；有时带小婴儿外出，让他躺在过于颠簸的车里等。这些一般不太引人注意的习惯做法，可以使孩子头部受到一定程度的震动，严重者可引起脑损伤，留有永久性的后遗症。小婴儿经受不了这些被大人看作是很轻微的震动，因为婴儿在最初几个月里，各器官都很娇嫩，尤其是头部，相对大而重，颈部肌肉软弱无力，遇有震动，自身反射性保护功能差，很容易造成脑损伤。

照顾婴儿时要控制烦躁情绪

照料宝宝不是一件容易的事。大部分婴儿脑震荡都是在婴儿啼哭时发生。当看护婴儿的人情绪激动、愤怒，猛烈摇晃婴儿，希望用这种方法制止婴儿啼哭时，就形成了恶性循环。看护者应更好地了解宝宝的行为，并控制自己的挫折感，可大大降低婴儿脑震荡的发生概率。

爱心讲堂

关注宝宝的哭叫声

当宝宝啼哭时，可以用轻拍、搂抱、说话或唱歌等方法安抚宝宝。如果宝宝发出不寻常的哭叫声或过分啼哭，则应特别关注，必要时及时就医。

用色彩装点宝宝的生活空间

研究表明，在明快的色彩环境下生活的宝宝，其创造力远比普通环境下生活的宝宝要高。因此，有意识地在婴儿房增加明快的色彩，给宝宝良好的视觉刺激，有助于宝宝身心发展。

利用宝宝的喜好布置房间

每个宝宝对颜色都有个人偏好，有的宝宝只对一种颜色有强烈喜好，而有些宝宝则喜欢好几种颜色。同时，颜色变换总能引发宝宝的兴趣。

发现了宝宝的颜色偏好以后，父母就可以根据宝宝对颜色的喜好来装饰宝宝的房间。如在宝宝的居室里贴上一些色彩纯正的挂历，经常为宝宝的小床换上一些不同颜色的柔和的床单和被套，小床的墙边可以挂上一条七色彩带，等等。其实，把宝宝放在一个五颜六色的环境中，更有利于宝宝色彩能力的发展。

选择适合的小饰物

在为宝宝布置环境时，要根据宝宝的发育特点，选择适当的物品来发展宝宝的感知觉，促进宝宝的身心发育。

例如，选用色彩鲜艳、印有小动物或娃娃等图案的床单，在床的上方距宝宝胸部50～70厘米处可悬挂色彩鲜艳、大小适宜的玩具，让宝宝练习抓握和伸手摸玩具，以此发展其手眼协调性及抓取东西的能力。

潮妈育儿

宝宝的房间最好选择淡蓝色、粉红色和其他一些温柔色调来装饰，这些颜色既有利于稳定宝宝的情绪，让宝宝安静，又有助于宝宝的视觉刺激，促进其视力的发育。

辅食添加不顺利可导致厌食

宝宝天生对各种饮食都能接受，因此，家长要充分顾及不同月龄、不同气质特点（接受与适应新食物的快慢程度）的婴儿对营养的需求情况，帮助婴儿建立良好的饮食行为。

宝宝厌食与妈妈有关

宝宝不肯吃饭最令家长头疼。可现在厌食的孩子明显增多，绝大部分是六七岁的学龄儿童。很多家长不知道，50%以上的孩子厌食与辅食添加是否顺利关系密切。如果在婴儿添加辅食时期没有养成良好的饮食习惯，或者父母制作的辅食不合孩子的胃口，就会导致孩子抵制新的食物，以后长大了就不肯好好吃饭。

妈妈逐渐给宝宝添加辅食，有的宝宝吃辅食时会出现恶心、呕吐现象，有些妈妈误以为这不正常，一看到宝宝吃辅食吐，就心疼不已，而且也担心吐了之后营养跟不上，就干脆放弃给宝宝喂辅食，只喂奶。

直到宝宝1岁以后，妈妈才意识到必须给宝宝吃正常饮食时，才给宝宝吃饭菜。可是这时宝宝的吞咽、咀嚼功能没有得到充分锻炼，无法掌握正确的饮食方式而不喜欢吃饭菜，即使吃，也只吃软的好吞咽的东西，对正常饮食不感兴趣，从而慢慢出现了偏食、厌食的现象。

宝宝的味觉可培养

辅食的重要性不仅在于补充营养，还在于对咀嚼能力的锻炼，所以不可半途而废。可是宝宝不喜欢吃辅食怎么办?

宝宝的口味基本到4岁才能定形，所以，4岁前是锻炼宝宝咀嚼能力和吞咽能力的黄金时期。同时，宝宝的味觉虽然有一些天生的偏好，但也是可以后天培养的。只要父母拿出足够的耐心，由少渐多地添加辅食的种类、数量和软硬，宝宝慢慢就会习惯，并形成固定的口味偏好。

潮妈育儿

有了宝宝，平时不下厨的妈妈会经常出现在厨房，并像魔术师一样，给宝宝变出美味。妈妈要加油，要让妈妈从小记住“妈妈的味道”。

宝宝咳嗽怎么办

咳嗽可能发生于任何时候，宝宝可能出现干咳或有黏液的咳嗽。不管宝宝是哪种咳嗽都不是小事，而且年龄越小的宝宝，咳嗽起来越让人着急。爸爸妈妈应该怎么办呢？

宝宝咳嗽的家庭护理

如果宝宝咳嗽频繁，可使用加湿器。当他睡觉时，将加湿器放在宝宝房内。调整喷雾口，别直接吹到宝宝或弄湿他的床单。加湿器要放在宝宝够不着的地方。

假如没有加湿器，可将宝宝带进浴室，关上门，打开莲蓬头，让宝宝待在充满蒸汽的浴室内至少10分钟。

除了使用加湿器外，可以让宝宝多摄取流质食物，帮助稀释分泌物，减少他的活动量，因为活动有可能加重咳嗽。

为了避免宝宝晚上睡觉时咳嗽，让其取侧卧位，最好将头部或上身用毛巾、枕头垫得稍高一些，以免呼吸道分泌物返流到气管引起咳嗽，影响睡眠，这样也可使宝宝感到舒服些，缓解呼吸困难。

需要家长及医生关注的情况

宝宝出现咳嗽，一定要及时就医。

如果咳嗽是由于细菌感染引起的话，医生多会使用抗生素进行治疗。如果是由于病毒感染所造成的，只能缓解症状。

宝宝出现呼吸困难、呼吸短促、烦躁兴奋、食欲显著减少、进食困难、呼吸有喘鸣声、连续咳嗽、发热等症状时，医生会采取必要的措施，家长应陪宝宝积极配合治疗。

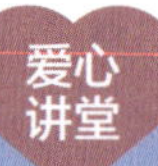

咳嗽宝宝的生活护理

宝宝患有咳嗽，妈妈要让宝宝多休息，多给宝宝喂温水，还可以适当给宝宝喝些水果汁。居室也要保证每天通风换气。

预防佝偻病的方法

维生素D缺乏性佝偻病简称为佝偻病。佝偻病使宝宝抵抗力降低，容易合并肺炎及腹泻等疾病而影响宝宝生长发育。因此，必须积极防治。

宝宝佝偻病的主要表现

食欲不佳，烦躁不安，睡眠不宁，夜惊，枕秃，头部可呈方颅，乳牙晚出，囟门闭合迟。若宝宝出现以上情况，妈妈应及时带宝宝就医。

让宝宝多晒太阳

预防佝偻病的关键是补充足量的维生素D，最好的办法就是晒太阳。可以说，宝宝佝偻病不仅仅是缺钙，还有缺“晒”。皮肤里的7-脱氢胆固醇经紫外线照射可转变为维生素D，后者可促进钙的吸收，使骨骼坚固。

正确服用维生素D

维生素D的日需量为400国际单位，父母应该注意让宝宝每日服维生素D 400国际单位。冬天及已患佝偻病时，可根据情况适量添加钙粉。

注意宝宝断奶前后的饮食

宝宝断奶前后应多食维生素D、钙、磷和蛋白质丰富的食物，如蛋黄、动物肝脏、乳类、鱼、虾、瘦肉等。另外，可以选择维生素AD强化奶粉，并注意晒太阳，一般可以避免佝偻病的发生。

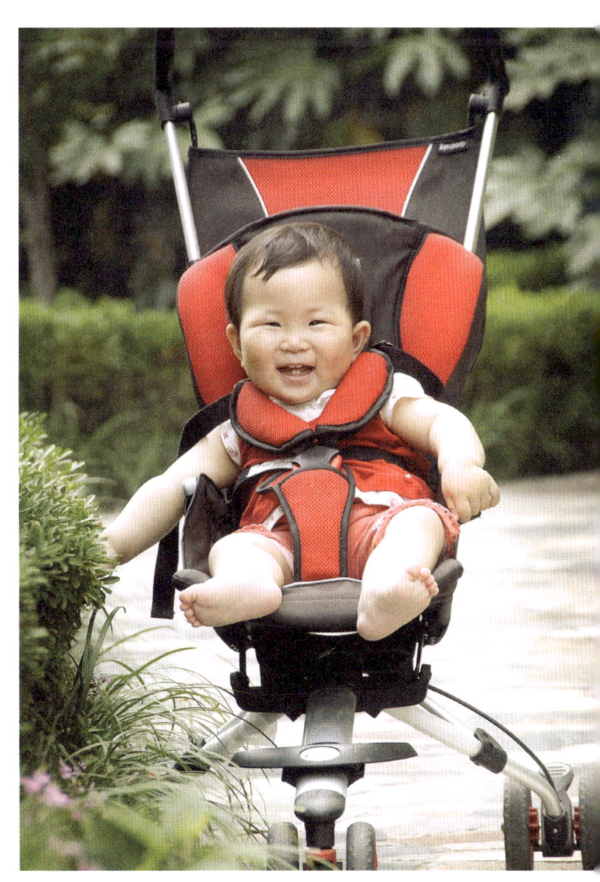

宝宝鹅口疮的防治

鹅口疮是一种口腔黏膜感染性疾病，一般多见于免疫功能低下、营养不良、腹泻或因感染而长期服用各种抗生素的宝宝。鹅口疮是白色念珠菌感染所引起的，预防感染是关键。

如何判断宝宝鹅口疮

- 患儿舌上或两颊黏膜出现白屑，渐次蔓延于牙龈、口唇、软硬腭等处，白屑周围绕有红晕，互相粘连，状如凝固的乳块，擦去后随时会生起，不易清除。
- 病情较轻的患儿除舌上出现白屑外，并无其他症状表现；病情较重者白屑可蔓延至鼻道、咽喉、食管，甚至白屑重叠，妨碍哺乳，患儿啼哭不止；如见患儿脸色苍白、呼吸急促、啼声不出，为危重症候，应及时就诊。

如何防治宝宝鹅口疮

- 奶瓶及宝宝用过的其他物品均要经常清洗并消毒。
- 喂奶前后要用温水将乳头冲洗干净，喂奶后给宝宝喂服少量温水。
- 哺乳妈妈饮食应清淡，忌辛辣刺激性食品，一次喂奶不宜过饱。宝宝便秘时可喂服蔬菜汁。
- 治疗鹅口疮一般使用**制霉菌素溶液涂于口腔**，每日3～4次。
- 宝宝患鹅口疮容易被误诊，因此发现症状时要及时请有经验的医生诊治，以免由于用药不当或自行使用抗生素而加重病情。
- 加强营养，适量服用维生素B_2和维生素C。在病症消失以后继续用药几天，以巩固疗效，避免复发，尽量一次治愈。

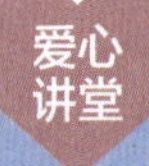

鹅口疮反复发作须检查

鹅口疮一般不需要进行其他方面的检查。如果宝宝的鹅口疮反复发作，可以小心地刮下一点白斑送到检验室检测。通过化验能够确定感染菌种，以便医生能更准确地给宝宝用药。

宝宝健康食谱

滋养脾胃

胡萝卜蔬菜米糊

原料 胡萝卜、小白菜、小油菜各15克，婴儿米粉30克。

做法

1. 胡萝卜、小白菜、小油菜洗净，胡萝卜去皮，均切碎。
2. 将胡萝卜、小白菜、小油菜放入沸水中，煮约2分钟，取菜汁。
3. 在菜汁中加入婴儿米粉搅拌均匀即可。

营养功效

胡萝卜蔬菜米糊可以滋养宝宝脾胃，满足宝宝的味觉。

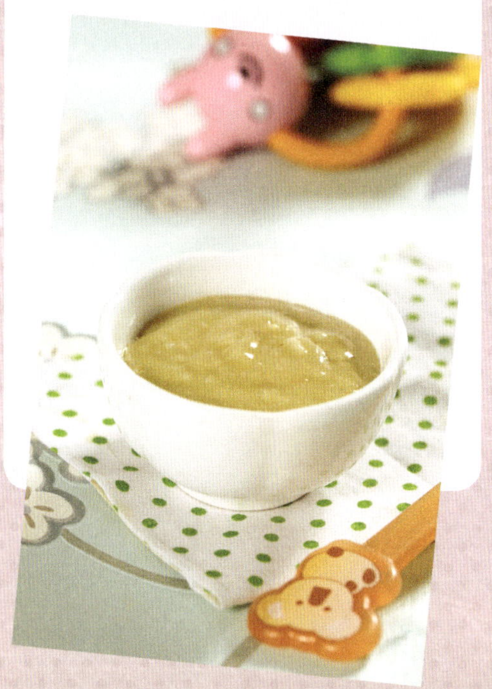

健脾益气

鸡汤南瓜泥

原料 鸡胸肉15克，南瓜30克。

做法

1. 将鸡胸肉洗净，剁成泥，加入一大碗水煮；将南瓜洗净，去皮，放锅内蒸熟，用勺子碾成泥。
2. 当鸡肉汤熬成一小碗的时候，用消过毒的纱布将鸡肉过滤掉，将南瓜泥倒入鸡汤中，再煮片刻即可。

营养功效

鸡汤南瓜泥营养丰富，利于吸收，可以增强宝宝的抵抗力。

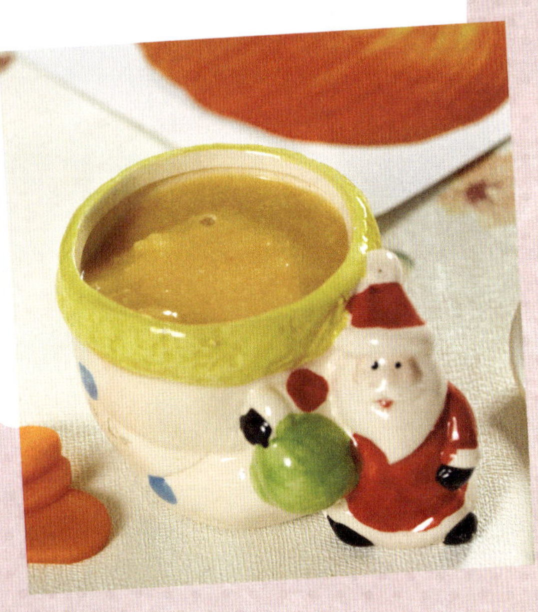

178 DAY
179

育·儿·专·题

给宝宝喂药

当宝宝生病的时候，父母就常因喂药困难而感到头痛，因此，掌握一些给宝宝喂药的技巧和注意事项是十分必要的。

服药前的注意事项

- 服药前，不宜给宝宝喂奶及水，要使宝宝处于半饥饿状态，这样既可防止喂药后恶心、呕吐，又可因宝宝饥饿便于咽下药物。
- 服药前首先应看清楚用药说明，了解药物用途及用量。因为宝宝用药多是根据体重计算用量的，切勿误服过量，以免发生药物中毒。另外，还要了解用药次数及天数。

给宝宝喂药的注意事项

- 不太苦的药，可以将药溶于少量的糖水里，用小勺或奶瓶喂。
- 太苦、太难吃的药，应先喂糖水或奶，然后趁机将已溶于糖水中的药喂入，再继续喂些糖水或奶。
- 如果宝宝一直又哭又闹，不肯吃药，只好采取灌药的方法：一人用手将宝宝的头固定，另一人左手轻捏住宝宝的下巴，右手拿一小匙，沿着宝宝的嘴角灌入，待其完全咽下后，固定的手才能放开。不要从嘴中间沿着舌头往里灌，因舌尖是味觉最敏感的地方，易拒绝下咽。
- 需注意，哭闹时灌药，药液容易呛入鼻子引起窒息。同时要注意，不要用捏鼻的方法使宝宝张嘴，也不宜将药物直接倒入咽部，以免因将药物吸入气管发生呛咳，甚而导致吸入性肺炎。

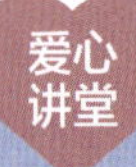

喂药后让宝宝休息

喂药后，应继续给宝宝喂水20～30毫升，将口腔及食管内积存的药物送入胃内。喂药后，要让宝宝休息一会儿，以免发生呕吐。

CHAPTER 4

7～9个月，探索新领域

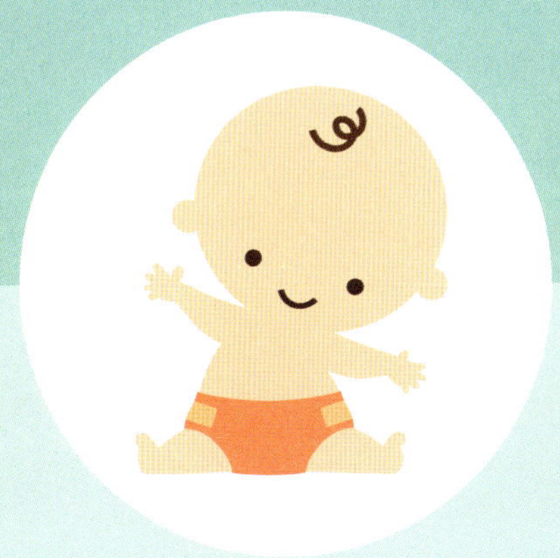

现在，宝宝每天都在探索新鲜的领域。
游戏在宝宝的成长过程中担当着非常重要的作用。
平时父母应多和宝宝做游戏，
让宝宝通过游戏掌握与人交往的能力。
他可能还会有点怯生，怕与父母尤其是与母亲分开。

7~9个月宝宝成长记

7个月宝宝的身体变化

体重：男婴6.5~10.2千克，女婴6.0~9.5千克。

身长：男婴64.5~74.5厘米，女婴62.5~72.6厘米。

头围：男婴约44.6厘米，女婴约43.5厘米。

胸围：男婴约44.7厘米，女婴约43.8厘米。

坐高：男婴约45.0厘米，女婴约43.7厘米。

牙齿：若下面中间的两颗门牙还未长出，则多数会在本月长出。

9个月宝宝的身体变化

体重：男婴7.2~11.3千克，女婴6.6~10.5千克。

身长：男婴67.0~77.6厘米，女婴65.0~75.9厘米。

头围：男婴约45.6厘米，女婴约44.5厘米。

胸围：男婴约45.6厘米，女婴约44.6厘米。

坐高：男婴约46厘米，女婴约45.2厘米。

牙齿：3~5颗。

宝宝的语言发育

宝宝能发出各种单音节的音，会对他的玩具“说话”，到9个月左右，在大人的教导下能模仿发出双音节，如“爸爸”“妈妈”等。

宝宝的心理发育

这个时期的宝宝尤其是坐在浴盆里洗澡时，更喜欢戏水，用小手拍打水面，溅出许多水花。如果扶他站立，他会不停地蹦跶。嘴里咿咿呀呀好像叫着爸爸、妈妈，脸上经常会显露幸福的微笑。如果当着他的面把玩具藏起来，他会很快找出来。喜欢摸仿大人的动作，喜欢让大人陪他看书、看画，听哗哗的翻书声音。

宝宝在心理要求上丰富了许多，喜欢翻转起身，能爬行走动，扶着床边栏杆站得很稳。喜欢和小朋友或大人做一些合作性的游戏，也会对一些细小的东西发生兴趣，如掉在桌上的面包渣、掉在床上的头发丝等，都会去观察。

训练宝宝学会自己吃东西

这个时期的宝宝，手的动作变得更加灵活了，会自己用手抓东西放入嘴里。当给宝宝添加辅食时，宝宝的手会不安分地总想把勺子抢过去，这时家长可以有意识地开始训练宝宝拿勺子了。

慢慢学习使用勺子

喂宝宝吃辅食的时候，可以先给宝宝一把勺子，让他边吃边“玩”勺子，妈妈再拿一把继续喂。这时候，宝宝会学着从碗中舀食。开始的时候，宝宝肯定拿不稳妥，也分不清凹凸面，大人可以用手托住宝宝的手将食物送到宝宝嘴里，使其逐渐由被动被人喂食发展到可以自己用小勺吃，几个月甚至半年的坚持后，宝宝就会自己吃饭了。

当然，宝宝一开始会有点不习惯，会对小勺有一定的排斥，甚至仅仅是把它当成一种玩具玩玩。与用奶瓶时，只用嘴一吸奶和水就自动被吸到嘴里相比，面对一把奇怪的小勺，多少对宝宝本身是一个很大的挑战。这时，有的宝宝可能会因不习惯而拒绝进食，用小手推开。爸爸妈妈可以在喂奶前少喂宝宝些果汁或菜汤之类，这样时间长一些，宝宝就会觉得小勺里的东西味道还不错，就不会拒绝了。

训练时要有耐心

妈妈教宝宝时一定要有耐心，最初宝宝肯定不熟练，会把饭菜弄到手上、桌上、衣服上、地上，有时候还会把碗和盘摔碎。妈妈要不断地鼓励宝宝，不要生气训斥宝宝，要让他逐渐习惯用勺子。

妈妈教宝宝时，关键是要引导宝宝主动地去学习吃食物。宝宝在不断品尝各种各样新食物的同时，不但可以体会到进餐的乐趣，还可以促进食欲，补充营养。

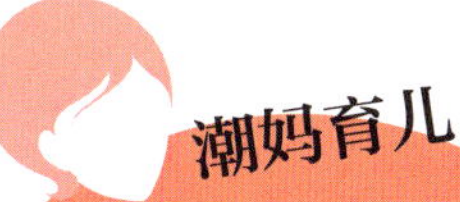

潮妈育儿

快乐是最好的老师，宝宝练习自己用勺吃饭，重要的是让宝宝体会到自食的乐趣。刚开始，宝宝可能会把饭菜弄得到处都是，妈妈要宽容以待，给宝宝一个成长的空间，陪宝宝坚持学会用勺。

淡味辅食让宝宝受益一生

宝宝的味觉、嗅觉发育还不完全，虽然有些食物的天然口味很淡，但对宝宝来说会很可口；相反，口味太重会给宝宝带来不良影响，不利于后期的辅食添加。

重口味对宝宝的不良影响

- **口水减少。**宝宝的消化系统发育尚未健全，吃盐过量，易使唾液分泌减少，使口腔的溶菌酶相应减少，病菌在口腔里便有了滋生的机会，使宝宝更易患病。
- **损害肾脏。**宝宝的肾脏还没有能力充分排出血液中的钠（盐的化学名称是氯化钠），吃盐太多，会损害肾脏，更严重的是会因过多的钾流失而造成心脏肌肉极度衰弱而发生危险。

不要给宝宝吃过度加工的重口味食物

尽量给宝宝吃接近天然的食物，一开始就养成健康的饮食习惯，会让宝宝受益一生。

- 婴幼儿食品不宜添加香精、防腐剂和过量的糖、盐，以天然口味为宜。
- 口味或香味很浓的市售成品辅食，可能添加了过多添加剂，不宜选用。在选择成品辅食时，应挑选大品牌、口碑好的婴儿食品生产厂家的产品。
- 给宝宝制作辅食时，要注意保持食物的原汁原味，辅食做好后，尽量不添加调味品。若宝宝习惯了重口味的食物，便不再愿意接受寡味的辅食了。

爱心讲堂

坚持让宝宝接受淡味辅食

即使宝宝不喜欢吃某种口味淡的辅食，妈妈也不要放弃，宝宝接受一种新食物往往要尝试10次以上。

添加辅食也不要放弃母乳喂养

有的妈妈认为，宝宝既然能吃辅食了，饿不到了，从而萌生断奶的念头。以为断奶之后宝宝会更好地吃辅食。这样做，其实对宝宝的发育成长极为不利。

母乳仍然不可少

宝宝的肠胃适应辅食需要有个过程，这时候尽管能够吃下去不少东西，但肠胃并不一定能消化吸收，吃下去的辅食可能还会原样拉出来。所以，母乳仍然是宝宝主要的营养来源。

辅食并不能替代母乳

宝宝从单吃母乳到接受外来的食物，身体尤其是肠胃要经过很多的改变和适应，是一个逐步的、长期的过程。每加一种辅食都要让宝宝适应几天，看看消化情况再决定是否继续加下一种。宝宝学习吃饭是一个循序渐进的过程，其中还会有反复，在整个摸索适应过程中，辅食开始提供的营养是少量的、不稳定的，母乳仍然是基本的营养来源。

可以给宝宝慢慢添加的辅食

宝宝的第一口辅食应该是米粉。给宝宝喂米粉，刚开始应调得稀一点，1～2勺即可。初次添加建议在上午，以免出现不适时可及时处理或就医。需要注意的是，睡前应给宝宝喂奶，不宜给宝宝喂米粉，否则容易饿，婴儿期不要在米粉中加调味品。

一些新鲜蔬菜（瓜类、根茎类）泥、水果泥可以慢慢给宝宝添加，如胡萝卜、土豆、南瓜、苹果、香蕉等。一些酸味重的水果，如橙子、柠檬、猕猴桃等，先不要给宝宝吃。

给宝宝制作的辅食必须软烂、易吸收，最开始应是糊泥状，等宝宝适应后再调整分量和稀稠。

爱心讲堂

逐一给宝宝添加辅食

给宝宝添加辅食，不要几样食物一起添加。这样做，如果宝宝吃了不舒服，很难判断具体是哪种食物引起的。所以要一样一样地添加，一种食物宝宝吃了没有什么不良反应，几天后可以试着添加下一种食物。

抓准时机增加辅食种类

这个时期，宝宝会对成人食物有强烈的兴趣，是给宝宝增加辅食种类的好时机，更是促进食物转换成功的关键。

有益宝宝发育的辅食营养

7~9月，要尽可能多地让宝宝适应各种口味的食物，同时，还要增加蛋白质、铁、淀粉类以及含有免疫物质的食物的摄入量。

- **补充蛋白质。**可增加容易消化吸收的豆腐、蛋黄，也可以选择婴儿配方米粉（这种米粉中动物蛋白和植物蛋白的含量比例适宜），这些食物均可为宝宝补充蛋白质。
- **继续增加含铁量高的食物数量和品种。**适量添加动物血、动物肝脏，也可以选择强化铁米粉。
- **增加淀粉类食物品种。**可增加土豆、红薯、山药以及各类营养米粉。

让宝宝接受新的食物

家长在让宝宝养成良好饮食习惯的同时，还要让宝宝对新添的食物感兴趣、愿意接受。

- 把新食物和宝宝熟悉的食物搭配在一起吃。
- 父母边讨论新食物的味道、颜色、口感，边咀嚼新食物，并做出兴致很高的表情，请宝宝一起吃，以增加宝宝对新添食物的感官了解和熟悉程度。

现在，宝宝渐渐有了自我意识，会想自己动手吃饭，这时不要制止而应该鼓励。即使宝宝用手抓，也应满足他，让他觉得吃饭是件有“成就感”的事，这样宝宝的食欲也会更加旺盛。

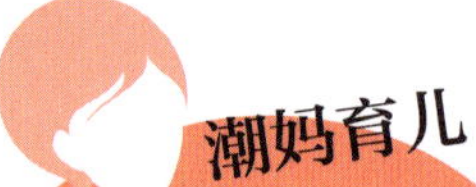

宝宝接受了某种新食物，要给予适当的表扬。若4~5天后宝宝未出现任何不适，再让其尝另一种食物。如果初次进食被宝宝拒绝，可过几天再试。

为宝宝准备绿色健康的磨牙食品

由于宝宝开始长牙了，牙龈发痒会使宝宝有啃噬的行为，而且适当磨牙可以锻炼宝宝的咀嚼能力，促进牙龈、牙齿健康发育，爸爸妈妈不妨多为宝宝准备一些磨牙食品。

新鲜水果条和蔬菜条

可以把能生吃的蔬果，如新鲜黄瓜、梨等去皮后切成小长条，让宝宝自己用手拿着吃，不但可以磨牙，还能帮宝宝补充维生素。

硬馒头片、手指饼干或其他长条形饼干

这样的食物可以满足宝宝啃咬的欲望，又可以让宝宝练习自己拿着东西吃，甚至有的宝宝还会将饼干塞到爸爸妈妈的嘴里，表示亲昵。需要注意的是，不能给宝宝口味重的饼干，这会破坏掉宝宝的味觉。

柔韧的条形地瓜干

这也是一种非常好的磨牙食品，硬度适中。如果担心红薯干太硬会损伤宝宝的牙床，可以在米饭煮熟后，将红薯干放在米饭上闷一下，红薯干会变得又香又软，不过一定要先凉至温热再拿给宝宝。

熟蔬菜条

也可以把南瓜、胡萝卜、豇豆等蔬菜处理后蒸熟，取出切成宝宝方便取拿的条状即可。

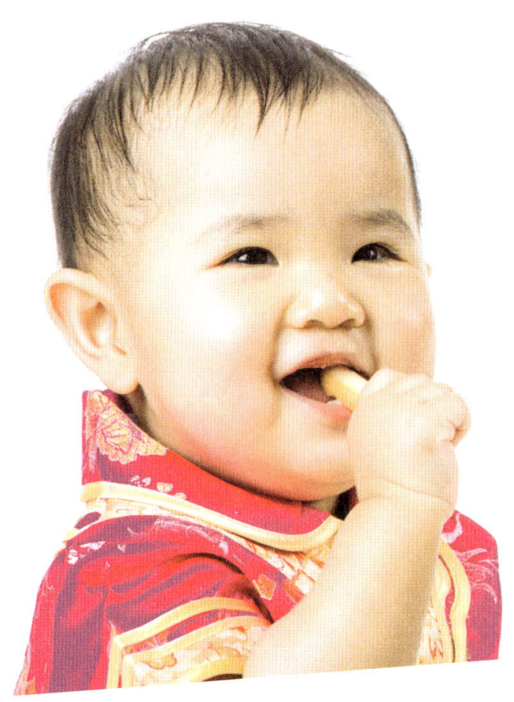

不让宝宝错过爬行关键期

宝宝学爬行是一个非常重要的过程，爬得越好，走得也越好，学说话也越快，认字和阅读能力也越强。爸爸妈妈要给宝宝创造爬行的条件和环境，适时训练宝宝多爬。

爬行场地

最好创造条件，在家中给宝宝留一小块爬行的空间，如在客厅里开辟一个角落。爬行场地要干净卫生，并有好的视野。将爬行场地布置得更加富有吸引力，可以激发宝宝爬行的兴趣。

准备足够的泡沫地垫

宝宝的爬行设施可以根据实际情况选择，可以是较大的不太软的床，也可以在地上进行，但最好选用在木地板上铺泡沫地垫，比较软且不用担心宝宝从高处摔落，还有不同的颜色、图案。不过泡沫地垫的质量一定要严格把关，要买环保无毒的绿色产品，回家后要用清水洗干净并晾至无味才能使用。

爬行时穿连体服比较好

连体服的上衣和裤子形成一个整体，爬行时宝宝腰部及腹部不会露出，可避免受凉，还可以避免宝宝在爬行中摩擦到肚子，或将裤子蹭掉。要注意的是，爬行服前面一定不要有大或硬的饰物及扣子，以免爬行时磕痛宝宝。

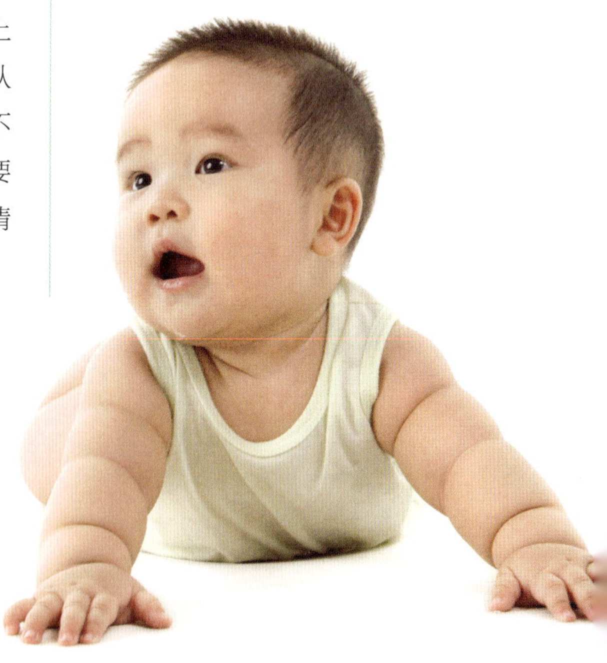

提高宝宝爬行的技巧

爬对宝宝非常有益，既能锻炼宝宝全身肌肉的力量和协调能力，又能增强小脑的平衡感，对宝宝日后学习语言和阅读有良好的影响。

宝宝学爬行的几个阶段

大多数宝宝在6~10个月学会爬行，也有的宝宝完全跳过爬行，直接学站、学走。宝宝的学爬过程一般会经历蠕动爬、匍匐爬、后退爬、小狗爬和小熊爬，由被动爬行发展为主动爬行。

- 蠕动爬。通常，在5～6个月时，宝宝就会为爬行做准备了，他会趴在床上，以腹部为中心，向左右挪动身体打转转。或像虫子一样向前缓慢蠕动进行。
- 匍匐爬、后退爬。6～7个月时，宝宝会慢慢伸开四肢，在爬的时候总是一边用力，比如总是右手、右脚用力蹬，用一侧带动另一侧，如同匍匐前进。有的宝宝开始爬行时，胳膊在地板上推，而身体却往后退。
- 小狗爬。慢慢地，宝宝会借助膝盖用力推动身体，像小狗一样向前移动。
- 小熊爬。宝宝四肢伸展，着地，像小熊一样屁股一扭一扭地向前爬行。

增加爬行的趣味

妈妈可将各种不同质地的东西放在地板上，如把一小块地毯、泡沫地垫、毛巾、大纸箱等排列起来，形成一条有趣的小路，让宝宝沿着“小路”爬，并且在沿途放一些小玩具来吸引宝宝寻找，增加宝宝在爬行中的乐趣。

妈妈也可以和宝宝一起爬着玩，和宝宝一起沿着“小路”爬行寻找玩具，逗引宝宝向前爬行，直到把设置的路线爬完。

需要注意的是，在爬行过程中要不断鼓励宝宝，开始时训练时间不可太长，应循序渐进延长训练时间，不可急躁。

爱心讲堂

宝宝学爬行，家长有耐心

宝宝应在大人看护下练爬行，此外，爬行并非朝夕能成，应该做好持久战的心理准备，要有足够的耐心帮助宝宝学会爬行。

改造爬行中的安全雷区

宝宝在爬行时特别需要注意安全，爸爸妈妈要设法为宝宝打造一个舒适、宽松、安全的爬行环境，让宝宝远离爬行范围内的雷区，避免意外的发生。

桌角、柜子角

- 雷点：桌角、柜子角非常尖锐，宝宝一不小心磕在上面很容易受伤。
- 改造方法：将所有的桌角、柜子角套上护垫，或用海绵、布等包起来，就算宝宝不慎撞到，也能将伤害降到最低。也可暂时把这些桌子、柜子搬离宝宝爬行的空间。客厅的茶几上不要放置桌巾，以免宝宝拉扯，使桌上的物品倒在宝宝身上。

电插座

- 雷点：宝宝爬行过程中，可能会爬到插座附近，一不小心就有触电的危险。
- 改造方法：将电插座的防护盖盖上，有些没有防护盖的插座应用绝缘材料封好。

易碎的茶具、花瓶等

- 雷点：热水瓶、茶具、花瓶等易碎品一旦打翻就容易碎，热水瓶里的热水会烫伤宝宝，花瓶、茶具的碎渣则可能划破宝宝稚嫩的皮肤。
- 改造方法：将这些东西放置在宝宝接触不到的地方，比如厨房上方的柜子，花瓶可以放到窗台上，不要放在有桌布的桌子上。

此外，妈妈还要注意宝宝爬行的床上或地垫附近不要放置衣物或其他东西，特别是各种包装袋、塑料纸和尿布、衣物等，避免宝宝窒息。一些尖锐的利器，如刀、剪刀、毛衣针等危险物品一定要收好，以免宝宝拿到误伤自己。

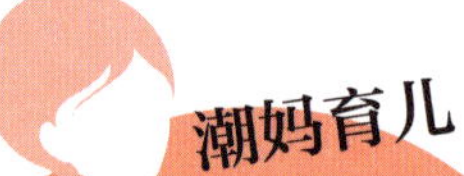

在婴幼儿安全用品中，有不同规格的桌角安全护套、插座保护盖可以选择。妈妈可以根据自己家的需要，购买方便又省心的婴幼儿安全用品。

放手让宝宝自己玩

放手让宝宝自己玩，一方面给他提供了一个独处的机会，培养宝宝的独立性；一方面父母也可利用这一段时间做一些自己的事。不要担心宝宝会哭，也不必为此感到内疚。因为独处是宝宝发展中的一个自然过程。

半岁宝宝也需要独处

这个阶段，可以让宝宝自己玩耍片刻。如果他看来似乎易怒或焦躁不安，把头转开、哭泣或闭上眼睛的话，他可能就是在告诉你，他想要自己待一会儿。

如果注意到宝宝有这种行为时，可将他放到地上、毯子上，千万别将他放在婴儿床里——那是睡觉用的地方。他可能喜欢玩某个玩具，或者只是坐着四处张望。当宝宝独处时，会处理不同的信息，会以自己的步调来观察环境，同时也可获得休息。独处能让宝宝练习一些技巧，如安抚自己，学会自己入睡。

小睡之前是宝宝独处的好时光，因为独处的时间可作为清醒与睡觉之间的过渡期。

提供安全环境，让宝宝自己玩

用被子把宝宝“围”起来，或者把他放在带围栏的安全场所。在宝宝面前放上会发声的玩具、可以抱的布娃娃或其他小动物玩具，让他自己玩玩具。或妈妈走过去，帮他把玩具弄出声响来，再把玩具放到不同的地方，逗引他变换体位抓握玩具。

让宝宝独自玩耍并不等于父母可以撒手不管。宝宝还小，安全意识不足，父母要注意远观宝宝，以保证宝宝的安全。

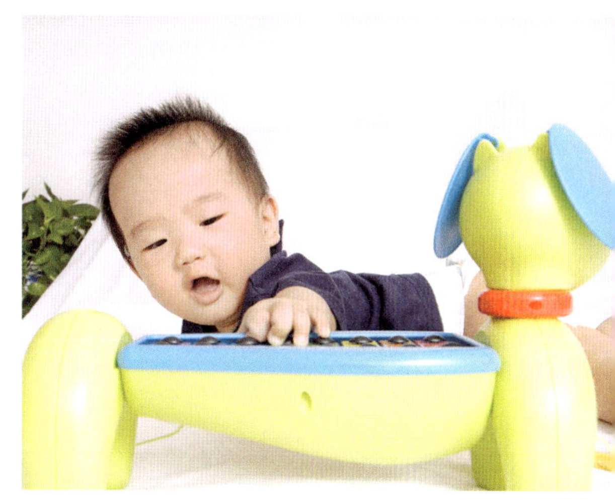

让宝宝时刻呼吸新鲜空气

宝宝自身免疫系统发育尚未完善，为了给宝宝创造一个空气洁净的健康生活环境，父母应主动改善室内空气质量。

室内通风不良的影响

据资料显示，城市居民每天有80%~90%的时间是在各种室内环境中度过的。由于长时间处于密闭环境内，室内通风不良，各种污染物质容易聚集，极易形成不良的室内小气候，这一现象在夏季的空调房间内尤其明显。在这样的室内环境中，宝宝无法呼吸到新鲜空气，这对宝宝的健康成长是极为不利的。

加强通风

要改善室内的小环境，让宝宝呼吸洁净的新鲜空气，最好的办法就是多开窗通风。平时在家中每开1~2小时空调后，打开门窗，通风20分钟左右，排出室内已变得污浊的空气，让户外的新鲜空气进入室内。

净化空气

有研究显示，室内的通风空调系统、建筑及装饰材料和家用电器都可能是室内空气质量的“隐形杀手”。由于婴幼儿好动，身体各部位更容易接触或曝露于污染的环境中，因此，父母在美化居家环境时务必选择绿色环保型产品，从根本上着手为宝宝打造一个安全、健康的环境。必要时借助空气净化器等相关设备来担当“儿童卫士”，有益于婴幼儿健康成长。

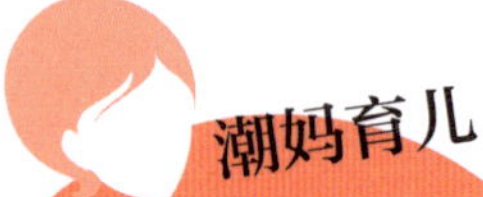

新鲜的空气是宝宝生长发育不可或缺的“营养素”之一。妈妈最好不要整天让宝宝待在家中，每天都要带宝宝外出转转。

教宝宝双手配合传递东西

手眼协调能力进一步发展，宝宝开始使用双手了，他会主动抓握玩具、扔掉再拿玩具等，确认自己对物体的控制能力。这时，父母可以有意识地训练宝宝的双手配合动作，让他学会在两手之间传递东西。

双手配合从拍手开始

拍手是宝宝开始双手配合协调动作的开始。训练时，妈妈将宝宝放在自己的膝盖上，然后抓着他的双手一边唱歌一边拍手。还可以让宝宝体验手臂弯曲以及顺利地将拳头放入嘴中的动作。伸直手臂的感觉以及指尖互相接触的感觉都是非常新鲜的，是对大脑良好的刺激。反复进行这样的练习，通过视觉、听觉、反馈的经验积累会不断地储存在大脑中，从而促进宝宝大脑的发育。

从推拉玩具到换手拿玩具

换手拿积木练习，是适合这个阶段宝宝锻炼动手能力的最佳活动。现在，大多数宝宝能做到两只手各拿一件东西。宝宝坐在床上或地上时，递给宝宝一块积木，等到宝宝拿住以后，再向宝宝的另一只手递另一块积木，看看宝宝是不是把原来拿到的积木换到另一只手，再来接递过来的积木，或者直接用另一只手接积木。

如果宝宝把手中已经接到的积木扔掉，再来拿妈妈递的新积木，就要引导宝宝学着换手，把手上的积木传递到另一只手上后，再来拿妈妈递的另一块。

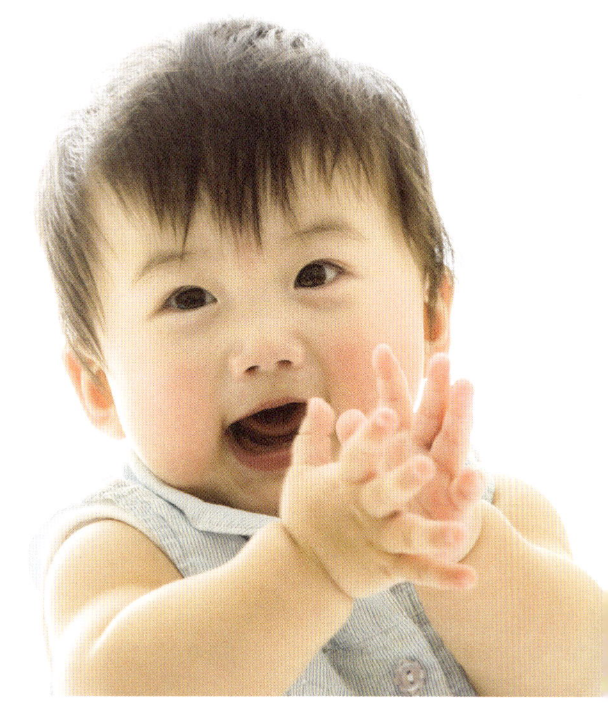

多咀嚼，吃饭香

宝宝练习咀嚼，有利于胃肠功能发育和唾液腺分泌，可提高消化酶活性，促进消化、吸收。宝宝练习咀嚼还有利于头面部骨骼、肌肉的发育，对日后的发音和语言发育起重要作用。

咀嚼训练要分阶段进行

逐渐增加辅食是锻炼咀嚼能力的最好办法。因此，爸爸妈妈一定要根据宝宝的月龄逐步更换食物，为口腔肌肉提供各种不同的刺激，耐心地反复训练宝宝的咀嚼能力。学会吞咽，是日后摄取固体食物的重要前提。

这个阶段，是宝宝学习咀嚼和吞咽的起步阶段，这一阶段比较适合添加半流质性质的辅食。至7～9个月，食物质地也应由软渐渐过渡到稍硬，可以给一些磨牙饼干、面包片、馒头片等，让孩子磨磨牙，使其胃肠道逐渐适应成人的固体食物。

在宝宝发展咀嚼能力的关键期，如果没有教会宝宝咀嚼，就会给以后的喂养带来麻烦。所以妈妈一定要抓住这个黄金时段，让宝宝好好练习咀嚼，爱上吃饭。

让宝宝配合吞咽

吞咽咀嚼训练的开始，妈妈可用小勺给宝宝喂食半流质食物，如米粉等。刚开始，妈妈也许会发现，宝宝或多或少会将食物顶出或吐出，这是正常现象。因为宝宝之前已经习惯了吸吮，尚未形成与吞咽动作有关的条件反射，以后只要多喂几次即可。

爸爸妈妈在给宝宝喂食时，可将食物放到舌头后方，宝宝会通过舌头的前后蠕动配合做出吸吮和吞咽的动作，逐步适应吞咽。此外，还应添加辅食以刺激宝宝的口腔触觉，训练宝宝的咀嚼能力并培养宝宝对不同食物、不同味道的兴趣。

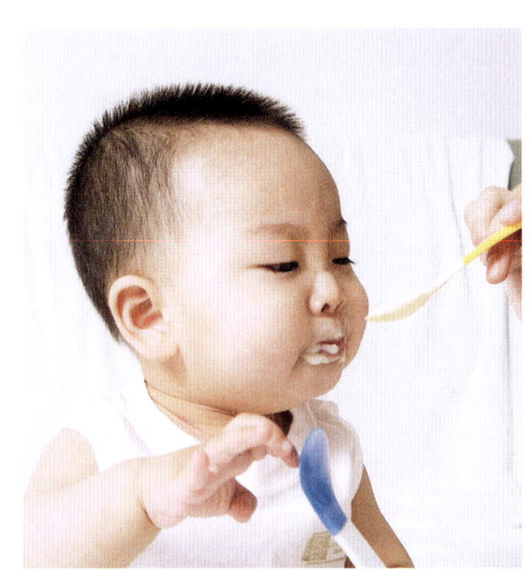

宝宝最需要补水的时候

水是生命之源。多给宝宝喝水，是保证其健康成长发育、免遭疾病侵扰的主要手段。由于宝宝还不会说话，妈妈要知道宝宝什么时候最需要喝水。

活动以后

- 长时间玩耍以后。宝宝在经过长时间的玩耍以后，通常都会觉得口渴，这个时候妈妈应该给宝宝补充一些水分。
- 洗完澡以后。洗澡对宝宝来说也是一种运动，会出很多汗。所以洗完澡以后应该给宝宝补充一些水。

炎热干燥的季节

在炎热干燥的季节，温度高、湿度低，宝宝比平时更容易流失水分，所以要特别注意及时补水。每天多喝些温水，能迅速为人体补充水分，调节体温，帮助身体散热。喂水要少量多次，不要在饭前给宝宝喂水，这样容易稀释胃液，影响消化功能，降低食欲。

非常时期的补水

- **腹泻、呕吐。**腹泻、呕吐容易造成宝宝体内水分和电解质的丢失，如果不及时补充水分，可能会造成脱水休克。宝宝腹泻以后，一般都会有不同程度的脱水，应补充水，可以适当喂一些电解质水或是糖盐水，加速吸收。
- **感冒、发热。**感冒以后，由于体温升高，身体会流失很多水分，婴儿比成人更容易脱水，所以一定要注意补水。母乳或者奶粉还是要正常喂，里面都含有宝宝需要的水分。另外，多给宝宝喂一些白开水，补充水分有助于退热。大一点的宝宝，可以适当补充一些稀释的果汁。

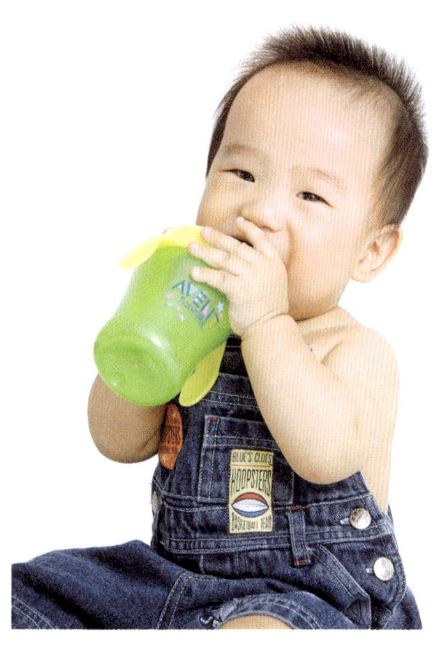

让宝宝爱上小勺子

宝宝是否愿意吃勺里的食物是一种行为习惯，是在不知不觉中逐渐形成的。为了给宝宝顺利地添加辅食，吃上固体食物，练习用小勺很重要，也是为日后断奶打下基础。

尽早用勺喂食

应尽早用小勺喂食，母乳喂养儿在母乳不足时即可用小勺喂奶；人工喂养儿在喂食水时也用小勺喂食；添加米粉等辅食时，应调成糊状用勺喂，不提倡把米粉调稀后与奶一起用奶瓶喂，这样不仅不利于养成用勺喂食的习惯，也不利于食物营养成分的吸收。

如果宝宝从来没有使用过勺子，宝宝会用吸吮的方法，小嘴唇噘起来，舌头用力与口唇配合，采用吸吮的方法来吃勺子中的食物。在吞咽时，由于口腔噘起来后容积变小，会使一部分食物从嘴角流掉。反复用勺子喂哺之后，宝宝就能够学会用另一种口唇配合方式，来适应吃食物的新工具。对于勺子的适应能力也要通过多次训练才能够学会。

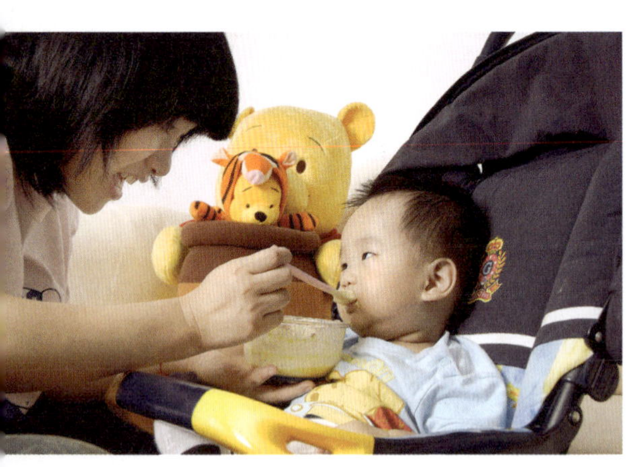

让宝宝接受用勺吃东西

让宝宝对小勺发生兴趣，并愿意接受，可使用外形可爱、不易破碎的小勺；在第一次改用小勺喂食时，可以先喂他平时就喜欢吃的食物。

如果宝宝乖乖地一口咽下去，一定要多多表扬他，让宝宝从父母的语气中体会到自己做对了。

教宝宝学做操

宝宝7个月的时候，妈妈可以教宝宝做一些主动操和被动操，每天可做1～2次，做操时少穿些衣服，动作要轻柔而有节奏，可配上音乐。不要操之过急，要循序渐进。

起坐运动

预备姿势：宝宝仰卧，大人双手握住宝宝手腕，拇指放在宝宝掌心里，让宝宝握拳，两臂放在宝宝体侧。

- 把宝宝双臂拉向胸前，两手距离与肩同宽。
- 拉引宝宝，不要过于用力。
- 让宝宝自己用力坐起来。

起立运动

预备姿势：宝宝俯卧，大人双手握住宝宝肘部。

- 握住宝宝肘部，让其先跪再立。
- 扶宝宝站起，然后再由跪而俯。

提腿运动

预备姿势：宝宝俯卧，大人双手握住宝宝两小腿。

- 两腿向上抬起呈推车状，随着月龄增大，可让宝宝两手支撑抬起头部。
- 重复2个八拍。

弯腰运动

预备姿势：大人左手扶住宝宝两膝，右手扶住宝宝腹部，使宝宝与大人方向一致直立，在宝宝前方放一玩具。

- 使宝宝弯腰前倾。
- 拣桌（床）上玩具。
- 拣起玩具呈直立状态。
- 大人放回玩具。
- 重复2个八拍。

托腰运动

预备姿势：宝宝仰卧，大人左手托住宝宝腰部，右手按住宝宝踝部。

- 托起宝宝腰部，使宝宝腹部挺起，呈桥形。

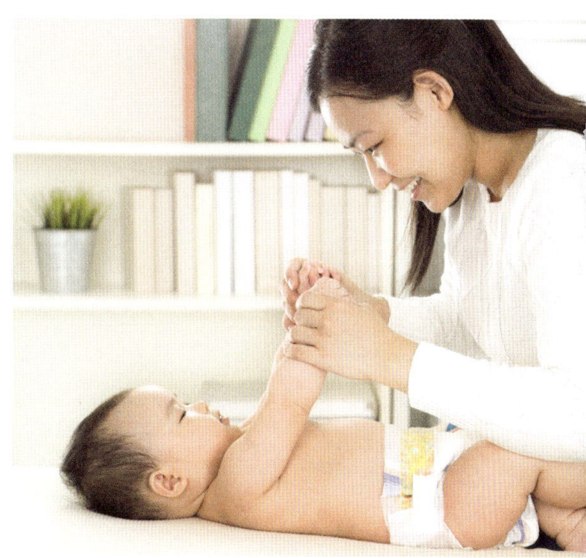

不洁因素，容易导致宝宝生病

宝宝生病，不是完全依靠药物就能彻底解决的，清洁永远是第一个药方。清洁卫生可以让宝宝远离疾病，防止不洁因素导致宝宝生病。

大多疾病源于不洁

- 空气中的尘土：妨碍呼吸，容易引发呼吸道疾病（鼻塞、打喷嚏、咳嗽等）。
- 地上、床上的尘土：引起不适或者皮肤过敏，感染寄生虫。
- 污浊空气：引起缺氧，影响身体和精神，并加速致病菌繁殖，增加感冒、脑炎等疾病的感染机会。
- 油污不洁的衣物、玩具和其他用品：污染宝宝皮肤，并增加致病菌繁殖，引起消化道疾病和皮肤疾病。
- 口腔不洁：引起溃疡和其他消化性疾病。
- 皮肤不洁：引起过敏、湿疹、尿布疹等，严重时会感染寄生虫。

随时保持清洁

- 每日清洗毛巾、用过的衣物等。
- 定时开窗换气。
- 每周一次的消毒：被褥、餐具、毛巾、地面、门窗、墙壁、床头等。
- 定期清洗玩具。一般情况下，毛绒、塑料和橡胶玩具，可用一定比例的消毒液浸泡洗涤，然后用水冲洗，晒干。积木等木制玩具，可用煮沸的肥皂水烫洗，再晒干。

防止父母成为疾病传播的媒介

父母外出回家之后一定要换上室内衣物，要洗手洗脸。

在户外活动时，遇上熟人，如知道对方有急性呼吸道和消化道传染病，如感冒、肠炎、发热、肝炎、结核等，一定不要让其触碰宝宝，以免感染。

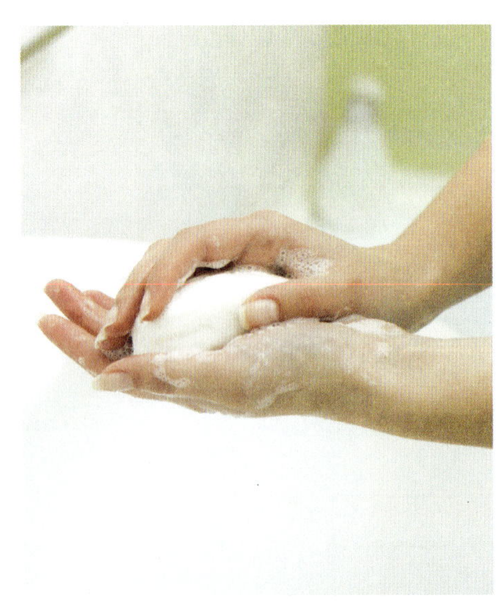

宝宝常见的眼睛问题

眼睛是心灵的窗口。所以，要想让宝宝那又黑又亮的眼睛不受到伤害，父母需要了解一些宝宝眼睛方面常见的问题。

揉眼睛

宝宝经常喜欢揉眼的原因有多种，其中常见的原因有两类：一类是不良习惯，另一类是与眼病所引起的眼不适有关。宝宝哭闹、玩耍、困倦、眼睛不适时，往往喜欢揉眼，久而久之，就会养成经常揉眼的不良习惯。

各种眼病及不适都会引起揉眼，其中尤以过敏性结膜炎需引起高度重视。过敏性结膜炎症状常常都不太严重，结膜轻度充血、少量滤泡，很少会引起父母的注意。而眼睛的不适、发痒常常会导致宝宝揉眼不止，所以如果宝宝经常揉眼或有结膜炎时，应及时就医。

当宝宝哭闹或揉眼时，应及时用柔软的纸巾帮他擦净眼泪。如宝宝脸部、眼周有汗水或尘污时，应及时帮他洗净擦干，保持宝宝眼睛和面孔的清洁干净，这样可减少宝宝揉眼的机会，避免养成揉眼的不良习惯。

倒睫

宝宝的倒睫较为常见。由于宝宝脸庞短胖，鼻骨尚没发育完全，眼睑脂肪较多，睑缘较厚，容易造成倒睫。宝宝的睫毛多数纤细柔软，加之泪液分泌较多、较黏稠，纤细柔软的睫毛蘸着泪液在眼睛表面刷扫，但多数不会造成对眼的损伤。由于宝宝不时眨眼，睫毛的移动会带着泪液到角膜的各个部位，而角膜是无血管的，它的营养供应主要靠泪液供给。所以，一般来说，倒睫是无害的。随着宝宝年龄的增长，脸型的变长，鼻骨的发育，绝大多数的倒睫是可以恢复正位的。

如果睫毛又粗又短，宝宝怕光、流泪明显，应及时就医。

爱心讲堂

宝宝倒睫不要拔

宝宝倒睫切忌自行拔除或剪去，因为拔除睫毛往往会损伤毛囊和睑缘皮肤，造成睫毛乱生倒长和睑内翻，而经剪切的睫毛会越长越粗，不利于健康和美观。

小儿百日咳的防治与护理

百日咳为百日咳杆菌由飞沫经上呼吸道入侵引起的急性呼吸道传染病，5岁以下小儿易得此病。百日咳的传染性非常强，在发病3～4周内传染性最强。冬春两季发病较多，患过百日咳后，有持久免疫力，再次发病者少见。

主要症状

阵发性、痉挛性、持续性咳嗽，咳后常伴有深长的鸡鸣样吸气声。咳后常引起呕吐，眼睑因剧咳而水肿，严重时可引起眼结膜充血、眼睑青紫等，有时夜间咳嗽比白天明显，影响孩子睡眠。病程短者1～2周，长者1～2个月。6个月以下的婴儿患病时，常无典型痉咳，而为阵发性青紫或呼吸暂停，窒息严重者可因脑缺氧而发生抽搐。

免疫接种预防百日咳

我国现行的免疫程序包括基础免疫和加强免疫。新生儿出生后3个月就应开始接种百白破疫苗第1针，连续接种3针，每针间隔时间最短不得少于28天。1.5~2岁时再加强免疫1针。

百日咳患儿的护理

- 尽量减少诱发咳嗽的因素，如避免引起过度兴奋的游戏，尽量少去人多的场所，一次进食不可过多，气温变化容易引起刺激，所以到了傍晚，应待在屋内。
- 宝宝入睡咳个不停时，可将其头部抬高，咳嗽症状会有所缓解。
- 咳嗽发作导致呕吐时，可轻拍其背，或调整躺卧姿势，避免吞下呕吐物造成窒息。
- 由于病程长，体力消耗多，容易导致营养不良，应尽量摄取营养价值高、易消化的食品，充分补足维生素。

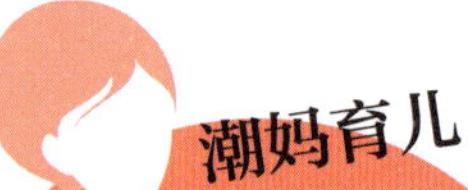

妈妈给宝宝煮梨水时，应不放或少放冰糖，否则不但不能起到止咳作用，反而会因过甜使咳嗽加重。

小儿麻疹的防治与护理

麻疹是婴幼儿常见的呼吸道传染病，传染性极强，病原体为麻疹病毒，一年四季均可发病，但晚春最多。宝宝出过一次麻疹后可获永久性免疫。

主要症状

- **前驱期。**一般3～4天，主要为发热、咳嗽、流涕、怕光、流泪等症状，起病第2～3天出麻疹黏膜斑，此斑位于口腔黏膜第一对磨牙处，为针尖大小的白点，周围有红晕。因前驱期不易与普通感冒区别，因此麻疹黏膜斑是早期诊断的主要依据，但不典型患儿也可不出现此斑。
- **出疹期。**起病第4～5天出现皮疹，呈不规则的红色斑丘疹，由耳后及脸部一直扩展到胸、腹、四肢。
- **恢复期。**皮疹按照出疹顺序消退，体温下降，其他症状减轻。皮疹呈糠麸样脱屑，并留下棕色的色素斑，2～3周后消退。

防治与护理

妈妈应按时带宝宝接种麻疹疫苗。还未接种疫苗时，应采用以下方式预防和护理：

- 注意眼、口腔、鼻的清洁，可用温水漱口等。
- 居室通风换气，但避免穿堂风。
- 出麻疹患儿应卧床休息，多喝开水及热汤，使疹子易于透发。避免着凉，发热时多食易消化、富有营养的食物，补充各种维生素。
- 保持皮肤清洁，出疹后也要用柔软的毛巾擦洗。
- 宝宝出麻疹，应在医生的指导下对症治疗。因麻疹为病毒感染，无特效疗法，主要是治疗并发症，以中药为主。如继发细菌感染，可在医生指导下适当使用抗生素。

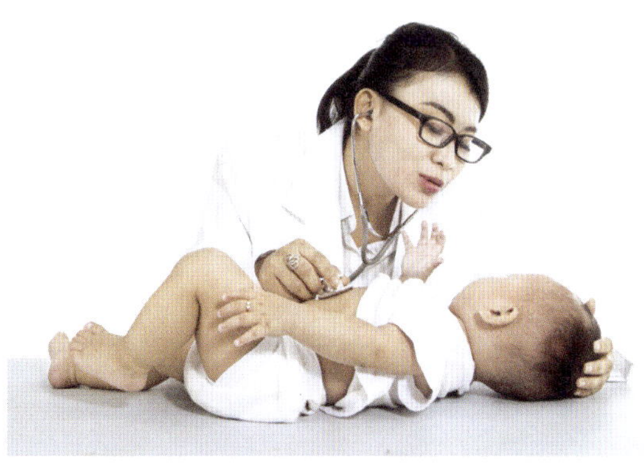

给宝宝合理断奶

经过了一段时间的过渡准备，在这个月，如果宝宝身体健康，就应该逐渐断母乳了。在正式断奶期间，父母要掌握正确的方式。在这个过程中，爸爸也将起着关键的作用。

断奶方式

断奶的时间和方式取决于很多因素，每个妈妈和宝宝对断奶的感受各不相同，选择的方式也因人而异。

- **快速断奶。**如果妈妈已经做好了充分的准备，宝宝也可以适应，断奶的时机便已成熟，可以很快给宝宝断掉母乳。加之某些客观因素，如妈妈一定要出差一段时间，那么很可能几天就完全断奶了；或者妈妈上班后不再吸奶，那么白天的奶也很快就会断掉。
- **逐渐断奶。**如果宝宝对母乳有很强的依赖性，快速断奶可能会让宝宝不适。如果你非常重视哺乳，又天天和宝宝在一起，突然断奶可能有失落感，此时可以采取逐渐断奶的方法。从每天喂母乳6次，先减少到每天5次，等妈妈和宝宝都适应后，再逐渐减少，直到完全断掉母乳。

断奶建议

- 如果宝宝是跟妈妈睡一张床，那么在决定断奶后应该让他睡自己的床，或者跟家里的其他人一起睡。
- 只在宝宝主动要求吃奶的时候才喂他，而不主动提供。这个方法可以帮助他更顺利地接受辅食。
- 改变一些生活常规。可以尝试回家后先带宝宝出去玩一会儿，而不要急着喂他。如果在家里有固定的喂奶地点，应尽量避免和他一起在那些地方待着。
- 争取家里其他人的帮助。如果宝宝习惯早晨醒来就要吃奶，妈妈可以试着在宝宝醒之前起床，然后让其他人来帮宝宝穿衣服和做其他起床后的事情。

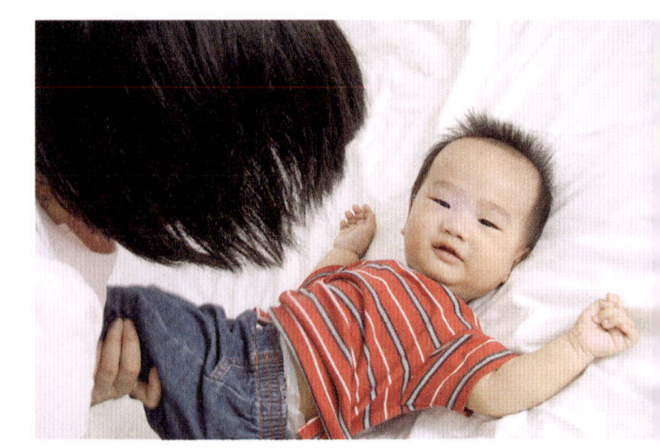

预防断奶综合征

从宝宝的发育过程上看，8～10个月是断奶的最佳时期。但是，断奶过程并不简单，处理不好不但会让宝宝无法适应断奶期的生活，而且容易产生断奶综合征。

断奶综合征

传统的断奶方式往往是当决定给宝宝断奶时，就突然中止哺乳，或者采取母亲与宝宝隔离几天等方式。如果此时在宝宝断奶后缺乏正确的喂养，蛋白质等得不到足量供应，长此下去，往往造成宝宝的蛋白质缺乏，可出现生长停顿、表情淡漠、头发脆黄、容易哭闹且哭声不响亮、腹泻等症状。这些由于断奶不当而引起的不良现象，医学上称为“断奶综合征”。

断奶期宝宝的护理方法

- 当宝宝出现不适应时，不要因为其哭闹就拖延断奶的时间。父母在坚持的同时还需要对宝宝进行情绪上的安抚，多抱抱他，跟他说话，陪他玩游戏。
- 断奶期的宝宝由于打乱了原有的饿了就喂奶的饮食规律，容易出现饮食混乱无条理。父母不要急着增加新的辅食，尤其是在宝宝身体不舒服的时候，千万不要强迫他进食新食物。可以通过改变食物的烹饪方式来增进宝宝的食欲，产生对食物的兴趣，不愿意吃的时候就拿开，但中间不要喂其他食物；每次的量不要多，保持少食多餐。等宝宝完全适应后，再增加新的食物或者减少哺乳次数。

爱心讲堂

宝宝断奶期，爸爸多陪伴

刚断奶的一段时间里，宝宝会对妈妈比较依赖，这个时候，爸爸可以多陪宝宝玩一玩。刚开始宝宝可能会不满，后来就习以为常了。

宝宝的断奶食谱

断奶，是宝宝喂养中的一件大事，如果妈妈没有选择正确的时机，或是断奶后宝宝的营养供应不足，就很容易使宝宝的身体抵抗力下降，影响宝宝身体健康。

土豆泥

原料：土豆。

做法：取鸡蛋大小的土豆1个，煮烂，去皮，切小块；把土豆块上锅蒸8分钟；蒸熟后用勺压成泥。

葡萄干土豆泥

原料：葡萄干、土豆。

做法：取鸡蛋大小的土豆1个，煮烂，去皮，碾碎；取20粒质量好的葡萄干洗净泡开后，与土豆泥拌匀煮成糊状，吃时上锅蒸2分钟即可。

花豆腐

原料：豆腐、青菜。

做法：取半个鸡蛋大的一块豆腐，煮熟并研碎；取青菜叶5片（油菜或小白菜），洗净后用开水烫一下，剁碎；将豆腐、青菜拌在一起，上锅蒸5分钟。注意豆腐不要煮老，青菜一定要剁碎。

水果麦片粥

原料：苹果、麦片、配方奶。

做法：把麦片3大匙放入锅内，加入调配好的配方奶100毫升，用微火煮至黏稠状，停火后加切碎的苹果1大匙即可。

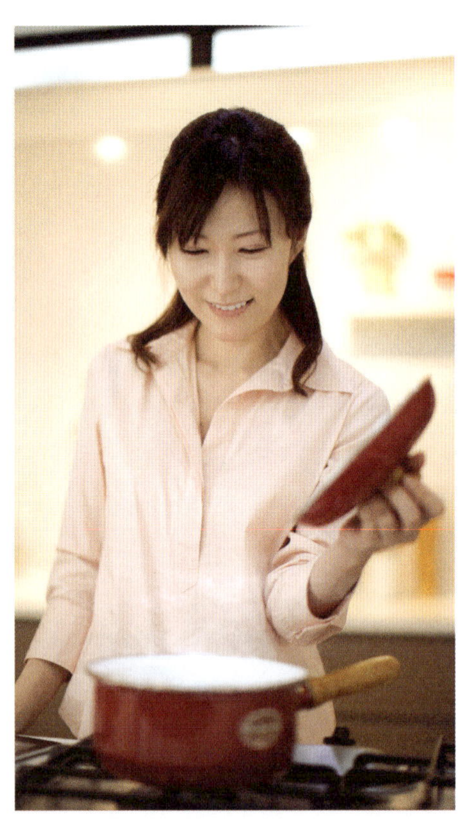

米面食品搭配喂养

米和面是宝宝主食摄入的两大主要类型，从营养角度看，米和面各有所长。将米面搭配食用交换着吃，相互调节口味的同时，也可以达到营养互补。

米的营养优势

米面在碳水化合物的含量以及所产生的热量上几乎相差无几，但米中脂肪含量高于面，另外，常量元素钾、镁与微量元素锌的含量以及烟酸含量，米比面高。有些品种的大米含铁较丰富，宝宝常食可补血。

面的营养优势

与大米相比，小麦的蛋白质含量要高3%，面中维生素B_1、维生素B_2、维生素E含量以及钙、磷、钠等含量均高于大米，微量元素硒的含量较高。此外，小麦富含膳食纤维，而且面粉的淀粉颗粒较大米大，可帮助宝宝肠蠕动，防止发生便秘。

宝宝应米面食品搭配喂养

8～9个月宝宝可以选择的米面食品有米糊、麦糊、稀粥、面条、面包、馒头等。面食的做法花样比较多，可以经常变换。米面搭配可使膳食多样化，引起宝宝对食物的兴趣，从而增加宝宝的食欲，而且不同粮食的营养成分也不全相同，如用几种粮食混合食用，可以收到取长补短的效果。所以，每天的主食最好米面搭配，或不同的品种搭配。

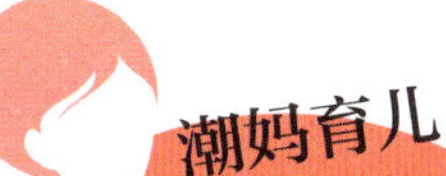

妈妈在给宝宝准备食物的时候应该注意巧妙搭配，如宝宝早餐可以进食一碗稀粥，加一两片全麦面包或一个小馒头；午餐可以吃一碗米糊或麦糊；晚餐则可喂食一碗面条或青菜瘦肉粥等。

有些情况不能急于断奶

到了第8个月，很多宝宝遇到爱吃的辅食时，就想不起来要吃母乳。因此，很多妈妈就开始动了断乳的心思。其实，断乳根本就不用着急，到孩子满周岁以后再断乳也不迟。

母乳喂养可以到1周岁

从保证宝宝的营养和健康角度讲，母乳喂养起码应该坚持1年。尽管这个时候宝宝已经能吃辅食，但辅食意在辅助，母乳中的营养成分仍是宝宝所需要的。所以宝宝从添加辅食开始到1周岁，最好还是以母乳为主、辅以其他食物，然后逐渐增加辅食的量，向母乳为辅过渡。

不能断奶的情况

无论宝宝处在哪个阶段、妈妈是何种原因要完全中断母乳，当处于下列情况时，宝宝不宜断奶：

- **从未吃过辅食。**婴儿从未添加过辅食，消化道对断奶后食品没有适应的能力，如果突然断奶会给婴儿带来不利，引起消化紊乱、营养不良，影响小儿生长发育。
- **患病期间。**断奶时母婴的身体都发生变化。小儿患病时，再加上断奶，将使病情加重或造成营养不良。
- **炎热的夏天。**6月中旬到7月上旬被认为是梅雨季节，不适合断奶，因此，断奶时最好不要从这个季节开始。这个时期不仅蚊虫容易繁殖，潮湿和高温还会使食物失去新鲜度。夏季天气酷热，孩子消化功能下降，加之出汗多，体力消耗大，食物又容易腐败变质，容易引起腹泻、消化不良，严重的会造成脱水。

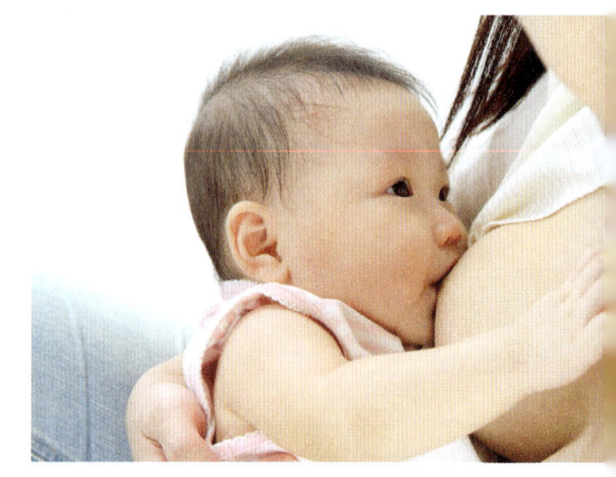

脂肪食物怎么吃

如今，妈妈在为宝宝选择脂肪食物存在着许多困惑。有些妈妈不给宝宝吃任何含脂肪的食物，有些妈妈则任由宝宝摄入，结果导致宝宝营养不良或成了小胖墩儿。那么，究竟如何给宝宝吃脂肪食物呢？

脂肪对宝宝的生长发育有重要作用

- 为宝宝贮存及提供充足的热量，宝宝每天所需的热量有30%～35%需要靠脂肪来供给。
- 参与宝宝身体组织器官的构成。
- 为宝宝提供必需脂肪酸。
- 促进脂溶性维生素的吸收。
- 保护宝宝的脏器，防止机械性损伤。
- 为宝宝保暖，防止热量散失。
- 参与体内某些激素的合成。
- 促进神经系统的形成与发育，是构成宝宝脑细胞、脑神经等的重要成分。

富含脂肪的食物

含脂肪丰富的食物主要是食用油、动物肉、蛋黄、大豆和坚果（花生、芝麻、核桃、葵花子、松子仁等）。

蛋黄中的脂肪含量比较高，并且主要是不饱和脂肪酸，很适合宝宝。

家禽、鱼类的肉中虽然脂肪含量比畜肉少，但其中所含的很多都是不饱和脂肪酸，比较适合宝宝食用。

母乳中含有丰富的脂肪，并且富含人体必需不饱和脂肪酸，如DHA等，是1岁以内宝宝获取脂肪的最好来源。

适当给宝宝添加脂肪

1岁内的宝宝，每千克体重每天需要摄入4克左右的脂肪。1～3岁的宝宝每日每千克体重需要脂肪3克。

脂肪摄入量不足时，宝宝会出现身体消瘦、面无光泽，还会造成脂溶性维生素的缺乏，从而发生相应的疾病。但是如果宝宝长期食用过多动物脂肪，则会影响钙的吸收。所以在给宝宝添加辅食的时候，应该多让宝宝吃植物油。

爱心讲堂

宝宝“虚胖”不等于健康

胖不等于健康，因为消化吸收速度慢的高脂肪食物会严重影响宝宝的食欲及胃肠的排空，并影响其他营养素的吸收，从而造成“虚胖”，这种营养不良是导致宝宝免疫力下降的重要原因。

217 DAY

带宝宝外出的注意事项

这么大的宝宝更加向往外面的世界。此时，父母在节假日带宝宝外出旅行，对宝宝的健康发育非常有益。但宝宝毕竟还小，时不时会出一些小状况，这就需要父母注意以下几点。

及时增减衣物

带宝宝外出时一定要注意宝宝的冷暖，要根据天气及时调整宝宝衣物的厚薄。穿得太少，宝宝容易着凉；而穿得过多，宝宝一活动就出汗，很容易伤风感冒。如果是天气变化较大的季节，外出时应带上必要的衣物并及时增减。

避免去人口密集的场所

带宝宝外出活动不要到人口聚集处，比如商场、电影院等地。这些地方通风不好，人流复杂，难免有疾病患者或带菌者，而宝宝抵抗力低，容易被感染。

此外，应远离汽车拥堵或流量多的地方，汽车尾气对人体健康不利，尤其对婴幼儿更加有害，因此，别带宝宝在马路上溜达。

随身带好水和食物

一个装有零食及水瓶的背包是每次外出必不可少的装备。宝宝有可能在外出时需要补水，而且他们也不可能坚持到大人正常的开饭时间，因此需要提前准备好食物和水。常备食物包括香蕉、面包条、米饼、小盒装果汁、袋装米粉、果泥、蔬菜泥等。还要随身携带婴儿湿巾，好方便给宝宝清洁。

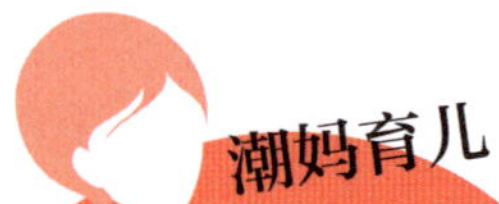

如果带宝宝开车外出，父母要确保正确安装了质量合格的安全座椅，并使用活动的遮阳挡板为宝宝遮挡阳光。

宝宝小手到处捅

8个月的宝宝，对周边环境会产生强烈的好奇心。尤其是学会了灵活运用手指以后，能够独自坐稳和会爬行，具备了一定的移动能力，最喜欢用手指到处乱捅。

不要制止宝宝的好奇心

在这个月龄，父母抱起宝宝时，他都会在人的头上、脸上、五官上乱捅乱抓一气，这种行为并不是宝宝淘气或者捣乱，而是宝宝成长过程中尝试和认识事物的必经阶段，不必总是制止宝宝。此时宝宝的精细动作能力已经发展到了相应阶段，准确地运用手指，去捅入某一个孔形、洞形中，需要宝宝手眼脑协调动作和精确的配合。通过自己手指捅一捅，宝宝懂得了准确地运用手指去探索环境、认识自身与环境的关系。

喜欢用小手探索孔穴

这个月龄的宝宝，时常会用手指捅自己的耳朵、鼻子、嘴和肚脐眼，也喜欢捅别人的耳朵、鼻子、眼睛和嘴巴，宝宝会把捅别人的感觉与捅自己的感觉拿来做比较。有时，他用手指捅妈妈的嘴，然后再捅自己的嘴。当妈妈吸吮他的手指时，他显得惊讶，咯咯地笑，然后又会把手指放进自己的嘴里吸吮，他探索把手指放在妈妈嘴里和放在自己嘴里的不同感觉，这种感觉最能使他回忆起早先的愉快情景。

除了喜欢捅自己的身体外，宝宝还喜欢在屋子里乱捅各种各样的东西，比如门锁的钥匙孔、门缝、墙上的小洞等。此时，妈妈应提高警惕，注意宝宝的安全，避免小手被卡住或夹住等。

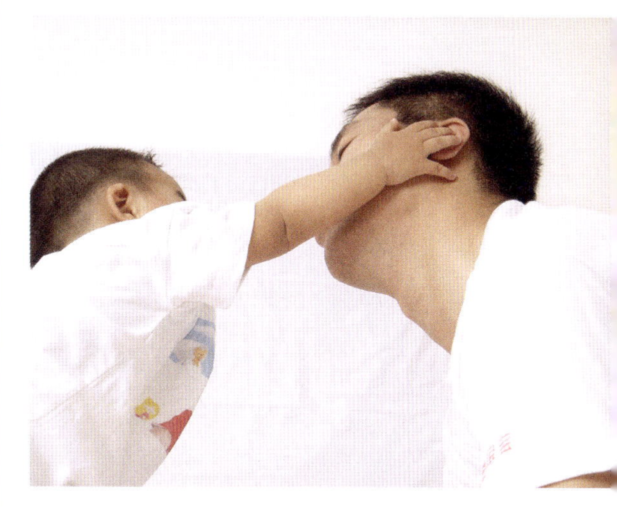

宝宝腹痛别乱揉

在育儿过程中，宝宝最常见的异常情况要数腹痛了。宝宝腹痛，妈妈一般都喜欢帮宝宝揉一揉，觉得一定能缓解宝宝的疼痛，这种做法对胃肠道痉挛引起的胃肠绞痛有一定效果，但是有些情况可不能随便揉肚子。父母应辨别宝宝腹痛的原因，采取正确的处理措施。

肠套叠

多见于年幼儿童，特别是肥胖儿童。由于被套入的肠道血液供应受到阻碍，引起疼痛，时间长了发生坏死。如果盲目按揉，可能造成套入部位加深，加重病情。

蛔虫病

是引起宝宝腹痛的常见原因，某种因素刺激虫体时，会使蛔虫窜上窜下地蠕动，刺激肠道引起更加剧烈的痉挛疼痛。此时按揉宝宝肚子，只会增加刺激，甚至引发胆道蛔虫症。蛔虫还可能穿破宝宝娇嫩的肠壁，引起腹膜炎。

急性阑尾炎

在宝宝中较多见，幼儿阑尾炎早期并无典型症状，可能肚脐周围有轻微疼痛，时有呕吐、腹泻的症状，按压肚子时疼痛并不明显。宝宝的免疫功能较差，患阑尾炎时很容易发生穿孔。如果在此时按揉宝宝的肚子或做局部热敷，可能会促进炎症化脓处破溃穿孔，形成弥漫性腹膜炎。

注意喂养方式，减少宝宝腹痛

一岁前，多数宝宝还不懂得如何表达自己，身体出现不适时只会哭。妈妈只能尽量和宝宝沟通，猜测宝宝怎么了。因此，减少宝宝腹痛发生的诱因是非常重要的。平时，给宝宝喝温水。宝宝外出回来后，不要马上给宝宝喂奶或喂食，最好休息片刻再喂宝宝。另外，注意卫生习惯的养成，给宝宝喂食物时，一定要确保食物新鲜、卫生、安全。

爱心讲堂

宝宝腹痛应即时就医

这么大的宝宝活泼可爱，只有偶尔不舒服，才变得无精打采，吃不香，睡不好。宝宝腹痛时，父母不要过于紧张，应尽早带宝宝去医院，以免延误病情。

培养宝宝良好的卫生习惯

养成良好的卫生习惯，能让宝宝受益一生。宝宝不爱生病，与饮食和卫生习惯的培养有很大关系，为此，爸爸妈妈和宝宝都应注意培养良好的卫生习惯。

饭前要洗手

吃饭前应该让宝宝安静地休息一会儿再吃，如果饭前活动量太大，会影响食欲、食量。同时，让宝宝养成饭前洗手的好习惯，不用脏手拿东西吃。尽量让宝宝自己拿勺子吃。另外，避免爸爸妈妈将嚼过的东西喂宝宝吃，这很不卫生，容易把疾病传染给宝宝。吃饭时不要惹宝宝哭，以免影响消化。

每天都要洗脸、洗手，要常洗澡

宝宝整天什么都摸，手和脸很容易弄脏，所以每天早晚和必要时都应清洗。宝宝的指甲也应经常修剪，指甲长了容易藏脏东西，并随食物吃进肚子里，从而引起疾病。

还要常洗头、洗澡，从小养成宝宝爱洗澡的习惯。洗澡是锻炼身体的好方法，一方面能洗掉泥污，保持皮肤清洁，另一方面温水能刺激皮肤，增加抵抗力，不易得皮肤病。夏天常洗澡，免得生痱子。

培养大小便的卫生习惯

要尽可能早一些培养宝宝在一定时间内大便和定时小便的习惯。如果大小便习惯训练好了，对宝宝健康发育很有益处。

其他方面的清洁卫生

平时要注意教育宝宝不要吃手，不要把不洁的东西放入口中玩耍，也不要玩生殖器，以免形成不良的习惯。

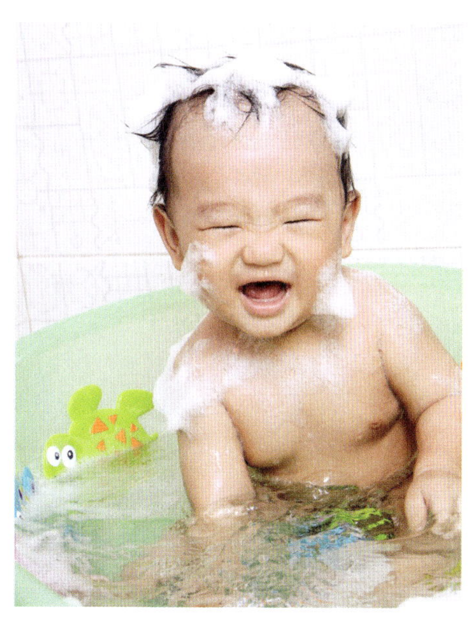

221 DAY ▼ 222

宝宝喜欢咬人为哪般

宝宝咬人是他们了解外部世界的一种途径，也是他们消除出牙期牙龈不适、放松自己的一种方式。但是父母也不能姑息，以免宝宝养成咬人的习惯。

宝宝啃咬很正常

嘴是宝宝很重要的器官，对宝宝的生长发育起着巨大的作用。在婴儿期，宝宝用嘴来进食、吸吮，使心理得到满足，同时也用嘴去感知世界。因为嘴巴是人体中最敏感的器官，这也是为什么我们经常看到宝宝把玩具往嘴里放的原因。咬东西是宝宝探索世界的行为，是无意识的。

通过咬人表达情感

8个多月的宝宝，情感逐渐开始发展，情绪变化也大，容易冲动。而且更加依恋父母，但是由于这个月龄的宝宝无法用言语表达，所以常常有特殊的行为。比如，遇到不高兴或不满足时，可能会趴在妈妈怀里，咬着妈妈的胳膊不放，有时高兴也会咬人。

宝宝咬人要及时制止

当宝宝第一次咬人时， 首先，要让宝宝迅速脱离咬人的状态。当宝宝咬人时，父母要直视宝宝，做出严肃的表情，并且结合手势告诉宝宝“咬人是不对的”。可以重复这样做，必要时也可以放下宝宝进行冷处理，让宝宝意识到自己的行为错了，惹爸爸妈妈不高兴了。这样宝宝的咬人行为会慢慢得以纠正。

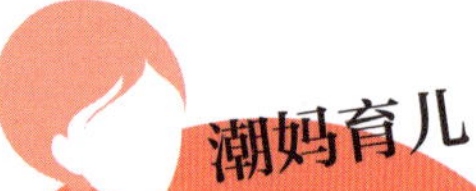

宝宝咬人是他宣泄（正面或负面）情绪的一种方式，由于宝宝还小，不能分辨自己行为的好坏，因此妈妈要及时制止宝宝咬人的行为。

聪明宝宝夸出来

表扬的力量是巨大的，宝宝在家人的夸奖下，其行为也将发生奇迹般的变化。8个多月的宝宝已经听得懂来自爸爸妈妈最常说的表示赞许的话语，父母应该不吝啬对宝宝的赞扬，聪明宝宝是夸出来的！

经常夸夸宝宝

宝宝作为家庭成员的核心，会为家里人表演自己学会的动作，如果在做完动作后，听到家人的称赞声，宝宝会高兴地重复这个动作。这是宝宝通过家长的表扬以后，体会到成功快乐的表现。

成功的快乐，是一种良性的情绪力量，能够保持最优化的大脑活跃状态，激发宝宝进一步学习模仿，使宝宝形成自信的个性心理，而这些良性情绪的刺激对宝宝的健康成长也有重要作用。

在家庭日常生活中，对于宝宝取得的任何成绩和进步都要及时发现，随时随地给予鼓励，家长千万不要吝啬对宝宝的称赞。

表扬要真诚

7～9个月的宝宝，已经能听得懂来自爸爸妈妈最常说的、表示赞许的话语，爸爸妈妈可不要吝啬你们的称赞！

尽管鼓励方法比施加压力或批评的方法有效一千倍。但是，父母要学会鼓励，善于鼓励。鼓励的方法如果不正确，有时也可能适得其反。称赞孩子是最好的勉励，但称赞必须由衷，而且要真诚。

有人认为，在称赞中长大的孩子会更有自信。然而，虚伪的称赞，很可能适得其反，使孩子对真与假、好与坏无法分辨。因此，家长表扬孩子时一定是由衷的、发自肺腑的。

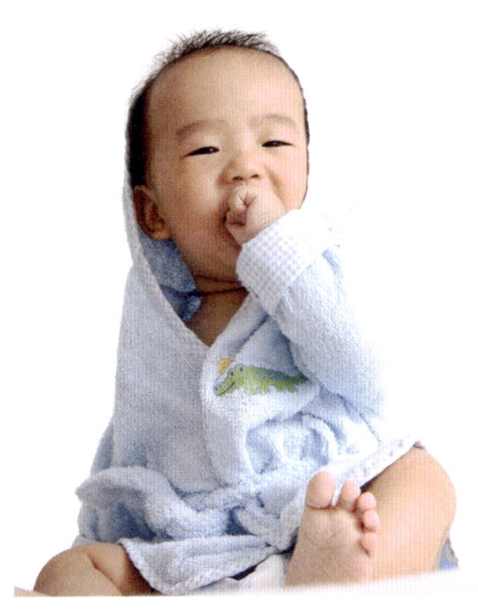

保护听力，预防耳部感染

听觉功能，是语言发展的前提。如果耳朵听不到声音，就无法模仿发声，因而也就无法学会语言，这对婴儿的智力发展极为不利。因此，保护好婴儿的听力是非常重要的。

耳部感染及症状

耳部感染有许多不同的情形，而且最常见于宝宝身上。要对不同的耳部感染类型有所了解，以便能及时发现每一种疾病征兆与病症。

中耳炎发生在耳膜后的内耳部分，是神经和小骨头所在的位置。外耳感染则发生在耳道外面，离开耳膜的地方，又称外耳炎。内耳炎是鼓室的一种炎症，引起耳聋或平衡失衡，多由严重的外耳炎所致。

耳部感染经常伴有着凉或感冒。中耳感染和外耳感染的症状类似，不同的是宝宝中耳感染时，通常体温较高，也较疼痛。其症状包括：耳痛，宝宝频繁拉或揉耳朵，碰或拉宝宝耳朵会造成宝宝疼痛，发热，耳朵有分泌物或液体流出（脓），听觉减弱或丧失，类似感冒的症状，焦躁，进食困难等。

预防及治疗

若宝宝有耳朵感染的问题，可到医院进行详细检查，经儿科医生指导给宝宝用药进行对症治疗。清洁时只清洗外耳，使用温水、温和的肥皂水和棉球进行。别试图清洁宝宝耳道内部，这可能使感染变得更严重，只有在医生的指导下才能使用耳药或其他药物。

带宝宝游泳时，做好防护，不要让水进入到耳朵里。此外，平时给宝宝洗头或洗澡时，也要注意用少量的水清洗头部，并及时用小毛巾擦拭。

爱心讲堂

须反馈给医生的严重现象

宝宝若有以下严重现象，要及时告诉医生：高热39℃，其他症状恶化，耳朵肿胀，宝宝脸部肌肉抽搐或跳动等。

爬行促进大脑发育

前进、后退爬行在婴儿的动作发展中很重要，它不仅可以促进全身动作的协调发展，锻炼肌肉力量，为直立行走打下基础，而且可促进婴儿大脑的发育，提高孩子的认知能力。

爬行对脑部的刺激作用

爬行对于脑部发育有直接的促进作用，中脑是最大的受益者。从脑部的解剖结构看，中脑是脑干(人的生命中枢所在地)的一个重要组成部分，上面排列着视觉与听觉两大反射中枢，是掌管听声音与看东西的“总部”，可向上上传外界信息，向下下达大脑的命令。爬行扩大了视听范围后，中脑受到的刺激就得以强化，从而促进了中脑的功能发展，无疑会使整个脑部的功能“更上一层楼”。除了中脑，爬行对小脑的积极影响也不可小视。小脑是掌管人体运动平衡的，而爬行属于全身运动，可训练小脑的平衡与反应能力，促进神经纤维网的形成，有利于脑神经系统结构的完善，对孩子学习语言与阅读发挥良好的影响。

亲子爬行游戏

妈妈和宝宝一起坐在地垫上。妈妈做出爬行的姿势，并告诉宝宝：“宝宝快跑，追宝宝喽！追啊，追啊！”然后妈妈双手在地垫上夸张地交替拍打，做出追宝宝的姿态。

宝宝会很开心地迅速爬走，妈妈可爬过去捉住宝宝的小脚丫，并喊：“捉到喽！捉到喽！”妈妈捉住宝宝的脚丫，可搔几下痒，让宝宝觉得更好玩。

这是一个能让宝宝非常兴奋的活动，不适合在睡前进行。妈妈可一会儿在宝宝左侧出现，一会儿在宝宝右侧出现，这样宝宝可以抬头转颈四处看，不仅颈部肌肉得到了锻炼，而且接受环境刺激的机会增多了，可促进大脑发育。

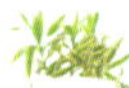

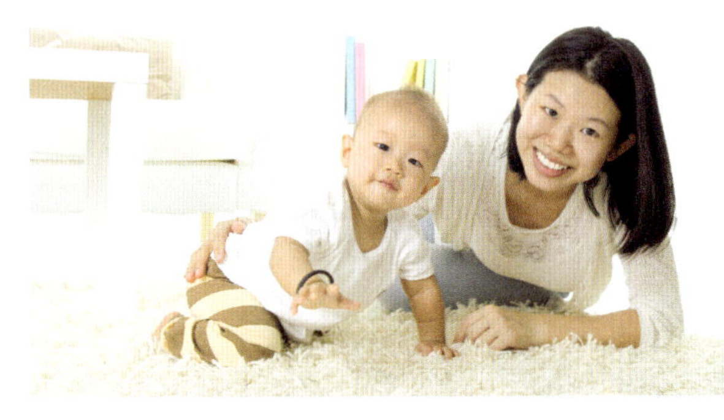

宝宝的手指更灵巧了

宝宝出生后7个月开始，手的动作变得相当灵活，学会自己拿东西。到了8个月的时候，手部运动能力逐渐加强，宝宝能随心所欲地抓起摆在他面前的小物品。

捡棋子

如果在每日的抓握玩具练习中，给宝宝一些小物品玩，比如棋子、纽扣等，宝宝在不断地尝试和抓握中，就会学会捏取的动作。开始可能会用拇指、食指的侧面夹取，以后逐渐发展到用拇指和食指相对捏起。

妈妈准备一些棋子放在宝宝面前，让宝宝用手去拾，刚开始时要给宝宝多加指导。通过这个练习，能够使宝宝拇指与食指对捏细小物品的精细动作和手眼协调能力得到发展。这样的练习需要不断重复，每天可以训练好几次。

需要注意的是，宝宝拿取小物品时，旁边一定要有人陪同，以免他将小物品塞进口鼻而发生危险，宝宝玩够了离开时，要及时把小物品收拾好。

提供指拨玩具

宝宝还学会了独立使用食指，比如用食指伸入洞内够取小物品。如果棉被或睡袋有破缝，宝宝甚至会勾出棉花塞入嘴里。

配合宝宝这个能力的出现，要及时给宝宝适当的指拨玩具，让宝宝的食指发挥最大的功能，比如指拨转盘、拨球滚动、按键等。空的小药瓶也有用，但瓶口直径要大于2厘米，防止手指伸入后拔不出来。

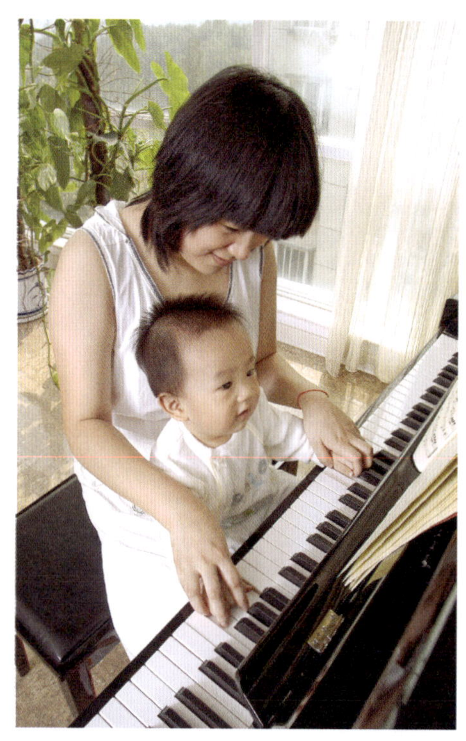

不要让宝宝过早学走路

现在，宝宝的双腿刚刚能在大人的扶持下站立起来，有些心急的妈妈就开始让宝宝练习走路了。殊不知，超出宝宝生长发育规律的过早练习，只会适得其反。

影响腿形

宝宝运动功能的发育是个缓慢渐进的过程。宝宝的骨骼组织中含胶质多、钙质少，骨质比较软，容易因受外力的牵引而变形。其肌肉组织中，尤其是下肢及足部肌群比较娇嫩，肌纤维含水分多，故肌力欠缺。如果练习走路过早，全身的重量必为下肢所承受，由于垂直重力的持续作用，往往使双腿产生弯曲畸形，甚至呈现X形腿或O形腿。

易造成宝宝近视

因为宝宝出生后视力发育尚不健全，他们都是些“目光短浅”的近视眼，而爬行可使宝宝看清自己能看清的东西，有利于宝宝视力健康正常地发育。

相反，过早地学走路，宝宝因看不清眼前较远的景物，便会努力调节眼睛的屈光和焦距来注视景物，这样容易造成宝宝眼疲劳，进而则可能损伤视力。这就好比近视眼不戴眼镜，会使视力越发下降一样。

因此，从宝宝视力发育来说，也不宜让宝宝过早学走路。

从爬行开始

爬行可以锻炼宝宝腿部肌肉的张力和力量，有利于学步。经常让宝宝在地板或硬的垫子（太软的平面不利于宝宝练习）上爬行。根据宝宝体格发育的一般规律，应将宝宝学走路的时期定在11个月之后为宜，此时骨骼及肌肉组织进一步发育，已基本具备了承受自身重力的条件。当然，每个宝宝的发育水平各不相同，有早有晚，父母应视具体情况引导宝宝学爬、学走。

爱心讲堂

过早学走路易成扁平足

过早学走路使宝宝双足弓遭受重力压迫，加之维护足弓部位的肌力又较弱，可使足弓渐渐变得扁而平，容易形成扁平足。

通常，更强调宝宝多爬行而不是早走。

宝宝消化不良怎么办

宝宝生长发育快，营养物质的需要量大，但宝宝的消化功能相对较差，对食物的消化吸收能力不足。如果添加辅食不当或喂养不定时定量，就容易发生消化不良。

科学添加辅食

添加辅食应按照从一种到多种、从少到多、从稀到稠、从精到粗的原则进行，不可太多、太快。还要保证食物的质量，根据宝宝的月龄，选择各年龄段适宜的食物，如小婴儿以乳类为主，开始添加辅食时先以半流质食物为主，然后逐步过渡到成人饮食，蛋白质、脂肪、碳水化合物、维生素、矿物质各占一定的比例。添加辅食的时候注意不要给宝宝味道过于浓郁的食物。

吃东西要定时定量

父母在喂养宝宝的时候，要注意定时、定量，让宝宝从小养成良好的饮食习惯，使其胃肠道更容易适应。每次食量也要合适，不要忽多忽少。定时、定量的饮食更容易使宝宝产生规律的饥饱感，有利于辅食添加的顺利进行。

消化不良的对策

宝宝发生了消化不良，要根据消化不良的原因及时处理，在医生的指导下改变喂养方式。给予与年龄相符的食物，适当减少食物的量，待恶心、呕吐、腹胀、腹泻等症状消失后再逐渐增加食物的量。如病情较重不能进食，应到医院补液，以防脱水。医生一般会让宝宝使用帮助消化的药物，如益生菌、醒脾养儿颗粒等。

宝宝消化不良，营养跟不上，妈妈很着急。但妈妈不能有病乱投医，乱用药。有的妈妈认为中药不良反应小，安全可靠，看别的孩子吃，也给自己的宝宝吃。这是万万不可取的，因为宝宝的消化系统娇嫩，而每个宝宝又存在个体差异，很容易受到伤害。因此，一定要带宝宝到正规医院就诊。

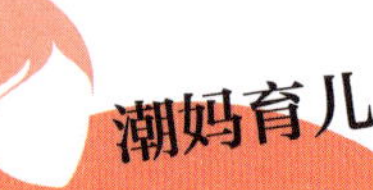

宝宝过多食用不容易消化吸收的食物后会引起消化不良，造成肠内有害菌发酵和腐败，导致宝宝腹胀、腹泻、便秘。胃口不好时，可在医生的指导下服用益生菌。

为宝宝制作泥糊状辅食

在这个时期，妈妈应该学会为宝宝做泥糊状辅食，如菜泥、肉泥、水果泥等。

肉泥的制作方法

瘦肉、猪肝均含有人体所必需的优质蛋白质，还含有丰富的铁、锌、磷、钙等矿物质，是理想的辅食原料。等宝宝10个月以后，还可以以鱼虾为原料，丰富宝宝的辅食。

制作时，将鱼去鳞洗净，上锅蒸15分钟左右，然后去掉皮和鱼刺，留下的鱼肉用汤匙压成泥，做成鱼泥；剁碎去筋后的瘦肉或去壳的虾肉，加入少量淀粉和水，上锅蒸熟，就是美味的肉泥和虾泥；用刀在洗净、处理好的猪肝剖面上慢慢地刮，将刮下的泥状物蒸熟后，即为猪肝泥。

菜泥的制作方法

蔬菜含有多种水溶性维生素和膳食纤维，是宝宝生长发育必不可少的营养素。将新鲜深色蔬菜（如菠菜、油菜等）洗净，剁成泥，入锅蒸熟即可；胡萝卜、土豆、红薯等根茎类蔬菜宜用小火煮熟或蒸熟后去皮，挤压成泥状即可。

水果泥的制作方法

水果中含有钾、磷、维生素C和丰富的膳食纤维，可降低胆固醇含量，预防便秘，防止发生坏血病等。相较蔬菜，水果味道酸甜，是很多宝宝的最爱。可以将水果洗净，去皮，然后用匙慢慢刮成泥状即可喂食。或将水果洗净，去皮，切成小块，加入凉白开适量，上锅蒸5分钟左右，待凉后即可喂食。

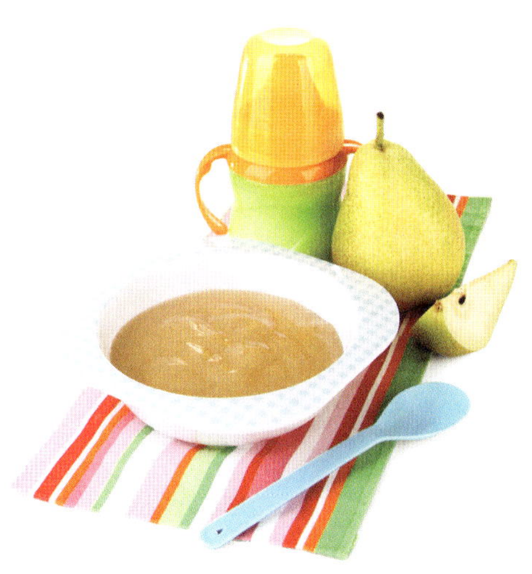

你的宝宝恋物吗

宝宝恋物是一种成长过渡期的依恋行为，是宝宝从“完全依恋”转为“完全独立”的过渡期间所产生的行为，是其成长过程中的正常现象。但这并不意味着父母可以对此不闻不问。

宝宝恋物是一种心理需要

当父母不在身边时，或宝宝疲倦了、不高兴了，都会通过感官来满足探索的需求或安抚情绪，如要求妈妈抱抱他，自己玩弄抓在手里的玩具、毛巾、毯子、棉质纱布、布娃娃，或者吸吮手指或安慰奶嘴。这些都可以使他们勾起自己被裹着喂奶时轻轻地抚弄母亲衣服或毯子的美好感受。

宝宝过分恋物影响身心健康

当宝宝热切地依恋一个玩具、一块布或毯子时，他可能时时都要抓着。这样，他玩弄的玩物、毯子就会变得越来越脏，最后变得破烂不堪，而他却总是强烈地抵触其他东西，并且完全拒绝替代品。如果东西遗失了，宝宝会感到非常沮丧，可能连续几小时不能入睡。这样，对其的健康成长十分不利。

正确对待宝宝恋物

恋物本身不会对孩子的成长有消极影响，而恋物的源头——安全感的缺失才是父母必须时刻关注的。

当宝宝突然对一件物品产生了特别的兴趣，甚至片刻不可分离，这个时候父母要正确对待宝宝的恋物行为，努力让宝宝与家庭成员之间建立稳定的依恋关系。

同时，父母也要重新审视自己和孩子的关系，寻找导致宝宝安全感缺失的原因。

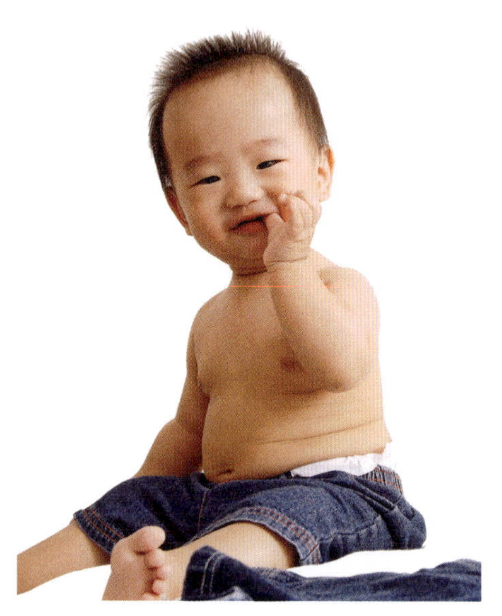

按时接种麻疹疫苗

麻疹疫苗是预防麻疹最有效的措施。麻疹是由麻疹病毒引起的急性全身发疹性呼吸道传染病，传染性很强。因此，爸爸妈妈应在规定时间内带宝宝去注射麻疹疫苗。

麻疹疫苗

麻疹疫苗是一种减毒活疫苗，接种麻疹疫苗的主要目的，是让这些毒性很弱的病毒进入宝宝的体内，在体内经过一次轻微的麻疹病毒感染，从而产生相应抗体，对麻疹有了抵抗力。宝宝8个月时首次接种，再免疫年龄为7周岁。1.5～2岁加强免疫1针以减少初免失败的易感者。此外，也有麻风腮三联疫苗、麻风二联疫苗可供选择。

接种后反应

接种时，在宝宝的上臂外侧进行皮下注射。接种后宝宝要注意休息和保暖，多喝开水，不要让宝宝洗澡，也不要做一些较为剧烈的活动。

宝宝接种麻疹疫苗后一般反应很轻，仅少数宝宝在接种后6～10天可有发热，但体温不会超过38.5℃，持续2天即恢复正常。宝宝的精神、食欲均不受影响。也有的宝宝在接种后，发热的同时可出现皮疹，多见于胸、腹及背部，皮疹数目不多，并且1～2天内即消失，皮疹消失后也不会留有褐色斑。因此，不需要做任何处理。在注射的局部一般无不良反应。

不宜接种麻疹的情况

- 对青霉素或鸡蛋有过敏史或类过敏反应的宝宝。
- 伴有发热的呼吸道疾病，患有活动性结核病的宝宝。
- 有原发性或继发性免疫缺陷的宝宝，或接受免疫抑制剂治疗的宝宝。

爱心讲堂

重视麻疹疫苗接种

麻疹常并发中耳炎、气管炎、肺炎、麻疹脑炎、亚急性硬化性全脑炎等，且目前尚无特效药治疗。因此应重视该疫苗的接种，如因故错过接种，也应尽快到医院补种。

走出婴儿喂养误区

为了宝宝健康成长，爸爸妈妈是费尽了心思，也可能走入许多喂养误区，这都是需要父母注意的。

泥糊和奶混在一起吃

当宝宝可添加米粉或者泥糊状食物时，为了省事把泥糊状食物和奶混在一起喂宝宝，这是极其错误的。因为给宝宝添加泥糊状食物的目的，一方面是为了增加营养，另外一方面是练习咀嚼。咀嚼能力的提高，对用宝宝的健康有非常重要的作用。

用果汁代替水果

一些家长常给孩子喝橙汁、苹果汁，以代替吃新鲜水果，这是错误的。因为新鲜水果不仅含有多种营养成分，而且在孩子吃水果时，还可锻炼咀嚼肌及牙齿的功能，刺激唾液分泌，促进孩子的食欲。而各类成品果汁里或多或少会使用香精、色素等食品添加剂，且甜度高，会影响小儿食欲。即使是自制的鲜榨果汁，在制作过程中也会有一部分营养发生流失，所以不宜长期食用。

用酸奶代替牛奶

现在市面上有不少用乳酸菌制成的酸奶，它们的味道深受宝宝喜爱，也容易消化吸收，稍大的孩子适量吃一些是可以的，但不能作为代乳品喂养婴儿，因为它们不是百分之百由牛奶制成。由于含的牛奶量少，蛋白质、脂肪、铁和维生素的含量低于牛奶，长期以这样的酸奶代替牛奶喂养宝宝，会造成营养缺乏，影响宝宝正常的发育，所以酸奶不能代替牛奶喂养宝宝。

另外，酸奶喂食后若不注意口腔卫生，极易导致龋齿。

爱心讲堂

少给宝宝喝成品果汁与乳酸饮品

由于成品果汁以及乳酸菌饮品味道较好，宝宝喝了以后一般不再爱喝牛奶或奶粉。因此，妈妈应尽量控制，不要让宝宝过早接触这些食物。

尊重宝宝对食物的喜好

这么大的孩子开始对食物有了自己的喜好。有的妈妈就开始担心孩子偏食了。实际上，只要宝宝能好好吃东西，充分摄取营养，父母就不必太过计较。

帮助宝宝对食物建立好感

有的孩子不爱吃某种蔬菜，即使将蔬菜放在粥里，或做成菜包子，他也会用舌头把菜顶出来。不爱吃这种蔬菜可用另一种蔬菜代替，不爱吃土豆泥，只要吃米粥、面片、鸡蛋羹等，就不会出现热量不足。

妈妈应当积极正面地看待宝宝的食物选择，多说正面的“好话”，例如“宝宝多么能吃啊”“这个真好吃呀”。而不是用疑惑和责备的口气说“宝宝好像胃口不好”“为什么宝宝什么都不爱吃？”等。帮助宝宝对食物建立好感。

不能用食物作为奖励

切忌将食物作为一种奖励，“如果你把玩具收好，妈妈就给你吃蛋糕”；或是一种惩罚，“不把玩具收好，就不给你吃葡萄饼干了”。久而久之，孩子会把食物当作一种获得“特权”的手段。

不要将食物当作一种慰藉

如用饼干安慰哭闹的孩子，这可能造成孩子将食物当成安慰物，万一遭遇不顺心的事情就用吃东西来安慰自己。

当然，在孩子的成长过程中，父母难免会使用以上方法，这并不是说一定会造成很严重的后果，但父母一定要注意避免孩子养成这样的习惯。

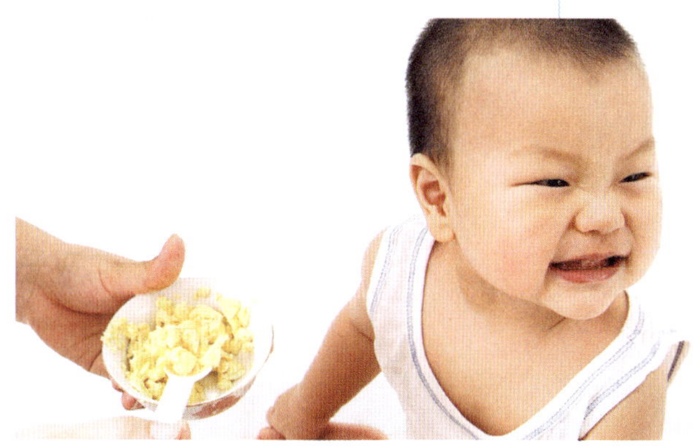

243 DAY

给宝宝喂饭的技巧

对于这个月龄的婴儿，首先要让他学会独坐在有靠背和围栏的婴儿专用餐椅上，然后再给他喂饭，让他明白坐在这个地方就是为了准备吃饭。

让宝宝与大人围桌吃饭

宝宝已经是饭桌前必不可少的家庭成员之一了，不像以前只是偶尔来凑凑数。妈妈也不能总是抱着宝宝一起吃饭，为了让宝宝舒服地进餐，养成良好的进食习惯，应该给宝宝准备必要的座椅和餐具。

为了安全，最好给宝宝用专门的儿童座椅，座椅要与饭桌同高，以便宝宝能看到桌上的饭菜，能看着大家吃饭。

这时候宝宝对吃饭的兴趣是比较浓的，他们一到吃饭时间就表现出饿得要命，并不会在乎坐在什么地方就餐，很乐于爸爸妈妈的安排，这样坐在一起吃饭的习惯就养成了。

制定营养食谱

宝宝看到满桌子的饭菜，说不定会喜欢吃某一个菜。所以除了专门为宝宝做一两个菜之外，全家人的日常菜谱都必须好好审视一下。

科学健康的食谱应该提供蛋白质、脂肪、膳食纤维、碳水化合物、各种维生素、矿物质和活性物质，有着完美的营养搭配和结构，促进宝宝的生长发育。

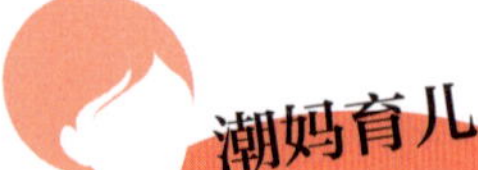

宝宝慢慢长大了，给他安排固定的位置就餐吧！妈妈可以为宝宝买一个专用的餐桌椅。这种餐桌椅，分开时是小桌和小椅子，可以用来吃饭、画画和看书；把小椅子放到小桌上时，就变成一个高高的座椅，可以放置在成人的餐桌前，和全家人一起用餐。

这些原则让宝宝早餐更营养

掌握给宝宝做早餐的原则，每天早上花不到30分钟的时间，就能给宝宝做出营养又美味的早餐，可以让爸爸妈妈做到效率营养两不误。

别落下维生素

维生素对宝宝的成长至关重要，早晨是一天的开始，当然不能落下维生素了。早餐给宝宝做点果泥或菜泥，或在汤面里加一点绿叶蔬菜，都是获取维生素的好办法。

两餐之前，可以给宝宝吃些蔬果，补充维生素，维持营养均衡。

一定要补充水分

早晨一定要让宝宝喝一杯温水或牛奶。

经过一夜的代谢，宝宝身体里水分散失很快，而且有许多废物需要排出，喝水可以补充身体里的水分，促进新陈代谢。

牛奶中除了水分，还提供优质蛋白质、易于消化吸收的脂肪和丰富的乳糖，还可以提供丰富的钙，对宝宝生长发育非常有益。

淀粉＋蛋白质＋脂肪=热量＋营养＋抗饿

如果早餐只有面包、米粥之类的淀粉类食物，宝宝当时吃饱了，但因为淀粉容易消化，很快又会感到饿。所以，早餐一定要有一些含蛋白质和脂肪的食物，可以让食物在胃中停留比较长的时间。

做到这一点并不难：可以让宝宝喝一杯牛奶，再配一些主食；做谷物粥时，加上一点瘦肉末或猪肝泥；麦片粥里加一些磨得很细的坚果碎。

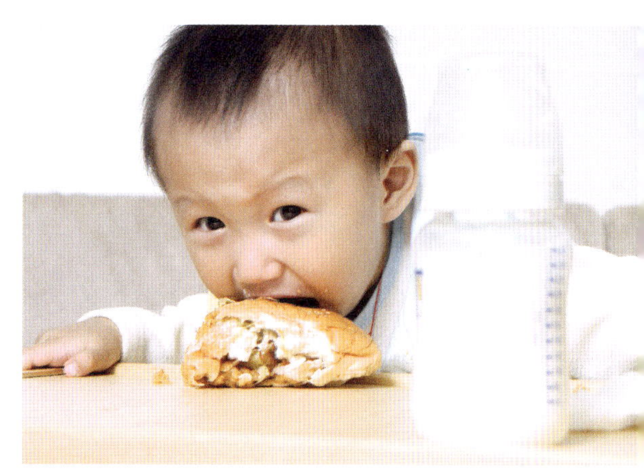

防止偏食从小做起

偏食、挑食指宝宝不喜欢或拒绝吃某些食物，而只吃自己喜欢的食物。吃饭时挑挑拣拣，这种不良习惯往往在稍大一些才形成，但此时应注意预防。

宝宝偏食的原因

宝宝是如何形成偏食的呢？说起来这要怪罪于父母。任何没有吃过的食物对于孩子来说都是新鲜的、好奇的，不吃某种食物往往受父母的影响。他的模仿学习能力很强，父母平日里一言一行都逃不过孩子的眼睛，他会把父母的一些不良饮食习惯留在脑子里。比如父母总是买自己喜欢的那几种菜，饭桌上挑挑拣拣，就会无意中影响孩子，造成孩子偏食。

培养良好的进食习惯

- 给宝宝喂食要定时、定量，有固定的吃饭场所。
- 要营造愉快的进食气氛，可播放一些轻松柔美的背景音乐，但注意音量宜小些。
- 妈妈先洗手，给宝宝戴上围嘴或垫上小毛巾，并准备一块小毛巾随时擦净嘴边脏物。
- 注意要一次喂完，不要让宝宝吃一会儿玩一会儿。
- 掉在地上的东西不应捡起再吃。

经常变换花样

在宝宝开始吃饭以后，应该荤素搭配，饮食多样化，经常变花样，即一种食物可以变换几种烹调方法；注意色、香、味、形，让孩子吃得有兴趣、不厌烦。父母以身作则很重要，要想宝宝不偏食、不挑食，父母应该做到不偏食、不挑食。

潮妈育儿

宝宝对于吃饭的兴趣、好奇心很重要。因此，妈妈应尽量变出宝宝一看就喜欢的花样美味来。如给宝宝长条形的食物，可以在一个小盘子里放上不同颜色的食物：苹果条、胡萝卜条、黄瓜条等。

宝宝生病时的身体清洁

保持身体的清洁卫生对疾病的康复非常有帮助。因此，宝宝生病以后，妈妈可不要怕孩子着凉而不给他擦澡。用正确的方法清洁身体，有利于宝宝的健康和病情康复。

不能洗澡的情况

- 喂奶、喂食后不宜马上洗澡，以免引起宝宝消化不良、呕吐。
- 打预防针后暂时不宜洗澡，以免引起感染。
- 宝宝频繁呕吐或腹泻严重时不宜洗澡，以免加重不适。
- 宝宝有较严重的皮肤损伤时不宜洗澡，以免刺激创面，加重皮损。

可以洗澡的情况

宝宝轻微流的鼻涕、打喷嚏、咳嗽属于正常生理现象，只要情绪正常，可以洗澡。对于婴儿来说，洗澡是要消耗体力的。因此，每次洗澡时间不要太长，在热水中浸泡的时间最好不超过5分钟。生病或体质较弱的宝宝，可以用擦洗的方法清洁身体。

擦洗身体的方法

养成良好的卫生习惯，益于宝宝身心健康。宝宝生病时，或因其他原因几天不能洗澡，可用小毛巾或小纱布保持皮肤清洁。

把小毛巾或小纱布放入温度适宜的水中，拧半干后给宝宝擦洗身体。脖子、腋下、屁股和有皱褶的地方要重点擦洗。擦到哪个部位就将哪个部位露出来，一点点地擦、轻轻地擦，别把孩子的皮肤擦红了。

用小毛巾或小纱布擦2～3次即可，擦洗后迅速给宝宝穿好衣服，以防宝宝着凉。

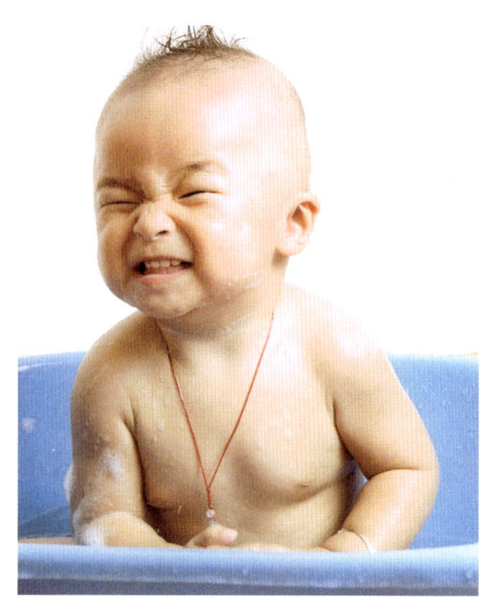

教宝宝学会用杯子喝水

水在人体内的作用相当重要，可以帮助运送体内养分、参与细胞的代谢反应、维持血压稳定、调节体温以及清除体内废物等。专家建议，让宝宝从1岁开始用杯子喝水，但大多数情况需要更长的时间。因此，提前练习可以帮助宝宝尽快学会使用杯子。

学会使用杯子的意义

宝宝改用杯子喝水很重要，这是因为：第一，太长时间用奶瓶会妨碍牙齿和下颌的生长发育。第二，虽然用奶瓶喝东西很容易，但有可能妨碍宝宝吃“真正的”食物。

从空杯子开始练习

妈妈可以先给宝宝一个空塑料杯，让他假装喝水。杯子最好两侧都有把手，这样抓得更稳当。然后，可以往杯中放少量的水、果汁或奶，让宝宝知道杯子是用来喝液体的。刚开始时宝宝自己不会收拢双唇，可以把杯子倾斜着喂他。如果让宝宝自己拿着杯子喝，大人要一直用手扶着。最初可能会全部洒掉，反复练习后，慢慢地宝宝就学会喝水了。

不妨为宝宝选购个人专属的可爱水杯，让宝宝因为喜欢水杯进而喜欢上喝水，用循循善诱的方式多加练习。稍加练习，宝宝便会熟练地使用水杯。

有利于使用杯子的建议

- 饭后可以把凉白开倒入小杯子中，让宝宝一点一点地喝。
- 为了让宝宝用杯子，可让他自己挑选喜欢的杯子。
- 若宝宝只在入睡时吮吸奶瓶，并能安静地入睡，则可以延长使用奶瓶的时间。如果宝宝去掉奶瓶有困难，也不必太着急，可慢慢来。

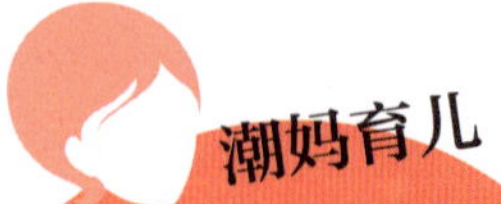

潮妈育儿

宝宝用水杯喝水需要一个过程，妈妈不要着急。在家时，妈妈可以多鼓励宝宝用水杯喝水；外出时，最好还是用带吸管的保温杯。

了解宝宝学走路的5个阶段

宝宝9～10个月的时候，已能扶着床栏横步走了，这是宝宝学走路的开始，但从扶着走到独立走还需要一个较长的过程，这个过程可以分为5个阶段。

第1阶段：10～11个月，开始练习走路

此阶段是宝宝开始学习行走的第一阶段，宝宝扶站已经很稳了，甚至还能单独站一会儿，这时可以开始练习走路了。

爸爸妈妈要注意的是，每个宝宝开始学走路的时间都不相同，甚至可能出现较大的差距，必须视宝宝自身的发展状况而定，只要宝宝在1.5岁前能独立走路就是正常的。

第2阶段：12个月，练习蹲

蹲是此阶段重要的动作发展过程，应注重宝宝站—蹲—站连贯动作的训练，这样做可增强宝宝腿部的肌力，还能锻炼身体的协调性。

第3阶段：13~15个月，加强平衡

此时宝宝扶着东西能够行走，接下来必须让宝宝学习放开手也能走两三步，应着重加强宝宝平衡的训练。

第4阶段：16~17个月，训练适应能力

此时除了继续锻炼宝宝腿部的肌力、身体与眼睛的协调度之外，也要着重训练宝宝对不同地面的适应能力。

第5阶段：18个月，走得更远

宝宝已经能行走良好，对四周事物的探索逐渐增强，应该满足他的好奇心，使其得到更好的发展。

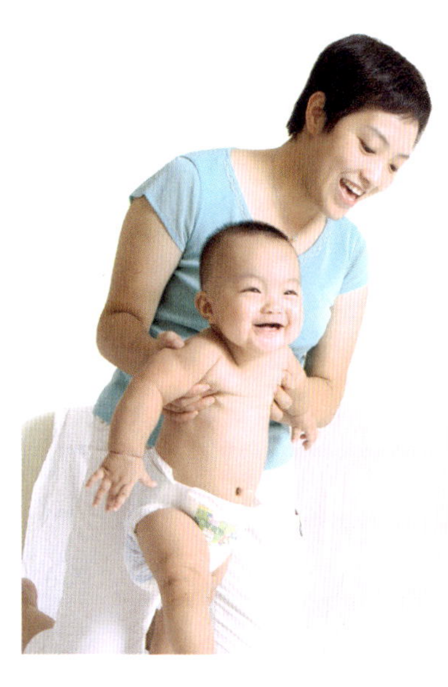

不要错过宝宝学说话的好时机

八九个月是宝宝在第1年里最善于模仿的时期，要充分利用这些宝贵的、最利于进行语言教育的月份，教他多发音、多模仿，这对日后的教育会起到事半功倍的效果。

宝宝语言发育特点

这个阶段的宝宝虽然还不会说“妈妈”“爸爸”等有意义的词汇，但是观察他们的行为，经常会觉得“宝宝似乎什么都懂”。即使不会说话，通过面部表情、眼神以及手指的结合，宝宝也能够表达出自己的意思并且体会到大人的意思。如果大人用手指着某个物体并同时说出那个物体的名字，宝宝很快就能察觉到那是手指着的那个物体的名字。

怎样教宝宝说话

父母必须对宝宝说话、说话、再说话，逐渐形成语言条件反射。

要用与宝宝生活有密切关系的简短的词，用普通话教他。这些词主要是名词和动词，以及某些称赞或否定词。要结合宝宝认识的亲人、身体、食物、玩具，并配合日常生活中的动作教给他。

当宝宝说“儿语”时，不要重复它。而应当用柔和的语气，把正规的语言教给他。

当宝宝指着他想要的东西时，父母要鼓励他一边指着东西一边发出声音来，教他将打手势与声音相结合，到最后用语言表达代替手势。

为了使宝宝发音自如，在日常生活中还要有意识地对宝宝进行口形训练。可以教给宝宝用小嘴吹蜡烛、吹羽毛，还可以让宝宝看清楚妈妈的口形，模仿发音，做发音练习。

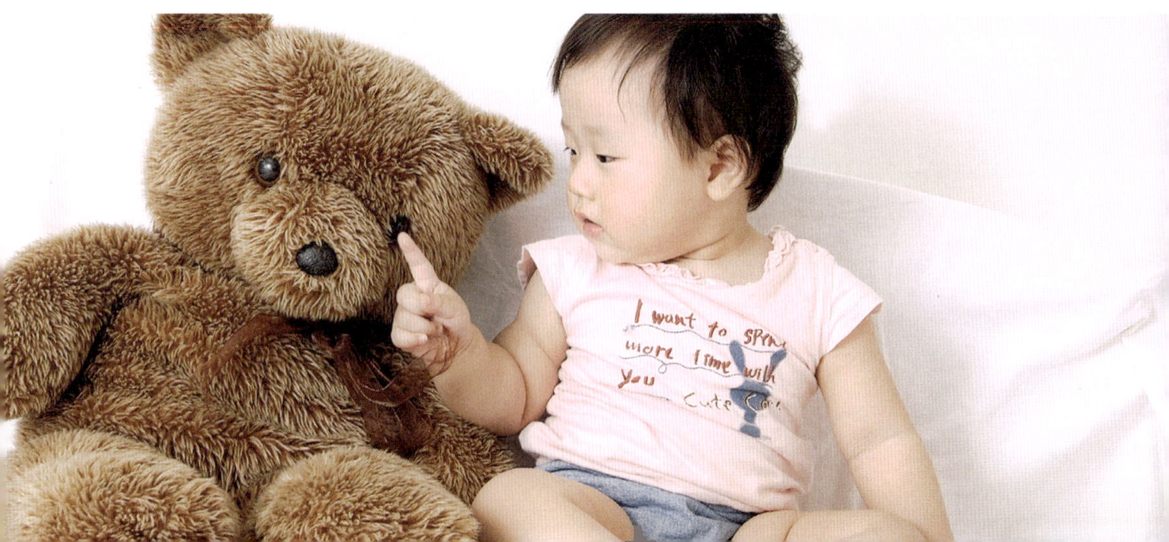

带宝宝走进大自然

大自然是婴幼儿的精神营养之源，是融智育、美育、体育于一体的大课堂，宝宝在这里可以学到很多东西，这对于宝宝的早期教育来说是很有好处的。

太阳公公的微笑

在有阳光的日子里，利用光线射进窗户的时间，将宝宝抱至窗户边，感受间接光线的明暗及温度的变化。但需注意保暖，避免让宝宝眼睛直视光线，或过度曝晒在阳光下。

滴答滴答下雨了

在阴雨天，可抱（扶）宝宝在窗前或阳台上，引导他观看下雨的情景、听下雨的声音，同时反复说：“滴答滴答，下小雨了，沙沙沙沙，小雨沙沙。”若下大雨，则说：“吧嗒吧嗒，下大雨了，哗哗哗哗，大雨哗哗。”利用宝宝的视觉及听觉，去感受雨滴打在窗户的声音，聆听自然的交响乐章，以及观赏雨珠滑过窗面构成的图案，让视觉及听觉感官同时受到刺激。

花儿花儿真美丽

妈妈可以带着宝宝去公园里欣赏盛开的鲜花，这时最好是将宝宝放在婴儿车里。然后妈妈推着宝宝一起看花。要注意告诉宝宝各种花的颜色，妈妈可以时不时呼唤宝宝“宝宝，来，看，这是月季，你看，红红的，多漂亮。”或者“宝宝，这是黄色的迎春花，像宝宝一样漂亮，对不对？”，等等，从而引起宝宝的兴趣。

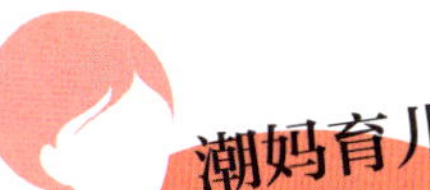

潮妈育儿

经常到楼下的公园，可能已经提不起宝宝的兴趣了。你可以告诉宝宝，“我们今天去很远的地方”。然后，推着宝宝去一条安静的路上走一走，边走边给宝宝介绍路边的景物和事物，宝宝一定会很开心。

眼睛进入异物的处理和预防

婴儿眼前出现异物时，不会很快地闭眼以保护眼睛，因此容易使异物进入眼内。异物在眼内停留过久会继发感染，因此爸爸妈妈一定要注意观察宝宝的一举一动，若出现异物入眼时应及时处理。

预防异物进入宝宝的眼睛

- 风沙大的时候不要带宝宝出门，扬尘时应用纱布罩住宝宝的面部。
- 打扫卫生时应及时将宝宝抱开，宝宝所处的环境应清洁、湿润。
- 整理床铺时不要将宝宝放在床上，以免飞尘或飞絮进入宝宝眼内。
- 给宝宝洗澡时，避免浴液刺激眼睛。

眼睛进入异物，该如何处理

- 异物进入眼内时，不要慌张，不要用手搓揉宝宝的眼睛。
- 如果是一般的异物，如昆虫、灰尘等进入眼内后多黏附在眼球表面，可以用拇指和食指轻轻捏住宝宝的上眼睑，轻轻向前提起，向眼球吹气，刺激宝宝流泪，异物即可被冲出。
- 如果异物粘在结膜处，这时可让宝宝向上看，用手指轻轻扒开下眼皮，看看是否有异物，尤其是下眼皮与眼球交界的皱褶处，如果没有，可翻开上眼皮寻找，然后到眼皮的边缘和白眼球处寻找，找到异物后用消毒棉签将异物轻轻粘出。注意不要让宝宝乱动，以免戳伤宝宝。然后，滴一滴抗生素眼药水预防炎症。
- 如果进入眼内的沙尘较多，可用清水冲洗。当灰粒比较大时，应立即翻开宝宝的眼皮取出，用大量清水冲洗后立即送医院处理，千万不可不做处理直接送医院。

爱心讲堂

不要让宝宝用手揉眼睛

宝宝外出回到家，或玩玩具、吃饭后应洗手。不要让宝宝用手揉眼睛，以免发生感染。

纠正牙齿发育期的不良习惯

在宝宝生长发育期间，许多不良的口腔习惯会直接影响牙齿的正常排列和上下颌骨的正常发育，从而影响了容颜面部的美观。下列不良习惯应及时纠正。

咬物

有些宝宝在玩耍时爱咬物体（如袖口、衣角、手帕等），这样在经常咬物的牙弓位置上易形成局部小开牙畸形。

偏侧咀嚼

一些宝宝在咀嚼食物时，常常固定在一侧，这种一侧偏用一侧废用的习惯形成后，易造成单侧咀嚼肌肥大，而废用侧因缺乏咀嚼功能刺激，使局部肌肉废用萎缩，从而使面部两侧发育不对称，造成偏脸或歪脸。

张口呼吸

习惯性张口呼吸可使上颌骨及牙弓受到颊部肌肉的压迫，限制了颌骨的正常发育，使牙弓变得狭窄，前牙相挤排列不下而引起咬合错乱，严重的还可出现下颌前伸、下牙盖过上牙。

舔舌

多发生在换牙期，可使正在生长的牙齿受到阻力，致使上下前牙不能互相接触或把前牙推向前方，而造成前牙开牙畸形。

下颌前伸

一些婴儿喜欢含空奶头睡觉或躺着吸奶，这样奶瓶压迫上颌骨，而婴儿为了方便吮奶，下颌骨则不断地向前，长期反复刺激可使上颌骨受压，下颌骨过度前伸，形成前牙反颌、下颌骨前突的畸形，俗称“地包天”。

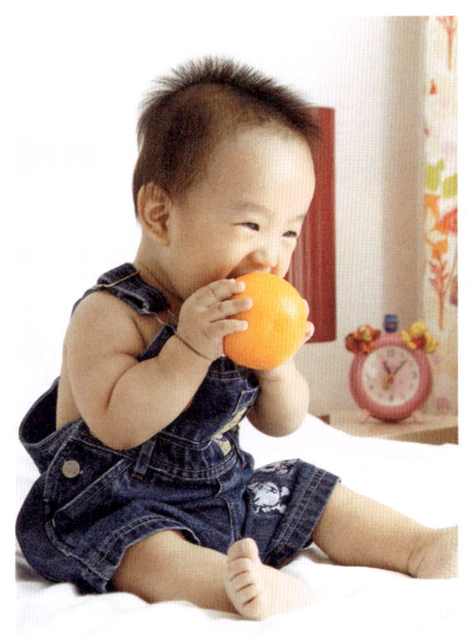

预防女婴生殖器感染

许多家长很少关心女婴的生殖器官，原因当然很多。实际上，女婴娇嫩的生殖器官特别容易遭受各种疾病的侵袭，给宝宝带来的损害常常重于成人的妇科病。

女婴生殖器感染的症状

女婴生殖器官发育尚未成熟，阴道黏膜较薄，阴道内酸度较成人低，易发生感染。发生感染后，女婴阴道内的白带也会增多。

正常女婴的阴道会有少量的渗出物，颜色透明，没有异味。如果宝宝的白带发生异常，颜色发黄或发白，像脓液，有异味，量多，则有可能发生了炎症。白带多且有臭味，有可能是幼童将异物塞进了阴道。当孩子发生生殖器异常时，应及时带其就医。

预防生殖器感染的措施

- 女婴不要长期穿开裆裤，可减少感染的机会。适时给宝宝穿小内裤，给宝宝私处健康多一道防线。
- 女婴的衣裤、尿布应经常用开水烫洗，并晾晒。
- 女婴应有专门的洗屁盆，不能与洗手、洗脚盆合用，更不能与母亲合用。
- 女婴大便后要用纸先拭净小阴唇，再用纸拭肛门。在清洗时也是先洗前边后洗肛门。擦洗时要由前向后洗拭。
- 父母要教育女婴从小养成良好的卫生习惯。

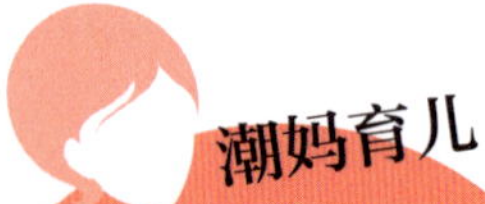

平时大便后用清水清洗即可。妈妈带宝宝外出旅游或到公共场所，不要随便使用盆浴，不要使用不洁的毛巾、马桶、卫生纸。

不同类型的亲子依恋

良好的亲子依恋是一种积极的、充满深情的感情联系。宝宝所依恋的人出现，会使宝宝有安全感。亲子依恋一般分为3种不同的类型。

安全型

这一类宝宝跟妈妈在一起时，能够在陌生的环境中进行积极的探索和玩耍，对陌生人的反应也比较积极。妈妈离开时，表现出明显的苦恼和不安；妈妈回来时，立即寻求与妈妈的亲密接触，继而能平抚情绪。这类宝宝只要妈妈在视野内，就能安心地游戏。

反抗型

这一类宝宝当知道妈妈要离开时，会表现出惊恐不安、大哭大闹；见到妈妈回来，就寻求与妈妈的亲密接触，但当妈妈抱他时，又挣扎反抗着要离开，还有点生气的样子，宝宝对妈妈的态度是矛盾的。即使在妈妈身旁，也感到不安全，不能放心大胆地去玩耍。

针对这类宝宝，妈妈应多抽时间陪宝宝玩，多与宝宝沟通，建立起牢固的亲子依恋关系。从小培养宝宝阳光、快乐的性格。

回避型

这一类宝宝妈妈在场或不在场对他影响不大。妈妈离开时，没有忧虑表现；妈妈回来了往往不予理睬，有时也会欢迎，却很短暂。这类宝宝实际上未形成对妈妈的依恋。

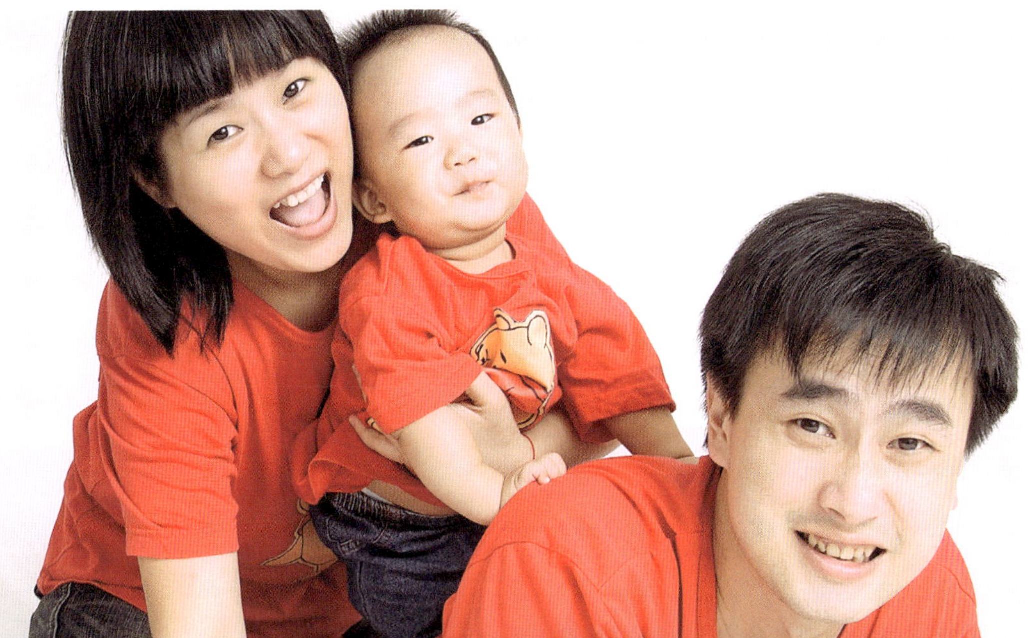

261 DAY ▼ 262

让宝宝摆脱分离焦虑

对于这么大的宝宝来说，是不喜欢与妈妈分离的，特别是比较黏人的宝宝，即便短暂的分离也会让他号啕大哭。

分离焦虑影响宝宝的适应能力

分离焦虑是指宝宝因与亲人分离而引起的焦虑、不安或不愉快的情绪反应，又称离别焦虑，通常表现在与妈妈的分离。

美国一位心理学家研究发现，早期的分离焦虑如果比较严重，会降低宝宝智力活动，甚至会影响其将来的创造力以及对社会的适应能力。因此，在早期减少宝宝的分离焦虑，对其能力的发展和健康人格的形成有着十分重大的意义。

通过游戏模拟分离

妈妈把宝宝放在地上玩耍，旁边最好还有其他看护人。妈妈对宝宝说："宝宝跟妈妈拜拜吧，妈妈要离开一会儿，很快就回来。"

然后，妈妈走出房门，很快再回到宝宝面前。让宝宝知道妈妈不是一去不返。

如果宝宝实在对妈妈恋恋不舍，可以对宝宝说："让妈妈抱抱，然后我们说拜拜，妈妈一会儿就回来。"重复几次，离开的时间或长或短，但不宜太长。慢慢地，宝宝就会习惯。

经过一段时间的模拟分离训练之后，妈妈该离开时要赶快离开，但应给宝宝一个拥抱和亲吻，并讲些安慰的话，然后离开。千万不要等宝宝停止哭闹之后再离开。

爱心讲堂

尽量让宝宝与妈妈短暂分离

为了让宝宝减少分离焦虑，妈妈可以试着让其他看护人多照顾宝宝。另外，宝宝和熟悉的小朋友一起玩时，妈妈可以让小朋友的妈妈照看两个宝宝，自己走开一小会儿。这对宝宝的成长非常有利。

宝宝任性怎么办

宝宝的意识在行动能力提高后也在不断发展，开始有了一定的独立意识。获得独立意识的表现之一，就是大人越是不让动的东西宝宝越要拿，即所谓的“叛逆”。但这种“对着干”更多地体现了宝宝的自我意识和被关注的渴望。

宝宝任性的表现

这一阶段，宝宝的自我意识的强弱因人而异，有主见的宝宝可能会表现地更加任性，很多时候他与父母的要求总是背道而驰，父母也感觉孩子越来越不好带了。一旦父母制止其行为，宝宝就会大哭、尖叫，以此让父母让步。特别是困了想睡觉的时候，更容易哭闹。从某种角度来讲，这与宝宝的个性有关。

转移注意力很有效

对任性的宝宝，转移他的注意力是最重要的。父母要尽量保持冷静，不要与孩子发生正面冲突，以免在其心理留下阴影。

如果宝宝正拿着危险物品玩，妈妈若是非常强硬地拿走，宝宝肯定要进行抗议，而且危险将会升级。这时候妈妈应该表现出不在意的样子，给宝宝一样别的东西（比如饼干或是他没见过的玩具），转移宝宝的注意力，让宝宝自然而然地把危险物品放下。也可以带宝宝到户外活动，让他的注意力集中到外面的事物上，再不动声色地拿走危险物品。

多让宝宝接触新鲜事物

多让宝宝接触新鲜事物，宝宝在新环境中大多会很开心，可能会结交更多新朋友，这会让宝宝更加愉快，性格也会慢慢变得开朗。

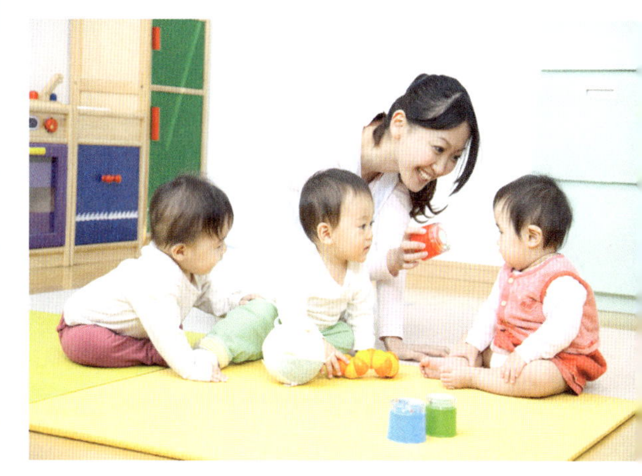

宝宝睡觉打呼噜怎么办

很多家长认为，宝宝睡眠打呼噜是睡得香的表现。其实，宝宝打呼噜很可能是某些疾病发出的信号，因此要引起高度重视。

宝宝打呼噜的原因

- 宝宝仰睡时易打鼾，因面部朝上而使舌根因重力关系而向后倒，阻塞了咽喉处的呼吸通道。
- 宝宝本身的呼吸通道，如鼻孔、鼻腔、口咽部比较狭窄，故稍有分泌物或黏膜肿胀就易阻塞，从而引起打鼾。
- 当感冒造成咽喉肿胀、扁桃腺发炎、分泌物增多时，更易造成气流不畅而鼾声加重。

针对病因采取措施

宝宝出现睡觉打鼾，首先应该确定打鼾的原因，若是疾病所致，要针对病因采取相应的治疗措施。对于腺样体肥大，必须经五官科医生检查后制定相应的治疗方案。

如果情况不是很严重，腺样体随着宝宝年龄的增长会自行萎缩，打鼾现象2岁内一般会自己消失。

偶尔打呼噜不是病

有的宝宝偶尔出现睡时打呼噜，可能是由于睡眠时与呼吸有关的肌肉松弛，尤其是舌部肌肉放松后造成舌根向后轻度下垂，使呼吸时气道流通受到影响。父母不要紧张，帮宝宝改变睡眠体位后，呼噜声就会消失。

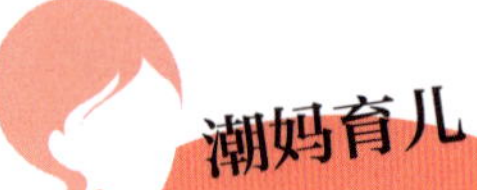

爱打鼾的宝宝，在饮食上要以清淡为主，不要吃油腻、煎炸、不易消化、高热量的食物，如巧克力、果汁、话梅、鱼片等。妈妈可以给宝宝多喝水，多吃点水果，还可以给宝宝煮梨水喝。水果罐头太甜，不宜给宝宝吃。

宝宝健康食谱

补充营养

胡萝卜鸡肝泥

原料 鸡肝、胡萝卜各30克。

做法

1. 鸡肝清洗干净，用清水浸泡1小时，中间换水数次；胡萝卜洗净，去皮，切小块。
2. 鸡肝凉水下锅，煮熟，捞出凉凉，掰成小块，用勺子压碎。
3. 将胡萝卜煮熟，碾成泥，和鸡肝泥混拌均匀即可。

营养师点评

此品能补铁补血、增强免疫力，对宝宝眼睛的发育也很有好处。

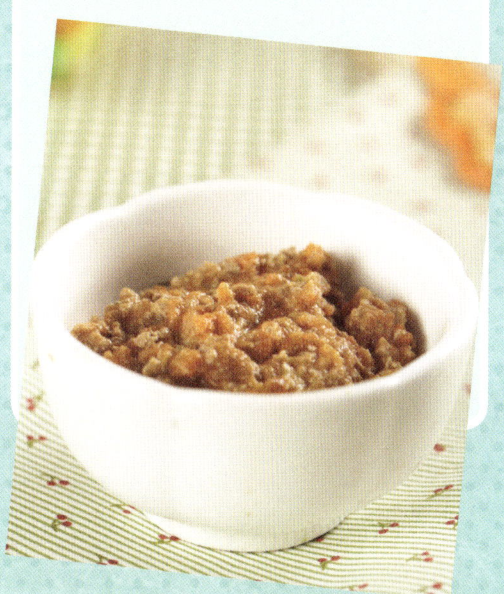

促进发育

菠菜猪肝挂面汤

原料 挂面30克，猪肝、菠菜各20克，虾肉10克，鸡蛋1/2个。

做法

1. 猪肝收拾干净，切碎；虾肉洗净，切碎；菠菜洗净，切末；鸡蛋取蛋黄，打散。
2. 挂面煮软后切成小段，入锅，加入水煮开。
3. 将猪肝、虾肉、菠菜同时放入锅内，将蛋液也倒入锅内，煮熟即可。

营养师点评

此品富含维生素A、铁和优质蛋白质，且易消化，适合宝宝食用。

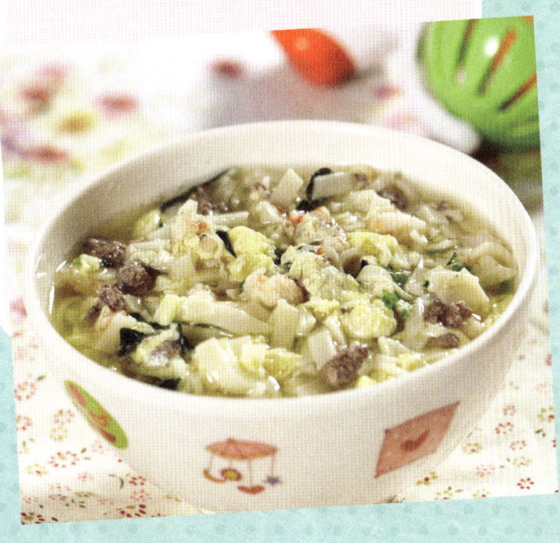

育·儿·专·题

宝宝便秘怎么办

宝宝如果有习惯性便秘，家长一定很头痛，这时首先要分析原因，对症处理。专家指出，宝宝的便秘要以预防为主，应从饮食和生活习惯上加以注意。

宝宝便秘的原因

- 一般来说，用牛奶喂养的宝宝容易出现便秘，这是由于牛奶中的酪蛋白含量高，不易消化。宝宝由于食物摄入量不足或食物过于精细，含膳食纤维少，造成消化后残渣少，粪便减少，不能对肠道形成足够的排便刺激，以致粪便在肠道内停留时间过久，也可形成便秘。
- 宝宝生活不规律，没有养成定时排便的习惯，也会发生便秘。
- 某些疾病，如肛门狭窄、肛裂、先天巨结肠、发热等，都会造成便秘。

宝宝便秘的护理

- 如果是人工喂养的宝宝，要给宝宝多喝温水；注意给宝宝多吃些新鲜蔬果。
- 宝宝添加辅食后，吃东西不宜过精，要吃一些含膳食纤维较多的食物，如白菜、玉米等。
- 出现便秘，不宜给宝宝喝蜂蜜水，以免宝宝过敏，产生不适。
- 如果宝宝严重便秘，家长可以用小指戴上橡皮指套，涂上润滑油，伸入宝宝肛门，通过机械性刺激引起排便。家长不能随便给宝宝服用泻药，因为服用泻药后可能导致腹泻。
- 注意训练宝宝定时排便的良好习惯，养成了这种习惯，即使粪便不多，时间因素作为一种刺激也会产生排便行为。

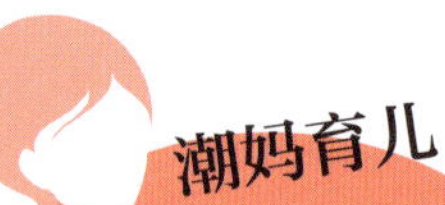

如果宝宝经常便秘，还要考虑宝宝的进食量问题。如果宝宝食量小，大便量小，也不利于排出。因此，平时应注意宝宝脾胃的调理，增加辅食的多样化，以促进食欲。

CHAPTER 5

10～12个月，我是“小大人儿”

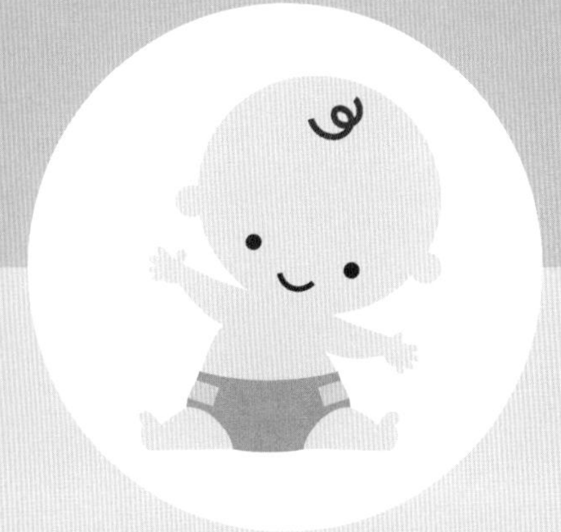

宝宝的好奇心与日俱增，他就像一位侦探，
喜欢把房里每个角落都了解清楚，都要用手摸一摸。
孩子满周岁以后，
各种能力都大大提高，这时父母要培养他的生活自理能力，
让他掌握一些基本的生活技能。

10～12个月宝宝成长记

10个月宝宝的身体变化

体重：男婴7.6～11.7千克，女婴6.9～10.9千克。

身长：男婴68.3～78.9厘米，女婴66.2～77.3厘米。

头围：男婴约46.1厘米，女婴约44.9厘米。

胸围：男婴约46.0厘米，女婴约44.9厘米。

坐高：男婴约46.9厘米，女婴约46.0厘米。

牙齿：10个月的宝宝一般出了4～6颗牙齿；也有些宝宝从10个月才开始出牙。

周岁宝宝的身体变化

体重：男婴8.1～12.4千克，女婴7.4～11.6千克。

身长：男婴70.7～81.5厘米，女婴68.6～80.0厘米。

头围：男婴约46.7厘米，女婴约45.4厘米。

胸围：男婴约46.5厘米，女婴约45.8厘米。

牙齿：6～8颗。

宝宝的语言发育

此时宝宝不仅具有语言理解能力，也开始主动说话了。满周岁的宝宝不但会说妈妈、爸爸、奶奶、娃娃等，还会使用一些单音节动词，如拿、给、掉、打、抱等。只是发音还不太准确，常常说一些让人莫名其妙的语言，或做些手势和姿态来表示自己的意思。

宝宝的心理发育

随着宝宝小手的张合，大脑对手的控制和手眼协调能力会不断提高。

宝宝的能力是提高了，可父母会发现一个难以适应的新状况，宝宝学会扔玩具了，并且总让大人给他捡起来，好让他再扔。如此反复，乐此不疲。这仍然是宝宝成长过程中的探索行为，这个年龄的宝宝对物体下落感兴趣，他是通过反复扔东西来观察物体运动的轨迹和落地的样子，并由此获得极大的快乐。

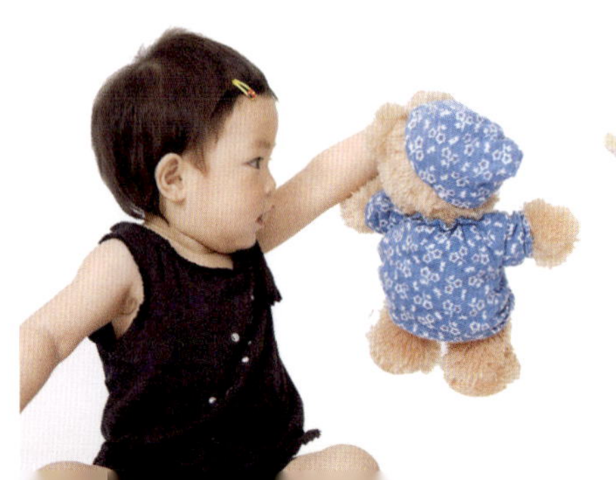

预防宝宝手足口病

手足口病是以手、足皮肤疱疹和口腔黏膜溃疡为主要临床特征的常见传染病。手足口病主要发生在儿童尤其是婴幼儿期，并有周期性流行的趋势。

常见症状

发病初期会出现类似感冒的症状，发热不高，38℃左右；2天后口部出现疼痛性小水疱，四周绕以红晕，手足部位会出现米粒大小的水疱，数目不等。手足口病1～2周内可自愈，不会留下后遗症，但也不是终身免疫。

家庭护理方法

- 保持局部清洁，避免继发感染细菌。
- 为宝宝勤剪指甲，以免抓破水疱、皮疹。
- 宝宝口腔有糜烂、吃东西困难时，可以吃一些流质食物。饭后要漱口。
- 为减轻疼痛，促使糜烂面早日愈合，可在医生的指导下局部涂药，如金霉素鱼肝油。
- 若宝宝发热，应及时带宝宝就医。
- 应将患儿留在家中进行隔离，避免带其到人群密集的地方去，直至发热、红疹消退及水疱结痂。

家庭预防方法

- 要保持室内空气流通。
- 要在饭前、如厕后，以及处理被粪便沾污过的物品后洗手。
- 打喷嚏或咳嗽时要掩口鼻，并妥善清理分泌物。
- 要经常将宝宝的玩具或其他用品彻底清洗，并定期消毒。

爱心讲堂

护理宝宝要精心

父母护理宝宝要注意卫生。饭前、便后、外出归来要给宝宝洗手，不要让宝宝喝生水、吃生冷食物，避免接触患手足口病的宝宝。

宝宝流脑的预防

流脑是流行性脑脊髓膜炎的简称，是由脑膜炎双球菌引起的化脓性脑膜炎。流脑经呼吸道传播，春季为发病高峰期，半岁至2岁的宝宝最易被感染。

流脑的症状表现

主要症状：突然高热，剧烈头痛，频繁呕吐，精神不振，颈项强直，重者可出现昏迷、抽搐。流脑根据病情轻重分为普通型和暴发型。因此，在流脑高发期，若出现类似上呼吸道感染的症状，或者突发高热、身上有出血点、头痛、喷射状呕吐、嗜睡、烦躁不安等症状，要立即到正规医院抢救治疗，以免延误病情。

提前接种疫苗

在流脑爆发流行前预防接种，皮下注射疫苗1次，接种后5～7天出现抗体，2周后达到高峰。秋末冬初对5岁以内宝宝接种流脑疫苗，抗病能力可维持1年左右。

家庭预防措施

- 保持室内空气清新，勤开门窗通风换气。
- 给宝宝勤换衣裤，宝宝被褥及其他用品要常洗、常晒。
- 注意保暖，及时给宝宝增减衣服，预防感冒。
- 多带宝宝到室外活动，多晒太阳。
- 在剧烈运动或游戏后，应及时帮宝宝把汗水擦干，以免感冒。
- 注意口腔卫生，饭后漱口。
- 流行期间减少大型集会和大型集体活动。在流脑流行季节或地区，尽量不带宝宝去拥挤的公共场所。
- 不要带宝宝到患者家去做客。

爱心讲堂

按时接种流脑疫苗

流脑可能损伤婴儿的听觉器官，造成听力障碍。部分地区的流脑疫苗已划入免费范围，妈妈要按时带宝宝接种流脑疫苗。

读懂宝宝的身体语言

1岁之前的宝宝，常会用各种手势或姿势来表达自己的想法。如果你是个细心的母亲，并能不断读懂他的身体语言，无形中就会给予宝宝极大的肯定，而宝宝自然也会越来越愿意和你交流。

妈妈，抱我

表现：找机会赖在你身上，抓抓你的头发，碰碰你的脖子，或者在你哺乳时用自己的小手握住你的手指。

这说明宝宝缺乏安全感，他要靠最亲密的接触来感觉你的存在。所以，当宝宝把你刚做好的头发弄得一团糟的时候，千万不要气呼呼地把他扔进小床，你要做的事是温柔而坚定地抱抱他。

妈妈，告诉我为什么

表现：和你分享他的玩具。

此时的宝宝总喜欢和你分享他的玩具：会走路的小鸭子，会跑的小汽车，不停旋转的小陀螺……不过你若以为他是要你和他一起玩这些玩具，可就大错特错了，宝宝的真正意思是想让你示范给他看：为什么这些玩具会动？

请不要不耐烦地草草把他打发了，要知道宝宝是想让他最信赖的人——妈妈或者爸爸来帮助他认知一些事情。

妈妈，看我的动作

表现：对他人的语言和动作表示回应。

有时，宝宝会举起双臂，意思是“带上我出去逛逛”，甚至当你播放一段节奏欢快的音乐并做出跳舞的样子时，他会明白并欣然起舞。

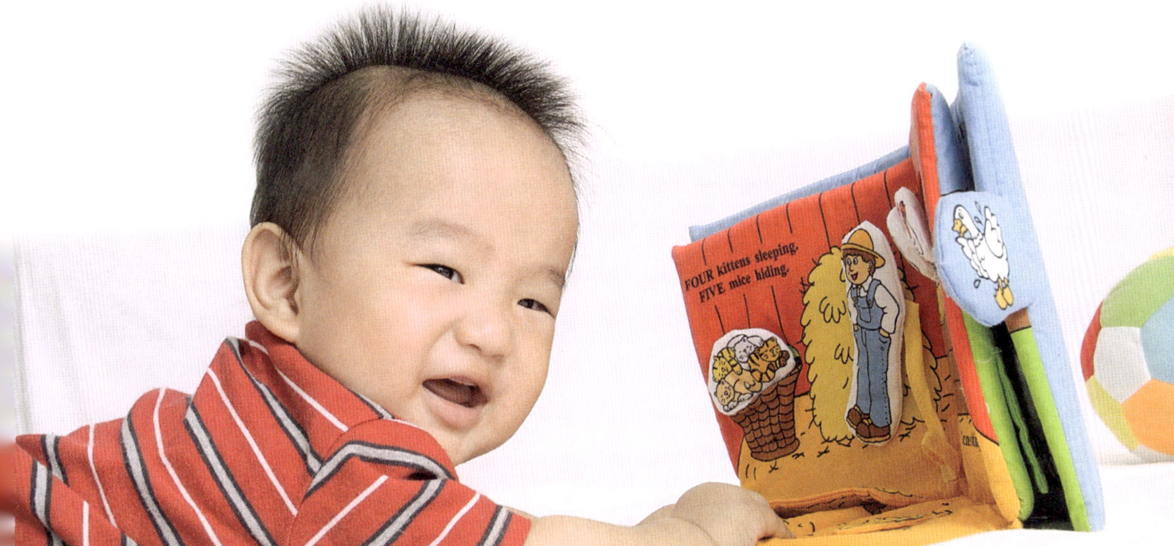

婴儿食品的烹调方法

这么大的宝宝完全凭自己的喜恶来选择食物。因此，父母在给他准备食物的时候要掌握正确的烹调方法，做到色香味俱全，以便刺激宝宝的食欲，提高他吃东西的兴趣。

主食的烹调

精米、精面的营养价值不如糙米及标准面粉，因此主食要粗细搭配，以提高其营养价值。大米尽量用冷水淘洗，最多3遍，且不要过分用手搓，以避免大米外层的维生素损失过多。煮米饭时尽量用热水，以减少维生素的流失。吃面条或饺子时，应连汤吃，以保证水溶性维生素的摄入。

肉食的烹调

给宝宝吃鱼最好选择少刺的无鳞鱼或全鱼肉，防止宝宝因不会吐刺而发生鱼刺卡喉的意外。做鱼肉之前还要用刀压碎或切丁。烹调过程中不要烧煮时间过长，以免营养流失，失去鱼肉的鲜美味道。

猪肉、鸡肉等，在做之前先去油脂，切成小块、碎末等，蒸熟或炒熟后再加入辅食中。

蔬菜的烹调

要买新鲜蔬菜，烹饪前洗好、切碎，立即炒，不要放置过久，以免水溶性维生素流失。还要注意先洗后切，尽量避免维生素被破坏。

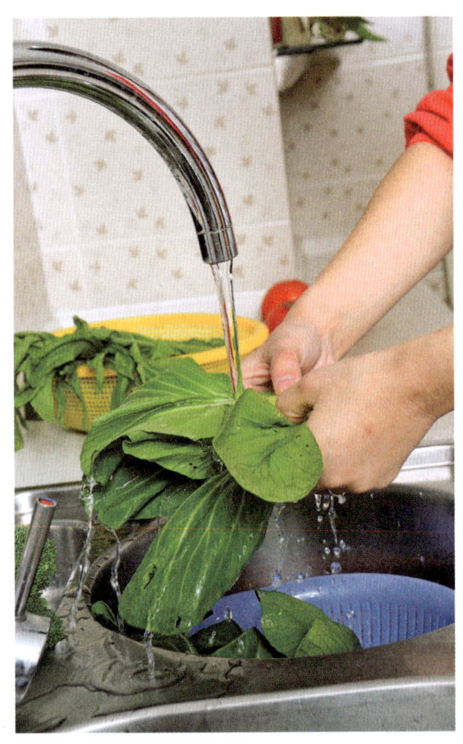

以谷类为主食

宝宝出生后以乳类为主食，经过一年的时间逐渐过渡到以谷类为主食。快1岁的宝宝可以吃软饭、面条、小包子、小饺子了。

谷类食物的种类

谷类食物包括大米、面粉、玉米、小米、荞麦和高粱等。在我国居民的膳食中，有60%～70%的热量和60%的蛋白质来自谷类，谷类同时也是膳食中B族维生素的重要来源，还能提供一定量的矿物质。

谷类主食大变身

五谷杂粮的制作没有固定模式。妈妈掌握了食物选择和搭配的原则，就可以根据宝宝的具体情况，富有创意地给宝宝做出丰富多样的美味佳肴。

妈妈一定要学习让主食多样化，除了要让米面交替上桌之外，还应花一点小心思，让主食变得有趣，比如蒸米饭时加入一点玉米粒或葡萄干、红枣碎等，都能很好地激发宝宝的食欲。

宝宝吃谷类食物的好处

谷类含碳水化合物70%～80%，主要是淀粉多糖，能够帮助人体消化吸收，是最重要的能源物质。谷类中含有丰富的B族维生素，其中维生素B_1可增加食欲、帮助消化，促进宝宝的生长发育；维生素B_2可预防口角炎、唇炎、舌炎等。谷类能提供一定的植物性蛋白质，这些对宝宝的生长是必需的。谷类中矿物质含量丰富，主要有钙、磷、钾、铁、铜、锰、锌等。

爱心讲堂

引导宝宝进食谷类食物

谷类中含有不饱和脂肪酸和磷脂。这些都是人类大脑必需的营养成分，可以促进大脑的发育。因此，妈妈应引导宝宝适量进食谷类食物。

适当补充益生菌

对人体有益的细菌被称为益生菌，它可以促进体内菌群平衡，从而让身体更健康。当宝宝出现下面这些情况时，应该适当给宝宝补充益生菌，以增强其身体抵抗力。

服用抗生素

抗生素不能识别有害菌和有益菌，在杀死病菌的同时也会破坏体内的益生菌，使体内的益生菌减少，从而使肠内菌群失去平衡。此时宝宝可能会出现胃口不好、腹泻等症状。这时就要及时给宝宝补充益生菌，对维持宝宝肠道菌群的平衡能起到很好的作用。

消化不良

宝宝过多食用不容易消化吸收的食物后会引起消化不良，造成肠内有害菌发酵和腐败，导致宝宝腹胀、胃口不好。在医生指导下适量补充益生菌，可有效抑制有害菌，帮助恢复肠道健康。

免疫力低下

当宝宝免疫力低下或者需要增强免疫力时，补充益生菌能够让宝宝更健康。

肠道刺激或细菌污染

婴幼儿的胃肠黏膜很脆弱，稍受刺激就会出现过敏反应导致肠道菌群失衡。另外，饮食不洁、外来菌侵入肠道也会破坏肠道菌群平衡，可能会引起宝宝腹胀、腹痛、腹泻等症状。适当补充益生菌可以帮助宝宝恢复菌群平衡。

爱心讲堂

益生菌如何保存

益生菌必须低温冷藏保存。这样才能最大限度地保持其中活性益生菌的数量。一般保质期在1个月内，冷藏温度控制在2～10℃。建议放入冰箱保鲜层，避免在温度太高或者直射光下保存。

宝宝生病要慎用抗生素

当宝宝生病时，很多家长迷信抗生素，坚持要给宝宝吃“消炎药”，或要求注射抗生素。抗生素能够杀灭或抑制危害人体的病菌，使很多疾病得到有效治疗，但是不能包治百病。

抗生素会降低免疫力

抗生素，尤其是广谱抗生素，能杀死很多细菌，包括人体内的有益菌，从而在治病同时导致机体功能失调。长期或大剂量使用广谱抗生素会导致敏感菌耐药，而耐药菌的大量繁殖会造成机体菌群失调，发生交叉感染。

抗生素可以治病，也会产生不良反应，没有一种抗生素是绝对安全而无副作用的。如链霉素、庆大霉素、卡那霉素等可损害第八对脑神经而造成耳聋；青霉素可发生过敏性休克，还会引起皮疹和药物热……因此，使用抗生素应在医生指导下进行。

发热感冒不一定要用抗生素

发热刚开始的时候，可能是病毒引起的上呼吸道感染，这个时候不需使用抗生素，即使用，效果而不显著。可以选用一些清热解毒的中药服用。另外，病毒引起的感冒通常会自行好转，只要注意补充水分、营养，密切关注宝宝的情绪及状态即可。

腹泻慎用抗生素

细菌感染性腹泻患儿可用抗生素。但最好用药前做便常规化验、便细菌培养，以便根据药物的敏感程序选用恰当的抗生素。疗程要适当，应在医生指导下用药。

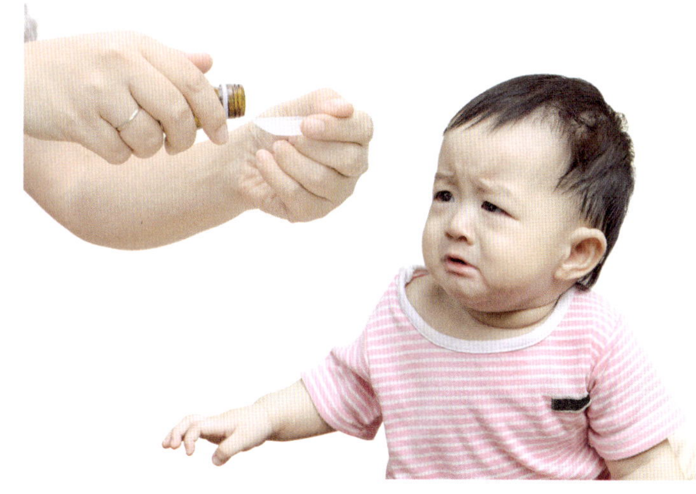

开窗睡觉好处多

如果室内长时间不通风，二氧化碳增多，氧气减少，湿度、温度不合适，导致病菌大量滋生。若在这种污浊的空气中生活和睡眠，对宝宝的生长发育危害极大。

开窗睡眠的好处

开窗睡眠实际上是空气浴的另一种应用形式，它能够让室内空气保持流通、新鲜，可以增强身体对外界环境的适应能力和抗病能力。

- **增强宝宝对外界环境的适应能力。**吸入少量寒冷而新鲜的空气，将刺激宝宝的呼吸道黏膜，增强呼吸道的抗病能力，减少伤风感冒。
- **增强宝宝的体温调节功能。**开窗睡觉是锻炼宝宝的一种方式，因为面部皮肤和上呼吸道黏膜经过较低温度及微弱气流刺激后，可以促进血液循环和新陈代谢，增强体温调节功能。
- **有助宝宝睡得安稳。**开窗睡眠可增加氧气的吸入量，在氧气充足的环境中睡眠，入睡快、睡得沉，也有利于脑神经充分休息。

开窗睡眠的方法

一般从春季开始就让宝宝逐渐适应开窗睡觉，到秋冬季时，宝宝就比较容易适应气温的骤然变化了。

秋冬季脱衣、穿衣后再开窗。宝宝入睡时，可先把窗关起，然后脱衣，待盖好被子后，再把窗户打开；起床时，也要把窗户关好，穿衣后再开窗。如室温过低，不适于全程开窗通风时，也可在睡前通风一段时间，关好窗户，再让宝宝上床睡觉。

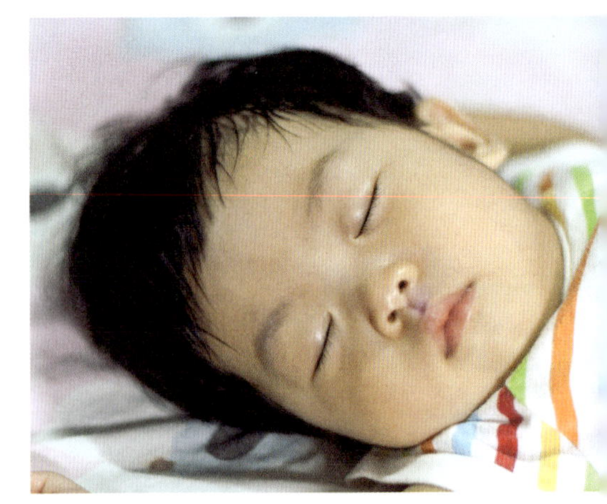

扫除居家安全隐患

现在，宝宝活动能力大大提高，活动范围也有所扩大。因此，家长一定要注意容易引发意外事故的地方，为宝宝扫除家中的安全隐患，让宝宝在活动中免受伤害。

客厅

家长要注意把客厅中的小东西清理掉，如硬币、别针、珠子、纽扣等。门最好使用安全门塞或用两行厚毛巾拴在门里面和外面的把手上，防止风把门刮上时，宝宝的手被门夹到。另外，要注意把各屋的钥匙最好都备一把在客厅，以防宝宝误把自己反锁在屋里。电视机、DVD等电器要远离桌边（或桌子足够高），书架最好能与墙固定，以免宝宝试图沿着它“爬楼梯”时把书架碰倒而被砸伤。

卧室

妈妈要注意在床上不要放置衣物或其他东西，特别是各种包装袋、塑料纸等，避免宝宝发生窒息。一些尖锐的利器如刀、剪刀、毛衣针等一定收妥，以免宝宝误伤自己。

厨房

最好使用带盖子的旅行杯喝热水。因为旅行杯是密封隔热的，不会因歪倒而把热水洒出来。多用固定的餐桌垫代替桌布，以防宝宝拉桌布角时，桌上的东西砸伤或烫伤宝宝。不要把暖壶、玻璃杯、茶壶等放在桌边，也不要让宝宝靠近灶台。

卫生间、浴室

卫生间、浴室的门应该是从外面打开的，以防宝宝把自己锁在里面。消毒液、洗衣粉、漂白粉、化妆品、剃须刀、肥皂、浴液等都要放在宝宝够不到的地方。大多数宝宝都对抽水马桶极感兴趣，所以马桶一定要盖上盖子。

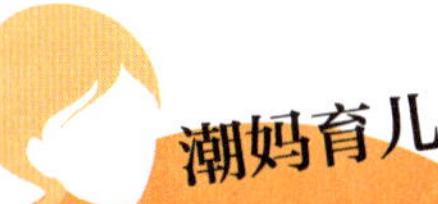

玩具应放在较低的地方，让宝宝够得着。但也不要在地板上乱放，以免宝宝不小心摔倒。妈妈应该给宝宝准备一个玩具收纳盒或整理箱，方便放置玩具。

如何让宝宝的头发长得好

一头好发，不仅对于宝宝的外表是极为重要的，也是宝宝健康成长的标志。要想宝宝头发长得好，父母应该从哪些方面做起呢？

营养均衡

这对头发生长极为重要，要保证肉类、鱼、蛋、水果和蔬菜的摄入和搭配，含碘丰富的紫菜、海带也要经常给宝宝食用。如果宝宝有挑食、偏食的不良饮食习惯，应该尽快纠正，以保证丰富、充足的营养通过血液循环供给毛根，促进头发生长。

清洗头发

通常2~3天就应给宝宝清洗一次头发，洗头发时要轻轻用指腹按摩宝宝的头皮；每次清洗后，最好用柔软而有弹性的儿童专用发梳为宝宝梳理头发，这样可刺激头皮，促进局部血液循环，促使头发生长。

充足的睡眠

充足的睡眠对宝宝的头发生长也很重要，睡眠不足容易导致宝宝食欲不佳、经常哭闹、生病，间接地影响头发生长。

阳光照射

适当地接受阳光照射对宝宝头发生长也非常有益，紫外线可促进头皮的血液循环，改善发质。需要提醒的是，在阳光强烈时不可让宝宝的头皮直接曝露于阳光下，最好戴上一顶遮阳帽，以防晒伤头皮。

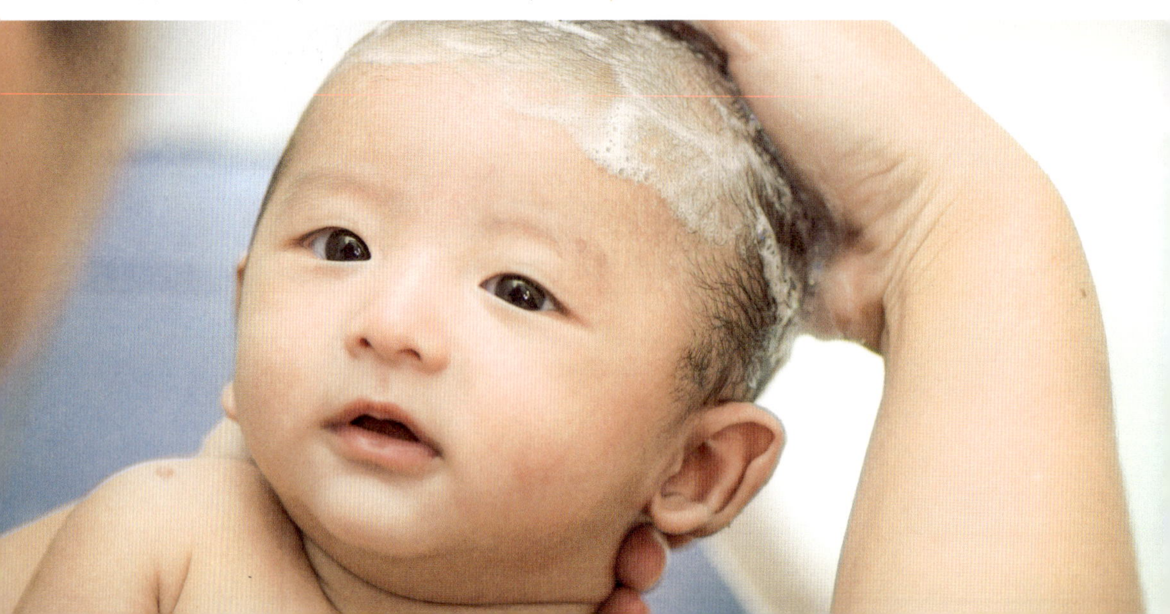

宝宝贪玩也要午睡

宝宝在会站、会爬以后，视野豁然开阔，好奇心也日益增强，贪玩在所难免。但父母应从小培养孩子规律的生活习惯，保证每天睡1小时左右的午觉。

宝宝每天午睡的好处

- **改善食欲，增强免疫力。**良好的午睡可以促进消化，改善食欲，解除疲劳，增强人体免疫功能。
- **促进脑部发育。**宝宝的大脑发育尚未成熟，半天的活动使身心处于疲劳状态，午睡可使宝宝得到最大限度的放松，使脑部的缺血缺氧状态得到改善，让宝宝睡醒之后精神振奋，反应灵敏。
- **多睡的宝宝长得快。**在睡眠中会分泌生长激素，促进骨骼、肌肉、结缔组织和内脏的生长发育。

养成每天午睡的习惯

给宝宝规定好一天的作息时间，吃饭、睡觉、活动都有一定的安排，这是培养良好生活习惯的重要条件。经过多次反复训练，宝宝会形成条件反射，午睡时间一到，就会自动产生睡意，并慢慢养成自动入睡的习惯。宝宝接近周岁，午觉时间一般安排在午后，睡1~2小时就可以了。

午睡前，也可讲故事

晚上，宝宝大多有听着故事入睡的习惯。午睡前，妈妈也可以给宝宝讲个小故事，让宝宝听着故事美美地睡觉。但应注意不要讲太长或让宝宝兴奋的故事。

爱心讲堂

给宝宝营造一个好的午睡环境

宝宝午睡前要拉上窗帘，避免午间阳光刺眼。还可以放些舒缓的音乐，起到催眠的作用。妈妈也可以试着轻轻拍拍宝宝，或用手轻轻抚摩宝宝，以营造出类似夜晚睡觉的安静环境。

做好学走路的保护

宝宝的每一步、每个走路姿势，以及该如何在他走的过程中做好保护工作，妈妈都要特别关注，否则，不当的学步过程会使宝宝脊椎骨骼变形。

摇摇晃晃期的保护

妈妈对宝宝学走时的保护和鼓励是最关键的，其实最好的保护是站在宝宝身后，扶住他的腋下随着他走，但这样半蹲着妈妈会很辛苦，所以不妨用一块布围住宝宝的前胸，大人从后面提着布来帮他找平衡，这样就省力多了。

扶物行走期的保护

此时的宝宝慢慢找到了走的“感觉”，两条小腿儿开始用力抬高，向前迈步而不是蹭步。可以让宝宝练习扶着床沿走，大人在边上看着别让他摔了就成。或者让他扶着高度适中的四脚凳，慢慢推着前行。如果不放心让他扶着东西走，还可以把双手放在他腋下，但要让他独立走，手劲儿慢慢变虚，直到慢慢松手。

独立行走期的保护

宝宝开始下意识地挣脱妈妈保护的手臂，自己独自摇晃着走了。虽然走起来有点深一脚、浅一脚，但你完全不必担心。当然，宝宝自己走也需要父母的保护，比如父母面对面蹲下，让宝宝在中间来回走，距离要从近到远一点点调整。或者，给他定个距离，比如从床边走到沙发，父母最好跟着。

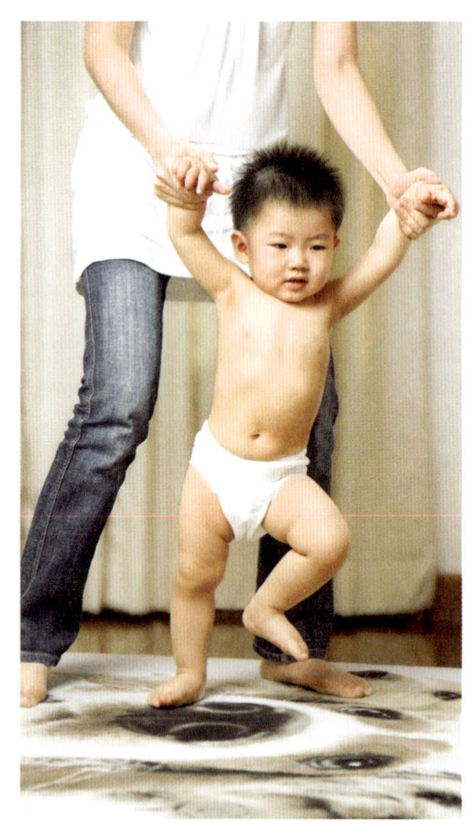

双手协调益身心

宝宝手部的动作发展进一步复杂化。他能够双手协调摆弄东西，这不但是动作发展的重要一步，而且对于心理的发展也有良好的影响。

拾物

把宝宝放在床上，大人在后面用双手分别抱着宝宝的胸、腹部及膝部，把他感兴趣的玩具放在床上，用语言逗引宝宝弯腰去捡玩具，捡到玩具后再直起身，反复多次训练。等宝宝学会扶站后，可让他扶站在有栏杆的小床边，让他一只手扶栏杆，用另一只手捡身边的玩具。如没有小床，大人可抓住宝宝一只手，使他站稳，在他脚边放一个玩具，帮助他弯下腰用另一只手捡玩具。

捡到玩具后，大人可用语言或行动给宝宝一点表扬，如说“宝宝真能干”，或亲吻一下宝宝，宝宝就会很愉快地再次去捡玩具。

捏糖丸

让宝宝坐在妈妈的腿上，两肘搁在桌面上，在桌上的盘子里放一个有盖的透明杯子，里面装有彩色糖丸，先摇动杯子发出柔和的响声，并让宝宝看到糖丸在杯中跳动以激起他的兴趣，再打开盖子（让他发现糖丸），把糖丸倒在盘子里，告诉他“这是糖”。边说边示范把一粒糖丸从盘里捡起放进杯子里（要用“慢镜头”），放进几粒后，让他用拇指和食指捏起糖丸，再放进杯子里。开始妈妈可以手把手教他，稍熟练后让他自己把糖丸放进杯里，再加盖摇一摇，发出有趣的声音。

注意：玩时一定要有大人在一旁照看，避免宝宝吞食糖丸发生呛噎、窒息。

爱心讲堂

让宝宝活动自己的小手

妈妈要引导宝宝在快乐中活动自己的小手。妈妈可以给宝宝一个玩具钢琴，妈妈的双手先在琴键上弹出声音，然后鼓励宝宝也来试一试。

加强防护少摔跤

在宝宝学会扶站、开始尝试迈步的时候，偶尔摔倒是正常的，宝宝的行走体验就是在一次次摔倒中积累起来的。但如果宝宝总是摔跤，须留意了。

哪些宝宝容易摔跤

- 身体发育迟缓的宝宝。由于手脚协调能力较差，体力弱，灵活性差，面对紧急情况时缺乏应变能力。
- 好动、注意力不易集中的宝宝和依赖性强、过分敏感的宝宝，也容易摔倒。

最容易摔跤的时间

据专家调查，一年中7月、11月，宝宝最容易摔跤。7月天气炎热，注意力难以集中，且出汗多，易打滑；11月，天气寒冷，宝宝穿得相对较厚，会使身体变得笨重，但宝宝依然爱探索。因此，摔跤的概率也会随之增加。

而一天之中，宝宝出问题大多集中在容易出现疲劳时，如下午三四点钟至傍晚。如果宝宝正好在7月或者11月学走路，每天下午三四点钟活动较多，妈妈就得加倍小心，防止宝宝摔倒。

最容易摔倒的地方

- **高处。**这个时期的宝宝会自己攀爬到高处，却不会自己下来。
- **椅子上。**如果大人让宝宝坐在沙发或者椅子上，可能大人的眼光刚离开一会儿，宝宝就会从上面摔下来。
- **台阶上。**如果家里有楼梯，旁边一定要加护栏防止宝宝摔下。在玄关等有台阶的地方，也要采取一定措施防止宝宝摔倒。
- **浴池。**在浴池里，宝宝会抓住盆边缘站起来，试图自己跨出去，同样有摔倒的危险。

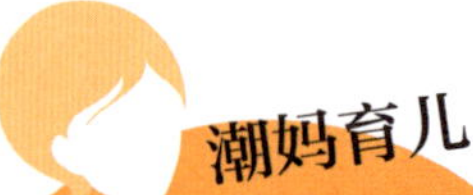

宝宝学步期间，不可避免会摔跤，妈妈不要一看见宝宝摔跤就抱起宝宝，让宝宝失去自己体验、把握平衡的机会。

每天泡脚更健康

宝宝的下肢力量加强以后，小脚的运动也更加频繁了，这时候就要每天给宝宝泡脚，促进宝宝腿部的血液循环，保证脚部的清洁卫生。

科学洗脚三步走

- **泡。**让宝宝双脚完全浸入水中，保持不动，体会温水造成的脚部血流加快的感觉，血液循环的加快会产生轻松舒适的体验。
- **搓。**从脚趾到脚后跟逐步一点点沿皮肤表面搓过来，清理粗糙部位的死皮。为了让宝宝学会自己洗脚，每次给宝宝洗脚时手的动作和顺序要保持一致。
- **按摩。**搓过一遍之后，如果水还不是太凉，可以给宝宝按摩全脚，顺序也是从脚趾开始到脚后跟。动作不必太拘泥，只要宝宝感觉舒服就行。让脚部接受一些刺激是有益健康的，因为脚平时都捂在鞋袜里，缺少必要的刺激。

宝宝洗脚怕热水

人的足部由26块大小不同、形状各异的骨头组成，彼此间借助于韧带和关节相连，共同构成一个向上突起的弓状结构——足弓。足弓可以缓冲行走与跑跳时对身体的震荡，保护足底的神经血管免受压迫。足弓形成的关键时期在儿童期，而过烫的水有可能使足底的韧带松弛，导致扁平足。因此，婴儿最好用温水洗脚或泡脚，洗脚水的温度可略高于体温，38～40℃比较适宜。

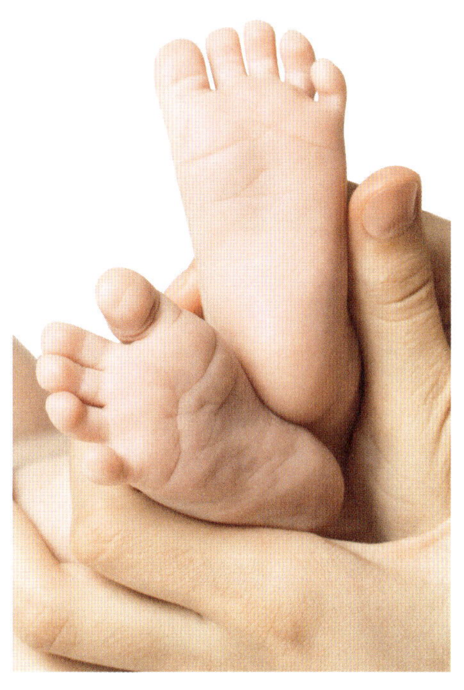

保护好宝宝的嗓子

每个父母都希望自己的孩子有一副好嗓子，发出美妙动听的声音。然而，除了先天的遗传因素外，还要知道如何保护好孩子的嗓子。

宝宝嗓子嘶哑的原因

导致声音嘶哑的主要原因是宝宝没有学会科学发声，长时间用嗓过度或高声喊叫是宝宝声音嘶哑的主要原因。宝宝的声带比较娇嫩，组织比较疏松，高声喊叫会导致声带充血、水肿。

由于宝宝发育尚不成熟，在心理上却在逐渐摆脱依从状态，自我表现欲强，自我控制能力弱，很容易用声过度伤及声带。长期声音嘶哑者多数已形成声带小结。轻者发声无力、音调改变，重者声音嘶哑，甚至呼吸困难。

不良姿势影响发声

要求宝宝坐位时一定要有“坐相”，即背部挺直、头居中，这样呼吸和发声才流畅，如果弯腰驼背头向前倾，呼吸不顺畅，这样会使发声受到影响。

宝宝站着学说话时，头颈部必须挺直，不要把头往下压，否则会使颈部紧张度提高，致使声带拉紧，影响发声。最好是头往前方直视，颈部直起。

避免宝宝大声喊叫

当宝宝咿呀学语的时候，父母可以把耳朵凑在宝宝的嘴边，这样宝宝可以压低音量学说话，以免声音嘶哑。另外，父母说话轻柔，会对宝宝产生重要的影响，这也是保护宝宝嗓子的一个方法。

爱心讲堂

宝宝衣着宽松利于发声

宝宝衣着应以宽松、舒适为主。有些父母让宝宝穿紧身的衣服，认为穿了有样子，却不知道穿着太束缚，使得宝宝的颈部、胸部和腰部受挤压，影响顺畅的呼吸而致发音不良。

享受倒腾玩具的乐趣

这个时期的孩子手的动作更加灵巧自如了，手眼协调也进一步完善。喜欢用手摸各种物品、玩弄各种玩具，还喜欢把玩具扔了再捡回，然后再扔，不停地倒腾玩具。

宝宝对扔东西乐此不疲

这个月龄的宝宝处于直觉动作思维时期，扔东西非常利于宝宝感知觉动作的发展。这个阶段的宝宝扔东西固然让人烦恼，可父母理解并尊重宝宝在这个年龄阶段的心理特点更重要。宝宝摔玩具时注意力比较集中，同时还锻炼了手指的灵活性、手眼的协调性。

在一次次摔、捡的过程中，宝宝会对各种玩具的颜色、形状、大小等形成直观的印象。如：小的、轻的能扔得远，大的、重的就扔得近，圆的能踢不易拿，扁的好拿不能踢等，都会在宝宝无数次的尝试中得到印证。宝宝虽不会用语言表达出来，但感官的不停刺激对大脑的完善、发育有着良好的促进作用。

放手练习

给宝宝多种玩具，训练其有意识地把玩具放到指定的地方。父母可以先做示范，并且辅以语言“把积木放到桌子上”，然后让宝宝模仿。宝宝的手指抓握能力由紧握到放手，使手上的动作受到意志的控制，具备抓握、放开的能力，手—眼—大脑之间的协调联系进一步发展。

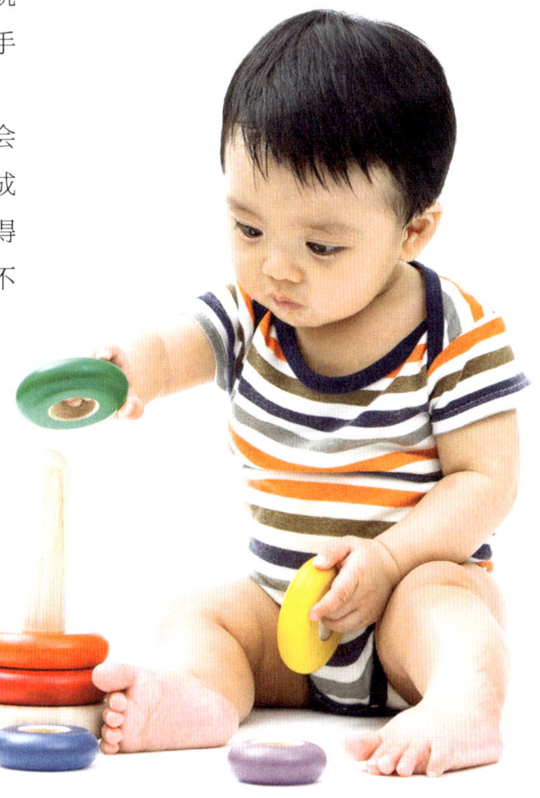

重视宝宝的感统培养

现代科学研究告诉我们，感觉统合最重要的学习阶段是0～3岁；孩子生命的头三年，是感觉统合的基础，所以每一位家长一定要重视这个黄金阶段。

什么是感觉统合

人类认识世界是通过感觉形成的。包括外部的感觉——视、听、嗅、味、触，以及内部的感觉——运动觉。感觉是人对事物单一属性的认识，而知觉则是人类对事物整体属性的认识。当感觉和运动觉相结合则形成了人类另一重要能力，即感觉统合（简称感统）的能力。

感觉统合是指大脑将各种感觉器官传来的信息进行分析、加工、处理，再由大脑将这些信息输出，指挥人做出适应性的反应。

需要强化感统训练的宝宝

感觉统合能力差的宝宝，此时或再大一些会有以下表现。针对这些宝宝，应加强相关训练。

- 多动，多语，自控力差，注意力不集中的宝宝。
- 书写困难。写字出格、写字小、偏旁部首颠倒、数字颠倒的宝宝。
- 动作不协调。跑不稳，不会双脚跳，不敢荡秋千，不敢走平衡木的宝宝。
- 操作不灵活。不会用剪刀、不会折纸，扣扣子、系鞋带等精细动作困难的宝宝。
- 反应迟钝，疼痛感差，不避危险，不怕登高，喜欢旋转的宝宝。

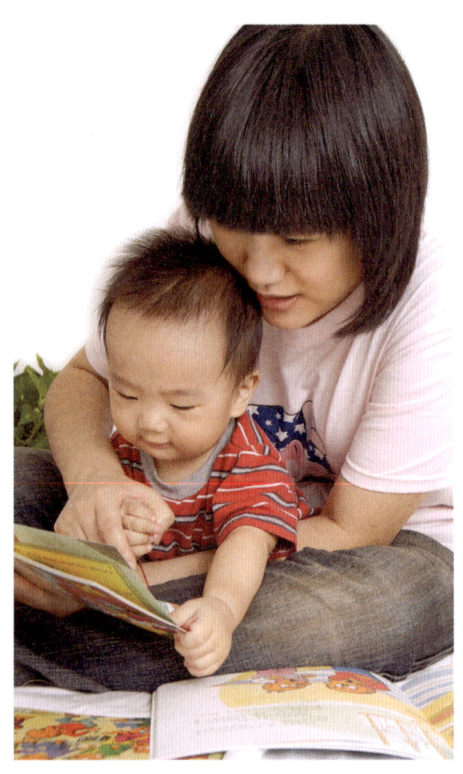

促进感觉统合的游戏

宝宝通过触觉、听觉、视觉等，对周围环境产生高度兴趣。婴儿期，爬行是最好的促进孩子感觉统合的运动，除此之外，还有一些游戏也可促进感觉统合发展。

大笼球平衡训练

大笼球上的游戏可以丰富宝宝的前庭感觉，强化前庭体系功能及身体肌腱和肌肉的张力，调适重力感，促进本体感觉的发展。

- 俯卧大笼球。让孩子以腹部为支点，俯卧（趴）在大笼球上，头部抬高，视线向前方。父母抓住他的双脚，配合大笼球的转动，轻微地前后推拉和左右转动。前后、左右、快慢的变化可以促进孩子前庭感、重力感的统合。
- 仰卧大笼球。让孩子仰卧在大笼球上，以腰部为支点，抓住他的双脚、大腿或腰部，做前后、左右的推动或滚动。

在妈妈身上滑滑梯

妈妈坐在沙发边，上身靠住沙发后背，整个身体挺直，双腿也伸直与上身呈一直线，然后让宝宝躺在妈妈胸前顺着滑下来。要注意保护好宝宝。引导宝宝滑下时双臂朝前伸展，双腿并拢，头抬高。这个活动强烈刺激前庭体系，头部、颈部肌肉同时收缩，促进身体保护伸展行为的成熟。

等宝宝再大一点，妈妈就可以扶着宝宝坐真正的小滑梯了。宝宝滑滑梯时，妈妈要做好保护，不要让宝宝摔着。

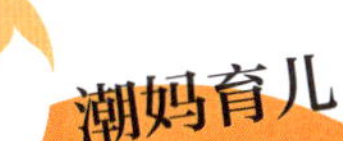

前庭觉可以帮助我们保持身体姿势的平衡和有效的运动。如果没有良好的前庭觉为基础，宝宝可能经常跌倒。因此，父母要经常训练宝宝的平衡能力，为以后走路、跑、跳等运动打下基础。

每天都要进行语言训练

这个阶段的宝宝大多数还不会说话，但是大人一定要坚持每天说话给宝宝听，对宝宝进行语言训练，促进其发声。

让宝宝一点点积累

连续发出不同的音是一项了不起的工作。首先从肺部吐气振动声带发出声音（声源），同时必须配合发出声音的时候不断变换嘴唇和舌头的形状，这样才能最终发出我们所听到的音。毕竟宝宝还没有达到能自如发声的程度，因此，父母要多说话给他听，让他在听妈妈说话的过程中慢慢摸索，积累经验。

如给宝宝换裤子的时候说“换裤子了”“把小脚伸出来”“哎呀，不要乱蹬”“好了，舒服了吧”，等等；而吃饭时则说“这是杯子”“杯子上画的是小熊”，等等，这样可以让宝宝一点点积累说话经验。

引导宝宝说话的技巧

宝宝从脑海中堆积如山的“明白事”到做手势、再到吐出有意义的话，只差最后一步了。爸爸妈妈除了一如既往地配合宝宝的兴趣之外，还要注意语言的选择和排列。

用短语和宝宝说话，短语中含一个宝宝熟悉的中心词，会令宝宝觉得亲切，如“汪汪来了”“外外去”等。这些短语长度刚好和宝宝所能专注的长度吻合。

此外，宝宝都爱“妈妈腔”。妈妈用特别的语音、语调、语气与宝宝说话，称为“妈妈腔”。这有利于宝宝智力开发与语言的学习。需要指出的是，“妈妈腔”并非妈妈的专属，爸爸及其他与宝宝亲近的人使用“妈妈腔”也会让宝宝开心愉快。

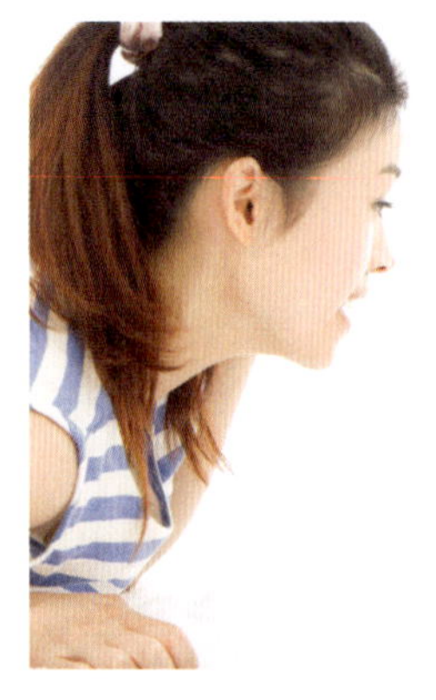
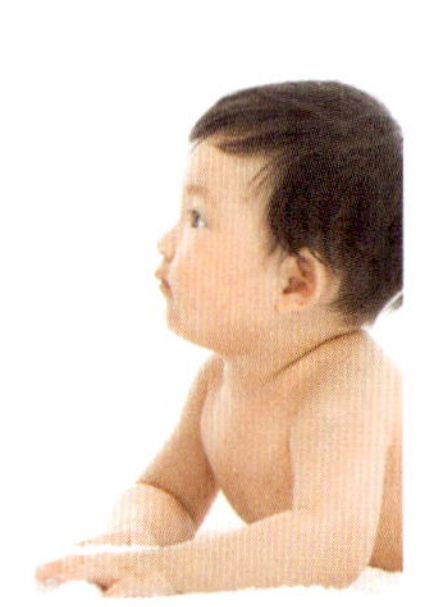

童谣、故事，有趣又益智

宝宝一天中记忆力最好的时间是在睡觉前，这时给宝宝讲故事，益智效果最佳。凡是感兴趣的、形象鲜明的事物，宝宝就容易记住，宝宝在不知不觉中会记住许多东西。

故事：狼来了

从前，有一个小男孩每天都要到山坡上去放羊。山坡下面是一片田野，农夫们都在那儿干活。一天，放羊的小男孩觉得很无聊，眼珠一转，想了一个主意。于是冲着山下大声呼叫："狼来了，狼来了，快来救命啊！"

山下的农夫们听到小男孩的叫喊声，马上放下手中的活儿，带着各种工具，拼命地往山上跑去。可是等农夫们气喘吁吁地赶到山上，却发现山上根本没有狼。这时小男孩哈哈大笑说："哪有什么狼呀，我是逗着玩的。"

又过了几天，放羊的小男孩又闹了同样的恶作剧，这次他又把村里的人们都骗到了山上。人们十分生气，要他以后别再骗人了，便回去了。

又过了些日子，山上真的来了一只大灰狼。放羊的小男孩吓坏了，他连忙大声呼救："快来人呀！这次大灰狼真的来了！"

可是人们再也不相信他的话了，以为他又是骗人的。小男孩喊了很长时间，也没有人来救他。结果，小男孩和他的羊群都被大灰狼吃掉了。

童谣：不倒翁

说你呆，你真呆，胡子一大把，样子像小孩。

说你呆，你不呆，把你推一推，你就歪一歪，要你睡下去，你又站起来。

爱心讲堂

充满爱心地给宝宝讲故事

爸爸妈妈给宝宝讲故事、说童谣，是最快乐的亲子时光。爸爸妈妈要绘声绘色地给宝宝描述故事里的情景，把爱和快乐用心传递给宝宝，而不是生硬平淡地给宝宝念书。

开始懂得借助工具

学习使用工具不但可以帮助宝宝发展间接思维能力，还可以让他在游戏中逐渐掌握解决问题的能力。

教宝宝学会使用工具

把孩子想要的玩具放在高台上，在玩具上拴上绳子，把绳子垂下来，引导孩子去取玩具，但不要提醒孩子去拉绳子，看他会不会通过自己的观察通过拉绳子把玩具取下来。同时，家长还可以在孩子的手边放一件可以利用的工具，比如衣架或小板凳，引导他用工具把玩具拨下来或搬小板凳踩上去够玩具。如果孩子自己不能理解如何去做，家长可以使用工具做一次示范，但不要手把手地教。

小棍够玩具

在和宝宝玩滚皮球的游戏时，父母故意将小球滚到他能看到但用手够不着的地方，然后给他一根细长的纸棍，看他能否用棍够玩具。如果他不会用纸棍够，父母可以给他做示范，引导他照着做。

不要苛求宝宝能熟练地把玩具取出来，他只要能用棍子碰到玩具就很不错了。

拉动绳子取玩具

在宝宝够不着的地方放一个玩具，妈妈用一根细绳系好玩具，让宝宝拉动绳子就能取到玩具。再将绳子的另一端放在宝宝面前，妈妈给宝宝做示范如何拉动绳子，并说：“宝宝，拉呀，拉呀，就能够到小熊了！”看看宝宝能否模仿妈妈，拉动绳子取到玩具。

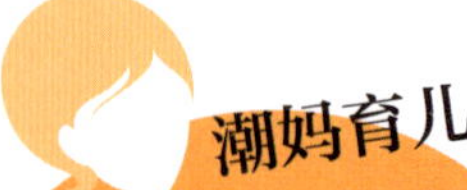

宝宝已经有了看动作就能理解动作事物关联的思维能力，所以妈妈尽可能是肢体动作的示范，而不要过多地手把手指导。

让宝宝学会接收入睡的信号

宝宝一天天长大，应该让他懂得接收入睡的信号，慢慢自己入睡。这对宝宝的成长发育非常有利，而且也能为将来适应幼儿园生活打下良好基础。

给宝宝来个睡前仪式

每天晚上在相同的时间开始睡前仪式：给宝宝洗个澡，为他讲个小故事，调暗灯光，放一段柔和的音乐。这样做的目的是让宝宝安静下来。给宝宝一个安静下来的信号：告诉他，已经到了睡觉的时间。

接下来，宝宝一般会慢慢入睡。如果宝宝哭了，妈妈可以安慰宝宝，给他讲故事、唱催眠曲。千万不要因为哭闹，妈妈表现出急躁的情绪或斥责他。

给宝宝固定的小床或位置睡觉

给宝宝固定的睡觉位置，这也是一个睡觉的信号。给宝宝固定的小床，如果和爸爸妈妈一起睡大床，也要让宝宝睡在相对固定的位置。

此外，还可以给他喜欢的小被褥，让他一看到这些被褥，就明白睡觉的时间到了，从而愉悦地进入睡觉状态。

让小玩具来陪伴宝宝

给宝宝一个棉布小玩具，或者把他自己喜爱的一个小抱枕给他，让宝宝可以借着拥抱自己的这些安慰物安然进入梦乡。不久之后，你就会发现，有了小玩具的陪伴，宝宝就可以安静地睡觉了。

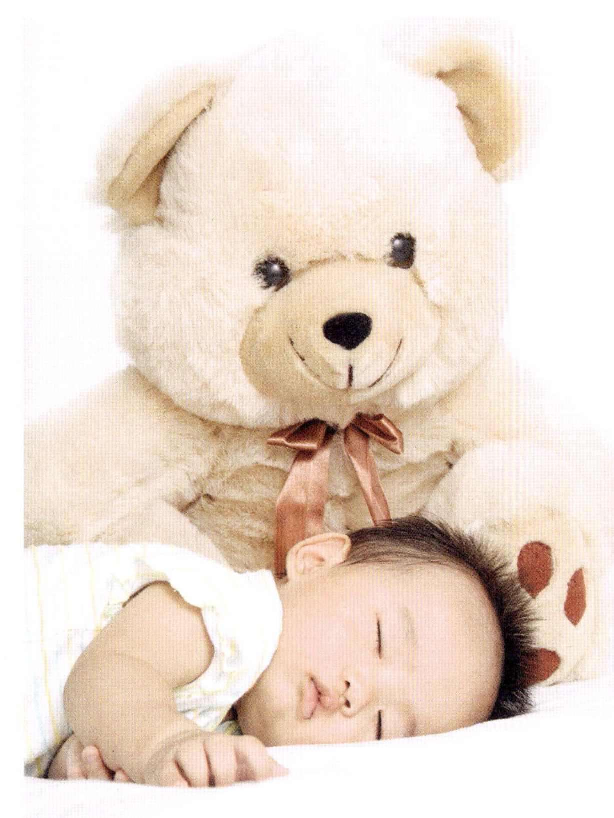

家庭益智方案

家是宝宝成长的摇篮，父母是宝宝的第一任教师。培养聪明的宝宝就要有一个有利于宝宝智力发展的家庭环境。

宁静益智

有研究显示，噪声在55分贝时，宝宝的理解错误率为4.3%，而噪声在60分贝以上时，理解错误率则上升到15%。因此，应让宝宝尽量避免各种噪声的干扰，以利于其智力发展。

颜色益智

淡蓝色、黄绿色以及橙黄色能振奋精神，提高学习注意力。而长时期处于黑色、褐色、白色的环境，可损害智力。故在宝宝的居室墙壁上悬挂一些淡蓝色背景的挂画或条幅，将有助于宝宝的智力发展。

和睦益智

家庭和睦、气氛融洽、充满亲情可增进宝宝的智力。恶劣的家庭环境会使宝宝心情压抑、孤独，生长激素减少，导致宝宝身材矮小、智商低下。家应该是一个能激起好奇心，有语言性、知识性、趣味性和训练性的环境。父母应该不断地创造一些氛围或者提出一些问题，引起宝宝的好奇心，引导他去思考、探索。

快乐益智

快乐的情绪有助于宝宝智力的发展，在宝宝还未满周岁的时候，妈妈可以邀请其他的妈妈带着同龄宝宝来家里玩耍，让两个宝宝在一起玩、交流，你会发现，宝宝非常快乐。随着交往面越来越广，宝宝也变得越来越聪明。

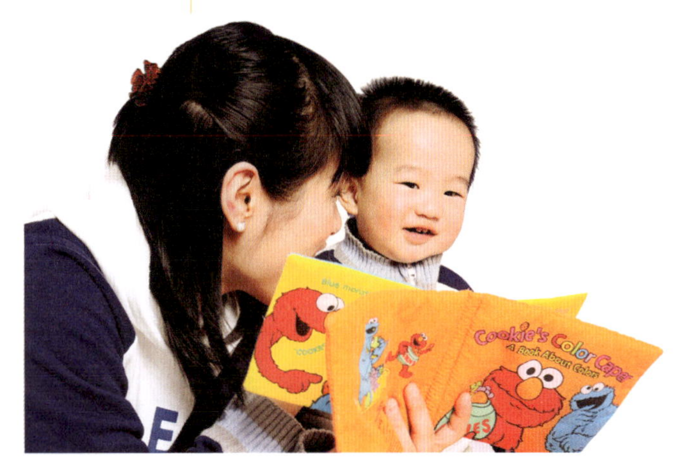

同宝宝一起玩玩具

宝宝都爱玩玩具，但不一定每种玩具都会玩。要使玩具发挥最佳的益智效果，家长的指导必不可少。那么，父母如何指导宝宝玩玩具呢？

宝宝在玩中学

宝宝在这个阶段，除了日常生活之外，就是“玩”了。在玩的过程中，不仅刺激了宝宝的感官肢体发展，还能启发宝宝的认知能力，可说是宝宝成长中的一桩大事。

而玩具所扮的角色，正是促使宝宝游戏的媒介。宝宝借助玩具进行游戏，同时也是一种学习，所以，玩具在宝宝的成长过程中是不可取代的。

告诉宝宝怎么玩

玩具买回来后，父母应先看说明书，弄清楚玩具的玩法，然后再教给宝宝。如上发条的玩具，应教会宝宝往哪个方向旋转开关，电动玩具应让宝宝学会自己打开开关等。

及时帮助宝宝玩

有了新玩具，宝宝一般都爱不释手，想自己动手玩，这时候，父母应放手让宝宝玩，然后在旁边观察，发现宝宝遇到困难或不知所措时，及时给予帮助和指导。

在教宝宝玩玩具的过程中，父母要有耐心，由易到难，循序渐进，让宝宝感到有乐趣，这样学起来更快。

爱心讲堂

陪玩，必不可少

爸爸妈妈和宝宝一起玩玩具，不仅增加宝宝对玩具的兴趣，还能增进亲子感情。对于忙于事业的年轻父母来说，坚持抽出一定时间来和宝宝玩是非常必要的，这有益于宝宝的性格形成和心智发展。

出牙早晚与智力无关

有些妈妈看到自己的孩子出牙晚，心里很着急，生怕孩子的智力有问题。其实并不是牙出得早，孩子就聪明，出得晚就迟钝，出牙早晚与智力无关。

影响出牙早晚的因素

牙齿萌出的早晚受遗传和环境等因素的影响，每个孩子之间多少有些差异。出牙早晚还受气温、营养、疾病等外界因素的影响。某些全身性疾病如佝偻病、甲状腺功能低下等会影响孩子牙齿的萌出时间。

一般营养好、身高和体重发育好的宝宝，比营养差、身高和体重发育迟缓的宝宝乳牙萌出早；寒冷地区的宝宝比温热带地区的宝宝乳牙萌出迟。

正常的个体差异在半年左右，即萌出第一颗乳牙最晚应不超过1周岁。总之，出牙是个自然而然的过程，家长焦急并不能有助于牙齿的长出，还是耐心等待吧。

乳牙萌出的一般规律

宝宝出牙的顺序，通常是最先萌出下门牙（切牙），然后对称地长出上门牙（多数宝宝在1周岁时已长出4上4下8颗乳牙）；接着再长出第一磨牙，该牙长出的位置离门牙较远，为即将长出的乳尖牙（虎牙）留下空隙；稍后4颗尖牙就在空隙处萌出，1.5岁时可长出14~16颗乳牙，最后长出4颗第二磨牙，位置在紧靠第一磨牙的地方，一般在2~2.5岁时，20颗乳牙全部出齐。

爱心讲堂

防止宝宝患牙龈炎或龋齿

乳牙对宝宝的咀嚼、发音、恒牙的正常替换和全身的生长发育有着重要影响，因此，在小儿出牙期间，应将其接触的奶嘴、玩具等清洗干净，小手也要用香皂清洗，勤剪指甲，以免引起牙龈炎或龋齿。

为不爱吃蔬菜的宝宝支招

有的宝宝不爱吃蔬菜，但蔬菜吃得过少会使宝宝因为维生素摄入不足而营养不良，还会因宝宝偏爱肉食长大后更不容易接受蔬菜。怎样让宝宝接受蔬菜呢？

隐蔽掺入法

父母可以事先不让宝宝知道，在他最喜欢吃的食物中掺入不喜欢吃而营养丰富的食物。比如，有的宝宝只喜欢吃肉不吃蔬菜，这时，可将蔬菜如胡萝卜、菜花等掺在肉泥中，做成肉圆或饺子、馄饨；也可塞入油豆腐、油面筋等食物中煮给宝宝吃；或者直接把菜剁碎，加入稠粥中，这样宝宝就会一改对蔬菜的厌恶，营养也得到了补充。

经常变换花样

长期不变地吃某一种食物，会使宝宝产生厌烦情绪，所以父母应该编排合理的食谱，不断地变换花样，还要讲究烹调方法。这样，既可使宝宝摄取到各种营养，又能引起新奇感，吸引他们的兴趣，刺激其食欲，并能使之喜欢并多吃。比如说，绿色蔬菜可以做成菜泥喂宝宝吃，也可以剁碎了掺在别的食物里。

父母诱导法

宝宝的评价能力较低，往往容易顺从成人之见。因此，在餐桌上，大人要起表率作用，盛赞蔬菜“好香”“真好吃”，并让宝宝尝一尝、闻一闻。切不可当着宝宝讲些“冬瓜没味道”“茄子不好吃”“萝卜太辣”等话，虽然宝宝还不能完全听懂父母的话，但长此以往，必然会对宝宝产生不好的影响，使他们对某种食物产生厌恶感，从而造成宝宝偏食。

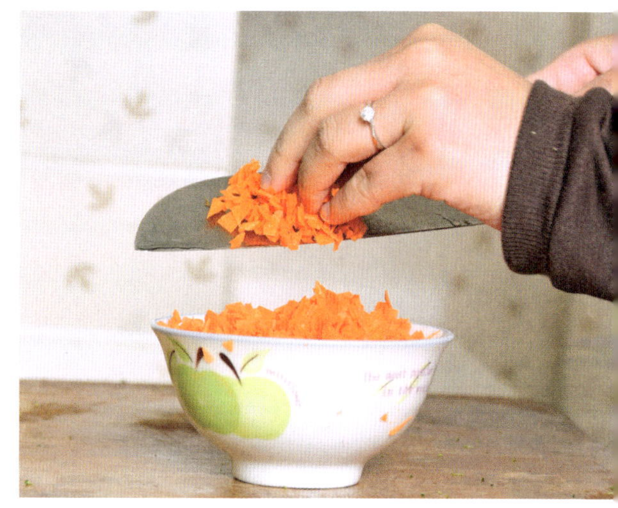

为不爱吃肉的宝宝支招

有的宝宝不爱吃蔬菜，而有的宝宝却不沾一点荤腥，宝宝不爱吃肉蛋时该怎么办呢？爸爸妈妈要冷静地分析一下宝宝不爱吃的原因，然后再进行相关的调整。

先给鸡肉再给猪肉

宝宝吃肉的种类可以稍加调整。一般来说，鸡胸肉质地软嫩，味道清香，宝宝都会比较喜欢。

父母可以先给宝宝喂点鸡肉，待宝宝适应后再给猪肉和其他肉类。猪肉纤维较粗，肉质也会硬些，宝宝可能一时不易接受，但父母也不要心急，要让宝宝慢慢适应。

多做些花样

做肉时多做些花样，比如与蔬菜、面条、鸡蛋等拌食，做成肉末粥等。若宝宝还是不大乐意接受，可以多与宝宝喜欢的食物进行混搭，让宝宝不知不觉间接受，还可以用肉馅包一些小动物形状的小包子，宝宝会很喜欢。

宝宝的咀嚼能力还较差，妈妈在给宝宝做肉时，一定要切碎剁细，不然会卡牙缝，也会影响食物的消化吸收。

让宝宝饿起来

有时宝宝不愿意吃肉，是因为吃饭时还不觉得饿。爸爸妈妈可在吃饭前多陪宝宝玩玩，让宝宝多运动、多消耗。宝宝饿了，胃口自然而然也就好了，要知道，处于饥饿状态的宝宝吃什么都是香的，宝宝慢慢就会喜欢上吃肉了。

爱心讲堂

让宝宝自然接受肉的味道

对于不爱吃肉的宝宝，妈妈不要着急，千万不能强迫宝宝。妈妈可以过一段时间再试着给宝宝吃，说不定宝宝就能接受肉的味道了。

宝宝不宜穿开裆裤

家长选择开裆裤的原因，主要是舒服、方便。但实际上，开裆裤弊大于利。家长应坚决地对它说“不”。

冬季容易受凉

在我国，父母总是让宝宝穿着开裆裤，即使是滴水成冰的冬季，宝宝身上虽裹得严严实实，但小屁股依然露在外面冻得通红。宝宝小屁股至少占身体表面积的5%以上，再加上上面的腰部，前面的下腹部和下面的大腿根都不同程度地透风受凉，因而总的受凉面积达到10%左右，这增加了10%的散热面积，易使宝宝受凉感冒，因此，在冬季要给宝宝穿死裆的罩裤和死裆的棉裤。

穿开裆裤很不卫生

宝宝穿开裆裤坐在地上，地表上的灰尘等都可能粘在屁股上，灰尘中的细菌也很容易粘在肛门和外生殖器的表面，并在适合的条件下滋生繁殖。此外，小蚂蚁等昆虫或寄生虫也可以钻进外生殖器或肛门里，引起瘙痒，继发感染。穿开裆裤最容易导致交叉感染蛲虫。

穿开裆裤不安全

宝宝的活动量大，开裆裤对宝宝的阴部却起不到任何的保护作用。宝宝阴部是身体中最柔弱的部位之一，也是最容易受到伤害的部位。没有了衣服或尿布的保护，外界物体的碰、撞、刺、夹、烫、擦等都会伤害到宝宝的阴部。蚊虫的叮咬，猫、狗等的抓、咬，都会影响宝宝的健康。

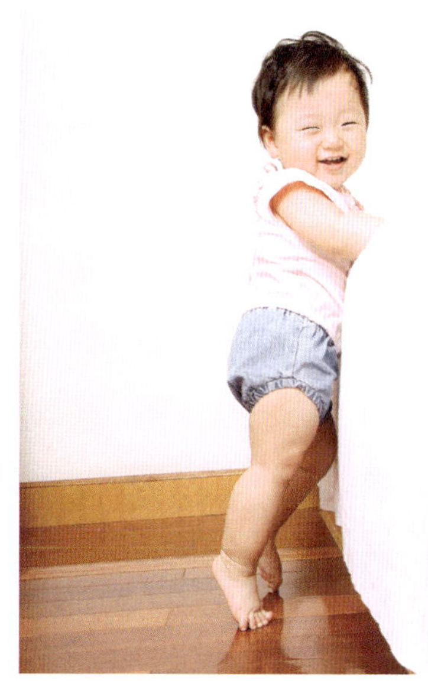

351 DAY ▼ 353

宝宝对玩具的偏好与性格

这么大的婴儿已显示出某些个体倾向性，你知道自己的宝宝是什么性格吗？通过宝宝对玩具的喜好就可以发现这一秘密。

偏爱运动玩具的宝宝

有些宝宝尽可能借助于球类、枪、棍等玩具做各种运动，而似乎从来不知疲倦，没有一刻安稳的时候，常被怀疑为多动症。

偏爱此类玩具的宝宝，性格更趋于外向，艺高胆大，思想单纯，精力充沛。

偏爱毛绒玩具的宝宝

毛绒玩具多是女孩的最爱，它们不仅可以当作玩具，更是宝宝的朋友和伙伴，高兴了和它说话亲昵，不高兴了拿它出气，对那些渴望关怀、性格孤僻、小心胆怯的宝宝可以起到稳定情绪的作用，某种程度上成了他们的安慰物。

偏爱此类玩具的宝宝，性格上倾向于温情、细腻、依恋，感情丰富。

偏爱组装玩具的宝宝

组装、拼插类型的玩具需要孩子有足够的耐心，而且也需要他们充分调动手、眼、脑的协调配合能力和动手操作能力，还可以充分发挥他们的想象力和创造力来任意组装形成新的图形。

偏爱此类玩具的宝宝，通常有较好的专注力，做事有耐心和韧性，有强烈的好奇心和求知欲。

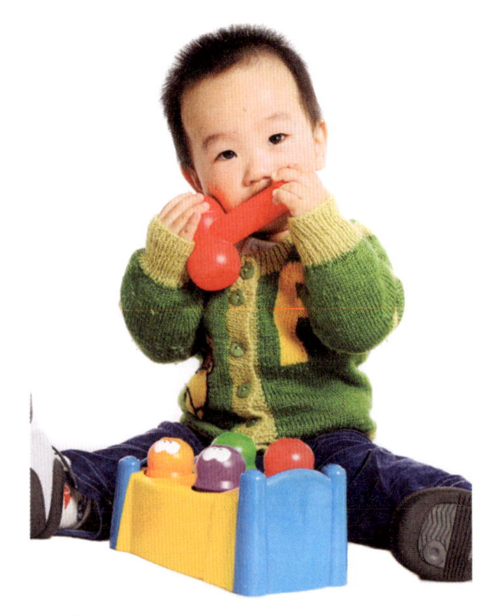

鼓励宝宝多与人交流

当孩子与你有交流欲望时，父母就应该有计划地对其进行语言训练，并及时做出反应，激发孩子对语言的兴趣。

诱导孩子说出更多的新词

首先，选择宝宝已理解但尚不会发音的字词。例如，宝宝已理解了“车”一词，家长问宝宝：“车在哪里？”宝宝会转头去看车，但仍不会发“车”的音。在本阶段，家长可以选择这些字词作为突破口，诱导宝宝模仿说出“车”的发音。

其次，选择那些宝宝已掌握正确发音的字词，声母与韵母相同的字词。根据宝宝已理解的字词的声母、韵母，寻找相关的字词，然后诱导宝宝，使宝宝尽快模仿发音。例如，宝宝掌握了“爸爸”(ba)一词，家长可以找出具有声母b和韵母a的字词，作为下一步的教育内容。

及时回应宝宝说话

说话的另一个重要条件是交流欲望，也就是“要对这个人说这件事”的迫切心情。发现桌子上有一只杯子，有这么一类孩子，虽然发现了杯子，心里想着“啊，是杯子，我看到了”，可是妈妈忙着用手机发短信，对宝宝的表现和情绪不予理睬，宝宝会认为“即使我告诉她我看到杯子了，妈妈也不会理我的”。如果妈妈始终对宝宝的反应不理不睬，孩子一开始就放弃了尝试，交流的欲望减弱了。长期如此，无论宝宝对那个事物有多“熟悉”、多“了解”，都不会产生“要说出来”的欲望，变成“不要说话”，喜欢独自游戏，有时甚至会导致语言发育迟缓。

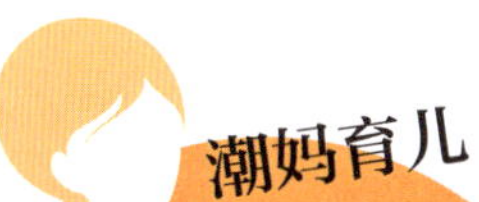

妈妈可以多带宝宝和小朋友玩，宝宝会很乐意和自己差不多大的宝宝一起交流、玩耍。和小朋友一起玩玩具等有益于宝宝身心健康。

开始培养宝宝的自理能力

宝宝的独立性倾向是一种积极的表现。父母一定要予以鼓励，并引导宝宝学会“自己来做”。

给宝宝“自己来”的机会

宝宝的能力有限，虽然有时候想自己做，但常常还做不好。例如，自己吃饭，不仅吃得满脸、满桌都是饭菜，而且边吃边玩，饭菜都凉了，这时有些父母就会夺过勺子喂宝宝。

在这种情况下，要做到耐心指导并不容易，但是应该坚持这样做。如果在宝宝独立性倾向正在发展的时候，没有给宝宝适时的锻炼，错过了这个时机，宝宝的依赖性就会越来越强，再想让宝宝自己做，就很困难了。

另外，如果生硬地干预或限制宝宝的独立行动，常常会遭到宝宝的拒绝，伤害宝宝活动的积极性和独立性。

训练自理能力的方法

- **开关灯。**在妈妈开灯关灯时，把宝宝抱到开关前，让宝宝自己学习操作。一旦操作使灯亮了，宝宝会十分高兴。妈妈也要及时说：“宝宝真棒，会自己开灯关灯了!”以后，每次看到开关，宝宝都会想去按一下，妈妈不妨满足宝宝的这个心愿吧!
- **伸手脱帽。**把帽子戴在宝宝头上，让宝宝自己伸手将帽子掀起来摘掉。大人可以用语言来指导：“宝宝，把帽子摘掉。”如果宝宝对语言不是很理解，也可以用行动来示范。当宝宝把帽子摘下来以后，要及时表扬宝宝。

爱心讲堂

及时肯定和鼓励宝宝的能力

妈妈一定要相信，你的宝宝很能干。当宝宝发现自己做完一件事的时候，他会很有成就感。当然，妈妈也要及时肯定和鼓励宝宝。培养自理能力，有助于建立宝宝的自信心。

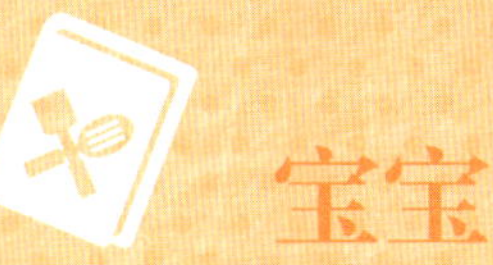

宝宝健康食谱

增强免疫力

牛奶蛋黄米汤

原料 大米50克，奶粉40克，鸡蛋1个。

做法

1. 大米淘净，放入锅内加入适量清水煮粥，待煮至快熟时，把上面的米汤舀出。
2. 鸡蛋洗净，煮熟，取1/3蛋黄研成粉末。
3. 将奶粉冲调好，放入蛋黄、米汤，调匀即可。

营养师点评

牛奶蛋黄米汤富含蛋白质和钙，还含有丰富的卵磷脂，对宝宝大脑发育有好处，还可以增强宝宝免疫力。

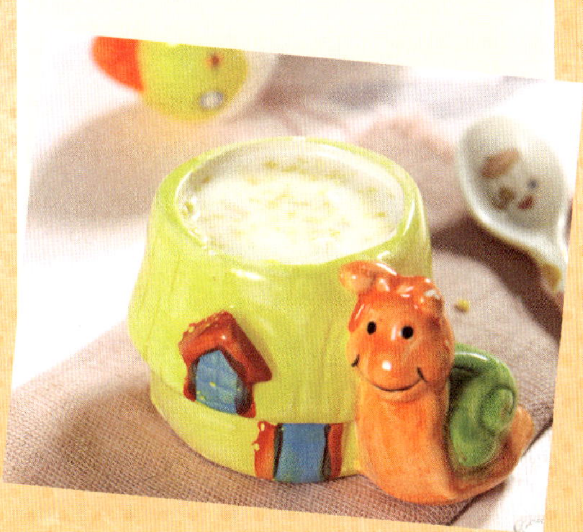

营养好吸收

鱼肉羹

原料 鱼肉100克。

做法

1. 将鱼肉洗净，放入开水中煮熟，捞出后剥去鱼皮、除去鱼骨刺，将鱼肉研碎，然后用干净的布包起来，挤去水分。
2. 将鱼肉放入锅内，加入适量开水，用筷子不断搅拌，直至将鱼肉煮软即可。

营养师点评

鱼肉所含的蛋白质是完全蛋白质，所含必需氨基酸的量和比值最适合人体需要，营养容易被宝宝消化吸收。

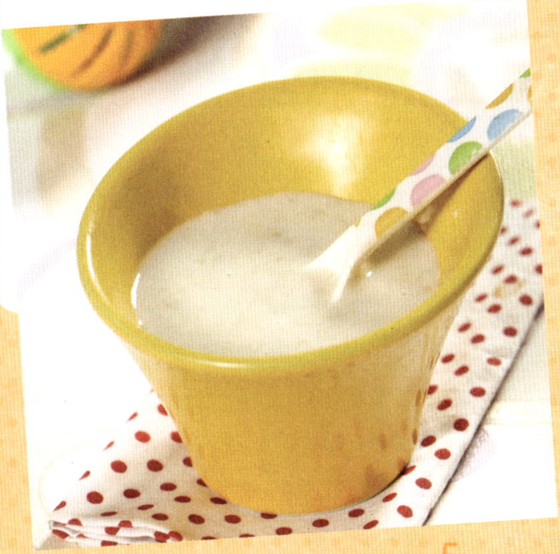

363 DAY ▼ 365

育·儿·专·题

宝宝的周岁体检

宝宝马上要周岁了，爸爸妈妈不要忘记带宝宝去做周岁检查，让宝宝健健康康地成长。

周岁检查很必要

即使宝宝看起来很健康，但正规的医疗体检仍是必要的，因为有些情况爸爸妈妈是不容易轻易发现的。如果宝宝有什么疾病，早诊断可以早治疗。宝宝在这个时期的喂养和生长很特殊，因此必须进行定期体检，周岁体检是必不可少的一项。

体检的目的主要是为了让家长和医生能充分了解宝宝的健康状况和发展水平。

周岁检查的项目

- **体重。**健康宝宝的体重无论增长或减少均不应超过正常体重的10%，超过20%就是肥胖症，低于平均指标15%以上，应考虑营养不良或其他原因，须尽早在医生指导下纠正。
- **身长。**宝宝在1岁内生长最快，如喂养不当，耽误了生长，就不容易赶上同龄儿了。
- **头围。**1岁以内是一生中头颅发育最快的时期。头围的增长，标志着脑和颅骨的发育程度。
- **动作发育。**这时候的宝宝能自己站起来，能扶着东西行走，能用蜡笔在纸上戳出点或道道。
- **视力。**可拿着父母的手指指鼻子、头发或眼睛，大多会抚弄玩具或注视近物。
- **听力。**喊他时能转身或抬头。
- **牙齿。**一般应长出6～8颗牙齿。

以上为常规检查，有些宝宝还会进行微量元素检测、血常规化验、男女生殖器检查等。

爱心讲堂

要做好宝宝体检前的准备

带宝宝体检，要给宝宝穿易穿脱的衣服。为了让宝宝配合医生，体检前，妈妈可以在家和宝宝玩体检的游戏。妈妈当医生，给爸爸和宝宝体检。然后转换角色，由爸爸当医生，让宝宝熟悉体检环境和流程。